胰十二指肠切除术

第 2 版

洪德飞　编著

人民卫生出版社
·北 京·

图书在版编目（CIP）数据

胰十二指肠切除术 / 洪德飞编著. —2 版. —北京：
人民卫生出版社，2022.6
ISBN 978-7-117-33140-1

Ⅰ.①胰… Ⅱ.①洪… Ⅲ.①胰腺疾病 – 外科手术②
十二指肠疾病 – 外科手术 Ⅳ.①R657.5②R656.6

中国版本图书馆 CIP 数据核字（2022）第 089520 号

人卫智网	www.ipmph.com	医学教育、学术、考试、健康，
		购书智慧智能综合服务平台
人卫官网	www.pmph.com	人卫官方资讯发布平台

胰十二指肠切除术

Yi-Shi'er Zhi Chang Qiechushu

第 2 版

编　　著：洪德飞
出版发行：人民卫生出版社（中继线 010-59780011）
地　　址：北京市朝阳区潘家园南里 19 号
邮　　编：100021
E - mail：pmph @ pmph.com
购书热线：010-59787592　010-59787584　010-65264830
印　　刷：廊坊一二〇六印刷厂
经　　销：新华书店
开　　本：889 × 1194　1/16　印张：16
字　　数：496 千字
版　　次：2014 年 12 月第 1 版　2022 年 6 月第 2 版
印　　次：2022 年 8 月第 1 次印刷
标准书号：ISBN 978-7-117-33140-1
定　　价：198.00 元
打击盗版举报电话：010-59787491　E-mail: WQ @ pmph.com
质量问题联系电话：010-59787234　E-mail: zhiliang @ pmph.com
数字融合服务电话：4001118166　E-mail: zengzhi @ pmph.com

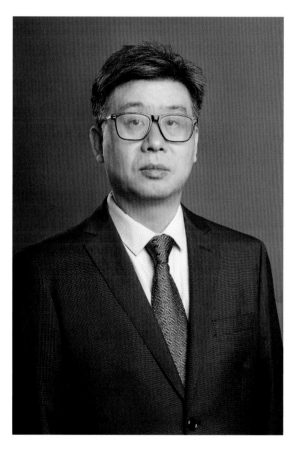

洪德飞

浙江大学医学院附属邵逸夫医院普外科主任医师、博士研究生导师，杭州医学院特聘教授，上海吴孟超肿瘤医学中心胰腺首席专家。担任中华医学会、中国研究型医院学会、中国医师协会、中国抗癌协会、国际肝胆胰协会等 32 个学术职务。编写肝胆胰外科专著 3 部、共同主编 3 部、参编 9 部，发表学术论文 150 余篇。作为参与者完成的《腹腔镜技术在肝胆胰脾外科的临床研究及应用》获国家科技进步奖二等奖、《肝尾状叶切除术手术策略与方法的研究》获教育部科技进步奖一等奖。

从事肝胆胰脾外科临床和基础研究 30 余年，是我国最早开展腹腔镜和机器人肝胆胰外科手术的专家之一。受邀会诊肝胆胰外科复杂手术遍及全国 29 个省（自治区、直辖市）130 余家医院。为提高肝胆胰恶性肿瘤的治疗效果，提出基于肿瘤生物分子学特性结合影像解剖学评估，为患者精准制订诊治策略的理念。曾受邀访问美国约翰·霍普金斯医院、日本东京大学附属医院等国际顶级医疗机构。

创新性提出胰肠吻合"瘘管愈合"学说，创建了洪氏胰肠吻合术理论和技术体系，破解了腹腔镜胰肠吻合的国际胰腺外科难题，有效降低了术后临床胰瘘率，推动了腹腔镜胰十二指肠切除术的发展，被同行誉为"革命性的理论和技术创新"。个人完成胰十二指肠切除术超过 1 000 例，居世界前列。

在恩师彭淑牖教授的带领下，国际首创经皮穿刺微波或射频肝实质分隔联合门静脉栓塞、末梢门静脉栓塞快速肝养大技术治疗余肝不足的中晚期肝癌和胆管癌，以替代肝移植、联合肝脏分隔和门静脉结扎的二步肝切除术；并提出以生物学特性转化为先，肝体积转化为后的治疗策略。

序

胰十二指肠切除术手术范围广、创伤大、时间长。虽然大型胰腺外科中心胰十二指肠切除术病死率已低于 3%，但其并发症发生率仍高达 20%~50%。为提高我国胰十二指肠切除术外科技术和围手术期管理的同质化、专业化和标准化水平，洪德飞教授于 2014 年编著了《胰十二指肠切除术》，获得了国内肝胆胰外科医师和其他相关专业临床医师的好评和喜爱。

胰十二指肠切除术虽然是一个古老和经典的手术，但其外科理念与技术一直在进步和提升。近几年随着微创外科理念与肿瘤精准治疗理念的不断普及，胰十二指肠切除术相关理念与技术出现了显著变化。为此，洪德飞教授在第 1 版的基础上，参阅了最新国内外的参考文献，结合丰富的临床实践经验及创新技术和理念编著了第 2 版《胰十二指肠切除术》。

衷心祝贺本书再版发行，愿其能为从事肝胆胰外科及相关基础与临床研究领域的专家学者提供参考，进一步提升胰十二指肠切除术的规范化、标准化、微创化程度，造福广大胰腺疾病患者。

北京协和医院荣誉院长
中国科学院院士
中华医学会外科学分会主任委员
中华医学会会长

2022 年 5 月 22 日

序

  胰十二指肠切除术手术范围广、创伤大、时间长。虽然在好的医疗机构,胰十二指肠切除术的病死率已低于 3%,但其并发症发生率仍高达 20%~50%。在我国,由于胰十二指肠切除术的开展非常普遍,在广大基层医院,外科医师缺乏规范性培训,因此较难控制胰十二指肠切除术的质量和标准。

  在专科化和标准化较高的胰腺外科中心,高质量的现代影像技术提高了术前壶腹周围癌患者局部和全身肿瘤评估的精准性,现代分子生物学技术和分子病理技术变革了壶腹周围癌生物学行为的研究,器官移植技术推动了联合血管切除重建的胰十二指肠切除术的发展,腹腔镜和外科机器人技术推动了微创胰十二指肠切除术的发展,循证医学的发展也逐步澄清了一直困惑胰腺外科医师的几个问题,如是胰肠吻合还是胰胃吻合更有利于降低术后胰瘘发生率? 对壶腹周围癌选择标准根治术还是扩大根治术? 腹腔镜或外科机器人胰十二指肠切除术能否普及化? 等等。

  鉴于胰十二指肠切除术开展的普遍性,以及新技术、新理念带来的新发展和新变化,洪德飞教授编著了《胰十二指肠切除术》,并由国际著名肝胆胰外科专家彭淑牖教授审阅。本书的特点是结合编著者二十余年的临床经验和积累的临床资料,参考国内外最新相关文献和专著,以文字结合手术录像(DVD)和手术图片的形式,系统阐述了壶腹周围癌的根治标准、胰消化道重建个体化选择策略、胰十二指肠切除术标准根治术、扩大根治术、保留十二指肠的胰头切除术,以及腹腔镜标准和保留幽门的胰十二指肠切除术。

  本书共 17 章,均由洪德飞教授撰写、彭淑牖教授审阅。他们从事肝胆胰外科工作几十年,积累了非常丰富的经验,在胰消化道重建方面也有独到的创新性研究,尤其书中收集的珍贵图片、视频确保了本书的同质化、专业化和标准化,也突出了本书的实用性、普及性和创新性。

  我有幸阅读了《胰十二指肠切除术》的初稿,认为是一本难得的好书。我乐于为这本书作序,并推荐给广大读者,特别是肝胆胰外科专业医师。我深信这本书必将获得同行的认可,并深信这本书将促进我国胰十二指肠切除术的规范化、标准化、微创化发展,从而造福广大胰腺手术患者。

中国科学院院士

北京协和医院院长

中华医学会外科学分会主任委员

2014 年中秋

前　言

胰十二指肠切除术作为腹部外科最具挑战性的手术，不仅手术操作技术复杂，而且术后严重并发症发生率居高不下。术后严重并发症的及时诊断和正确处理不仅需要主管医师准确的判断，而且需要多学科的技术和经验。为提高胰腺外科水平，2013 年夏天，我带着多年的梦想，访问了以胰腺癌治疗闻名于世的美国约翰·霍普金斯医院(Johns Hopkins Hospital)，观摩了国际胰腺外科大师 John L Cameron 主刀的胰十二指肠切除术、全胰切除术、胰体尾切除术，与他探讨了壶腹周围癌的根治性切除标准、胰消化道重建术的选择、胰瘘的预防和治疗等问题。在科罗拉多大学(University of Colorado)附属医院，与外科主席(原约翰·霍普金斯医院肿瘤外科主任)Richard David Schulick 教授交流了腹腔镜胰十二指肠切除术的经验和技术。回国后，基于国际上还没有关于胰十二指肠切除术的专著，结合自己的经验和技术、访问美国的心得，以及拜读国内外大量文献后撰写了《胰十二指肠切除术》，2014 年由人民卫生出版社出版，获得了国内肝胆胰外科医师和其他相关专业临床医师的好评和喜爱。

近 5 年来，腹腔镜和机器人胰十二指肠切除术在我国得到了快速发展，由于机器人胰十二指肠切除术开展一般集中在大型医院，学习曲线较短，开展的质量能够得到有效控制，而腹腔镜胰十二指肠切除术开展较为普遍，学习曲线长而陡峭，并且我国至今没有制定腹腔镜胰十二指肠切除术的准入标准和质量控制标准，因此亟须总结近几年腹腔镜和机器人胰十二指肠切除术的经验，完善腹腔镜和机器人胰十二指肠切除术的技术和理论体系，有助于提高我国腹腔镜和机器人胰十二指肠切除术的水平，弥补《胰十二指肠切除术》第 1 版的不足。在第 2 版中，补充讨论了开展腹腔镜和机器人胰十二指肠切除术的热点和焦点问题：如曲线期安全开展腹腔镜胰十二指肠切除术的关键技术和策略，腹腔镜胰消化道重建的创新技术和理论，腹腔镜和机器人开展胰十二指肠切除术的近期和远期疗效，等等。近几年发展的其他胰腺外科的新理念和新技术也需要更新，如胰腺癌的新辅助治疗和转化治疗、术后胰瘘分级(2016 版)的更新和乳糜漏的定义和分级、胰腺外科术后快速康复理念和技术等。

第 2 版《胰十二指肠切除术》以文字结合图片、表格、手术录像的形式，系统介绍了胰十二指肠切除术经典术式、新技术和新理念，内容包括胰十二指肠切除术的发展历史，胰十二指肠切除术的应用解剖、围手术期管理、消化道重建、术中和术后并发症的预防与处理，壶腹周围癌的分子生物学特性和根治性切除标准，以及标准、根治性、联合血管切除重建、保留幽门胰十二指肠切除术及开腹、腹腔镜、机器人辅助胰十二指肠切除等手术的适应证、禁忌证、手术关键步骤和关键技术、围手术期管理、术后并发症的处理和预防，等等。

一个专业的胰腺癌治疗中心需满足四个条件：①年完成胰腺癌手术量≥200 例；②胰十二指肠切除术后并发症发生率≤40%，30 天病死率≤3%；③根治性切除术联合系统治疗患者中位生存期≥30 个月，5 年生存率≥30%；④对患者除了进行生存期随访外，还应持续评估、管理患者胰腺内、外分泌功能、营养等情况，以改善患者长期生活质量。因为，我们手术的最终目标不是切除胰腺癌，而是在保证患者良好生活质量的前提下,尽可能延长患者的生存期。

以《胰十二指肠切除术》的再版喜迎恩师彭淑牖教授九十大寿,祝恩师松鹤长春,春秋不老。感谢恩师引领我进入肝胆胰外科的天地,使我时刻铭记:一切要"以患者为核心"开展临床、科研和教学工作;坚持实践与理论相结合,向患者和同行学习;在不断提高自己外科技术和理论水平的同时,要善于发现、思考和解决临床的实际难题;要乐于和同行分享失败和成功的经验,传授和普及解决临床难题的创新好技术和好理念,以造福广大患者。

2021 年盛夏于杭州

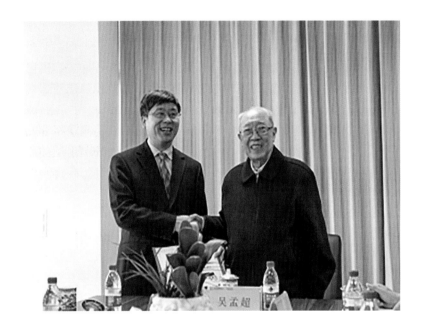

2015 年上海东方肝胆医院院长、中国科学院吴孟超院士授予洪德飞教授"上海吴孟超肿瘤医学中心胰腺首席专家"。

前 言

2008 年,我和我的恩师——彭淑牖教授编著了由人民卫生出版社出版的《腹腔镜肝胆胰脾外科手术操作与技巧》。后来,很多外科医师告诉我,"看了这本书,收获非常大,碰到有些问题,翻翻这本书就很快解决了"。我想,这是对我最好的鼓舞,也是我再次执笔最大的动力源泉。

编著《胰十二指肠切除术》的冲动萌发于 2013 年火热的夏天。2013 年夏天,我带着多年的梦想,访问了以胰腺癌治疗闻名于世的美国约翰·霍普金斯医院(Johns Hopkins Hospital),观摩了国际胰腺外科大师 John L Cameron 等开展的胰十二指肠切除术、全胰切除术、胰体尾切除术等一系列胰腺外科手术,并和他探讨了壶腹周围癌的根治标准、胰消化道重建术的选择、胰瘘的预防和治疗等问题。在访问期间,John L Cameron 教授还在马里兰州最好的会所宴请了我。在科罗拉多大学(University of Colorado)附属医院,与外科主席(之前是约翰·霍普金斯医院肿瘤外科主任)Richard David Schulick 教授和胃肠肿瘤、内分泌外科主任 Barish H Edil 交流了腹腔镜胰十二指肠切除术的经验,并签署了科室长期合作协议。访美最大的感受就是美国外科医师能受到非常好的临床培训,美国外科医师能非常"清静"地从事临床工作。

另外一个冲动或者说感想,就是每年参加美国外科医师学会(American College of Surgeons,ACS)临床大会,总能看到很多图文并茂的新的外科专著。可在国内却很少有,可能因为写书没有收益,或者说,我们国家的外科专家更注重申报科研项目或科研成果。

当然,更重要的是,我追随老师将近 20 年,一直在学习、思索、沉淀、改进胰十二指肠切除术技术、胰消化道重建技术,力图为解决胰腺外科的难点问题添一份力量。在这个学习、思考、实践、创新的过程中,积累了一点经验和收集了一些珍贵的素材。我想,这就是我撰写《胰十二指肠切除术》的"老本"。当然,我夜以继日地拜读 200 多篇文献,拜读世界各国胰腺外科专家的专著,这就是我撰写《胰十二指肠切除术》的"新本"。

《胰十二指肠切除术》是一本结合了手术录像、文字、解剖和手术图片的外科专著,注重外科操作技术和方法。全书共 17 章,包括 8 部手术录像,380 余幅解剖和手术图片,文字 10 余万字,内容包括壶腹周围癌的根治标准探讨、开腹和腹腔镜胰十二指肠切除术、保留十二指肠胰头切除术等手术相关的应用解剖、手术适应证、禁忌证、手术步骤及术后并发症的预防和处理,等等。

如果说,您看了《胰十二指肠切除术》,有助于解答您的困惑,有助于提高您的手术技术或技巧,有助于您预防或治疗胰十二指肠切除术后胰瘘、消化道大出血、腹腔出血等严重并发症,最终使您的患者从中收益,那是对我最大的鼓励,也是我继续执笔的动力。

最后,我——

非常感谢我的恩师,他不仅引领我进入肝胆胰外科的天地,而且使我懂得:一个临床医师,最重要的是要接受规范化培训,多向人学习,在不断提高自己的技术的同时,要善于发现、思考和解决临床的实际问题。

非常感谢赵玉沛院士，在百忙之中为《胰十二指肠切除术》作序增色。

感谢沈柏用教授、彭承宏教授为专著赠送的部分精美解剖图片。

感谢我的家人默默无闻的支持。

由于编著者经验、水平、技术有限，如有错误或不妥之处，请务必批评和指导，我的电子信箱是 hongdefi@163.com。

2014 年中秋

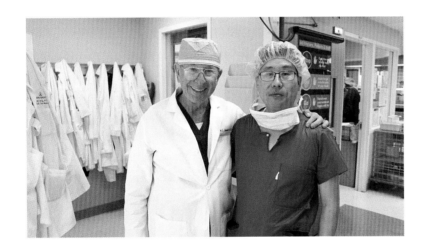

2013 年洪德飞教授在约翰·霍普金斯医院与国际著名胰腺外科专家 Cameron 教授探讨"胰十二指肠切除术"。

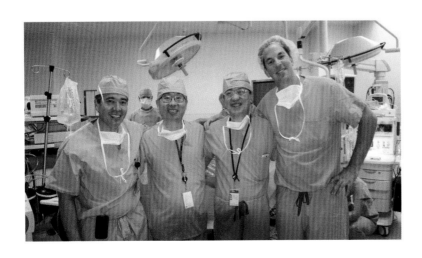

2013 年洪德飞教授在科罗拉多大学附属医院与 Schulick、Edil 教授交流"腹腔镜胰十二指肠切除术"。

目 录

视频目录

第一章

影响胰十二指肠切除术发展的历史事件

1898 年,意大利医师 Codivilla 为胰头癌患者做了胰头及十二指肠大部切除术,虽然病人术后仅存活24 天,但从此开创了手术治疗胰腺癌的历史。

1912 年,Kausch 首次报告二期胰十二指肠切除术:一期行胆囊空肠吻合及胃空肠吻合术,2 个月后行胰头十二指肠切除术,患者术后存活了 9 个月。

1935 年,Whipple 在美国外科年会上报告了 3 例二期胰十二指肠切除术治疗壶腹部癌的经验:一期行胆囊胃吻合减黄,胆总管(common bile duct,CBD)结扎、切断及胃空肠吻合术;30 天后行十二指肠切除、胰头大部切除术,胰腺断端缝合闭锁旷置。

鉴于 Kausch 和 Whipple 对胰十二指肠切除术做出的贡献,胰十二指肠切除术也被称为 Kausch Whipple 或 Whipple 手术。

1941 年,Whipple 报告了一期胰十二指肠切除术、胰管与空肠吻合术,采用胆 - 胰 - 胃的消化道重建顺序,即 Whipple 法(图 1-1)。

1943 年,Rockey 报告首例全胰切除术治疗胰腺癌,患者术后几周后因胆肠吻合口漏死亡。

1943 年,Cattell 提出胰十二指肠切除术最重要的问题是胰肠吻合,术后死亡的主要原因是胰瘘。主张扩张的胰管与空肠吻合,顺序为胃肠、胰肠、胆肠。

1944 年,Child 报告胰一期胰十二指肠切除、胰肠端端吻合术,采用胰 - 胆 - 胃的消化道重建顺序,即一直沿用至今的 Child 法(图 1-2)。

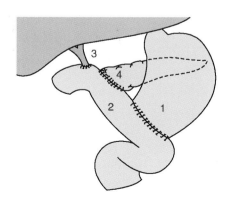

图 1-1　Whipple 法消化道重建顺序
1. 胃;2. 空肠;3. 肝总管;4. 胰腺残端。

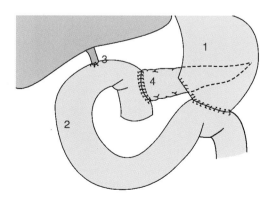

图 1-2　Child 法消化道重建
1. 胃;2. 空肠;3. 肝总管;4. 胰腺残端。

1944 年,Watson 首先提出保留幽门的胰十二指肠切除术(pylorus-preserving pancreaticoduodenectomy,PPPD)(图 1-3)。

1946 年 Whipple 行胰管空肠吻合时,向胰管内插入一根短的橡皮管,在空肠上开一 5mm 左右小孔并将橡皮管塞入空肠内,用丝线行胰腺断端与空肠间的吻合。

1946 年,Waugh 首先报告临床应用胰胃吻合术(图 1-4)。

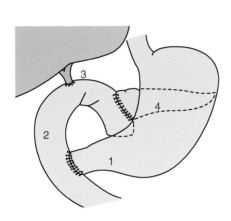

图 1-3 保留幽门的胰十二指肠切除术
1. 十二指肠;2. 空肠;3. 肝总管;4. 胰腺残端。

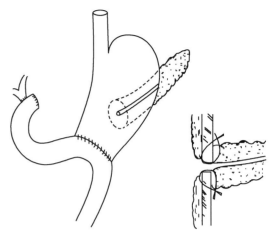

图 1-4 胰胃吻合术

1951 年,Moore 首先报告联合肠系膜上静脉切除重建的胰十二指肠切除术。

1952 年,Wells 报告胰胃吻合术,采用胰胃套入、胃浆肌层和胰腺一层间断缝合,并应用胰管 - 胃黏膜吻合术。

1951 年 4 月 18 日,曾宪九教授(文献未报告)完成我国首例胰十二指肠切除术。

1953 年,余文光首次文献报告我国第 1 例胰十二指肠切除术。

1954 年,Ross 报告经典的全胰切除术(total pancreatectomy,TP)治疗胰腺癌,包含经典的胰十二指肠切除加胰体尾及脾切除术。

1963 年,日本学者首先报告联合门静脉切除重建的胰十二指肠切除术。

1968 年,Warren 改进 Cattell 法,胰管和肠黏膜均匀四针间断缝合,以达到准确对合,随缝线材料的进步,胰管对空肠黏膜吻合也可连续缝合(图 1-5、图 1-6)。

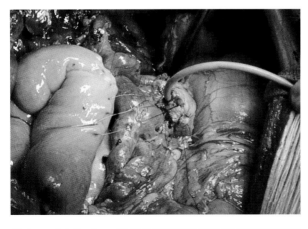

图 1-5 4-0 Prolene 线双头针胰腺残端背侧与空肠浆膜层连续缝合

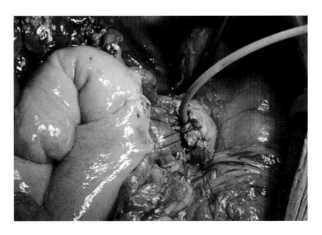

图 1-6 5-0 PDS 线双头针胰管对空肠黏膜连续缝合

1968 年，Howard 报告连续实施 41 例胰十二指肠切除术而无院内死亡，结束了 20 世纪 70 年代早期院内病死率高达 25% 的历史。之后胰十二指肠切除术的并发症发生率、病死率都有了明显改善。

1970 年，Perez 报告胰肠端端套入式吻合，在胰断缘和肠断缘一层间断缝合的基础上，再增加胰包膜和肠浆膜间断缝合使胰残端套入空肠吻合（图 1-7）。

1972 年，Beger 报告保留十二指肠胰头切除术（duodenum preserving pancreatic head resection，DPPHR）。

1973 年，Fortner 首次报告胰头癌的区域性切除（regional pancreatoduodenectomy，RP）。

1978 年，Traverso 和 Longmire 报告了 2 例保留胃幽门和十二指肠第一段的胰十二指肠切除术（也称 Longmire 术），从而使 PPPD 得到推广应用。

1984 年，Obertop 提倡胰空肠端侧套入式吻合，主张把胰残端套入空肠后，将胰腺和空肠浆肌层一层连续缝合（图 1-8）。

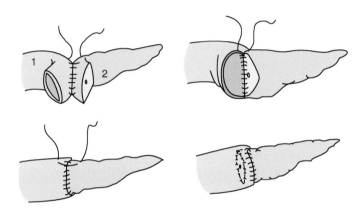

图 1-7　胰腺空肠端端套入吻合术
1. 空肠；2. 胰腺残端。

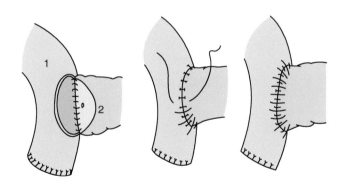

图 1-8　胰空肠端侧套入吻合术
1. 空肠；2. 胰腺残端。

1990 年，Trede 等报告连续 118 例胰十二指肠切除术无手术死亡。

1994 年，Ganger 报告第 1 例腹腔镜胰十二指肠切除术（laparoscopic pancreaticoduodenectomy，LPD）。

1995 年，陈孝平院士等创建了双 U 形贯穿缝合法行胰腺空肠端端套入式吻合术（图 1-9）。

1996 年，彭淑牖教授等创建了捆绑式胰肠吻合术，并于 1997 年首次报告（图 1-10）。

1996 年，Blumgart 等报告了改良的胰管对空肠黏膜吻合术，即 Blumgart 胰肠吻合术，多项研究表明可以降低胰瘘严重程度，但对 <3mm 的细小胰管，实施腹腔镜 Blumgart 胰肠吻合术仍是技术挑战。

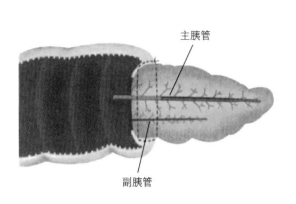

主胰管

副胰管

图 1-9　陈氏套入式吻合术

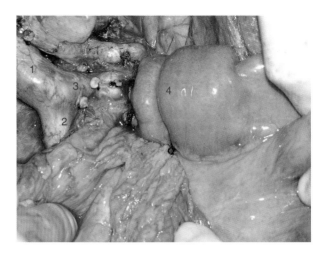

图 1-10　捆绑式胰肠吻合术
1. 门静脉；2. 肠系膜上静脉；3. 脾静脉；4. 空肠。

2002 年，卢榜裕等报告了我国第 1 例腹腔镜辅助胰十二指肠切除术。

2003 年，Giulianotti 首次报告首例外科机器人辅助胰十二指肠切除术。

2003 年，Pessaux 等提出了"动脉优先"入路胰头癌根治术。动脉优先探查包括肠系膜上动脉、腹腔干（celiac trunk，CT）、肝总动脉（common hepatic artery，CHA）。

2007 年，Gockel 等通过尸体解剖发现胰腺后方组织中有大量脂肪、血管、神经丛、淋巴结等组织，参照直肠癌根治术中指肠全系膜切除的理念，首次提出了胰腺全系膜切除的理念。

2008 年，彭淑牖、洪德飞创建了捆绑式胰胃吻合术，于 2009 年首次报告。

2010 年，周宁新教授等报告国内首例机器人辅助胰十二指肠切除术。

2009 年，洪德飞为便于在腹腔镜下应用捆绑式胰胃吻合术，创建了Ⅲ型捆绑式胰胃吻合术，目前临床应用的捆绑式胰胃吻合术即为Ⅲ型（图 1-11）。胰胃吻合术可以降低胰瘘发生率，但胰腺断面在胃腔内容易被胃酸腐蚀引起消化道出血，而且远期可能会导致胰腺内、外分泌功能不全，因此不建议应用于预期术后长期生存的患者。

2011 年，彭淑牖创建并报告了捆绑式胰管对空肠黏膜吻合术。

2011 年，洪德飞在国际上首次报告腹腔镜捆绑式胰胃吻合术（Ⅲ型）应用于腹腔镜胰腺中段切除术中胰消化道重建。

2012 年，Adham 报告全胰腺系膜切除（total mesopancreas excision，TMpE）理念在胰头癌根治术中的应用，胰头癌 R_0 切除率高达 80.7%，但至今仍有争议。

2016 年 4 月，洪德飞在国际上首次提出了胰肠吻合口"瘘管愈合"学说，并根据"瘘管愈合"学说，创建了"洪氏一针法"胰肠吻合术，简称"Ⅰ型洪氏胰肠吻合术"，并于 2017 年 1 月首次报告，被同行誉为"革命性的胰消化道重建理论和技术"（图 1-12~ 图 1-15）。Ⅰ型洪氏胰肠吻合术不仅实现了胰肠无缝对接吻合形成人工瘘管，而且有足够时间等待胰腺断面与空肠浆肌层粘连性愈合形成组织瘘管，从而从愈合机制上预防胰肠吻合口瘘（C 级胰瘘）。

目前，笔者正在研发个性化防滑脱胰液支架引流管，不仅大小与主胰管匹配，而且不需要缝合固定胰液引流管，使Ⅰ型洪氏胰肠吻合术更简单安全。

2019 年，洪德飞进一步完善了洪氏胰肠吻合术的理论和技术体系，提出：当开腹手术主胰管直径 <6mm 或腹腔镜手术主胰管直径 <8mm 时，实施瘘管法胰肠吻合术，即Ⅰ型洪氏胰肠吻合术；当开腹手术主胰管直径 ≥6mm 时或腹腔镜手术主胰管直径 ≥8mm 时，实施胰腺胰管空肠全口吻合术，即Ⅱ型洪氏胰肠吻合术，类似单层肠肠吻合术（图 1-16）。换言之，当胰腺断面以胰腺实质为主时，把胰肠吻合口理解为"瘘管"，技术上构建"人工瘘管"；当胰腺断面以胰管为主时，把胰肠吻合口理解为"消化道吻合口"。Ⅱ型

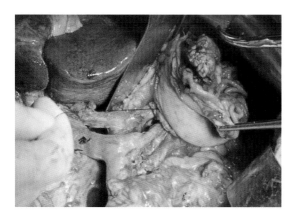

图 1-11　捆绑式胰胃吻合术（Ⅲ型）

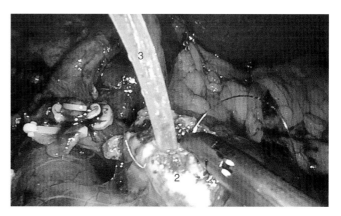

图 1-12　洪氏一针法缝合固定胰液引流管

1.缝针;2.胰腺断端;3.胰液引流管。

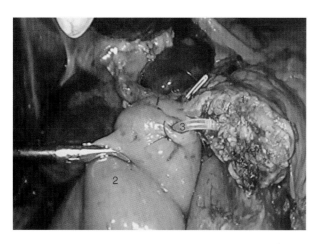

图 1-13　空肠荷包缝合打结固定形成人工瘘管

1.胰腺残端;2.空肠;3.胰液引流管。

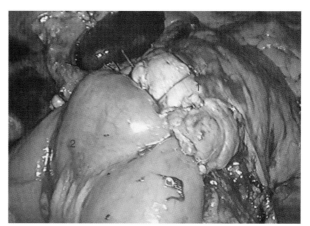

图 1-14　胰腺残端全层与空肠浆肌层间断缝合

1.胰腺残端;2.空肠。

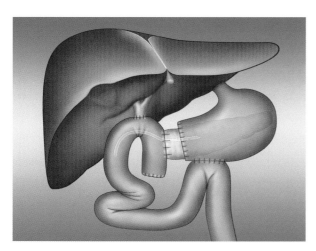

图 1-15　Ⅰ型洪氏胰肠吻合术完成示意图

胰液引流管远端超过胆肠吻合口,胰腺缝合边距≥10mm。

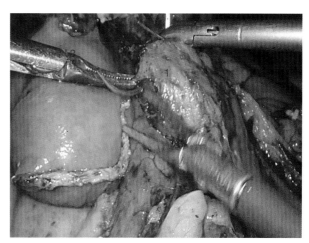

图 1-16　腹腔镜Ⅱ型洪氏胰肠吻合术

1. 4-0 倒刺线贯穿背侧胰腺胰管全层与空肠全层缝合;2.空肠袢。

洪氏胰肠吻合术更安全,但根据笔者统计,主胰管直径≥6mm 的患者占比 <10%。把直径设置为 6~8mm 主要考虑开腹和腹腔镜不同技术平台的操作难度差异。

参考文献

［1］ WHIPPLE A O,PARSONS W B,MULLINS C R. Treatment of carcinoma of the ampulla of vater［J］. Ann Surg,1935,102(4): 763-779.

［2］ HUNT V C. Surgical management of carcinoma of ampullary of Vater and of the periampullary portion［J］. Ann Surg,1941, 114(4):570-602.

［3］ WHIPPLE A O. The rationale of radical surgery for cancer of the pancreas and ampullary region［J］. Ann Surg,1941,114(4): 612-625.

［4］ KAKITA A,YOSHIDA M,TAKAHASHI T. History of pancreaticojejunostomy in pancreaticoduodenectomy:development of a more reliable anastomosis technique［J］. J Hepatobiliary Pancreat Surg,2001,8(3):230-237.

［5］ CHILD C G. Pancreaticojejunostomy and other problems associated with the surgical management of carcinoma involving the head of the pancreas:report of five additional cases of radical pancreaticoduodenectomy［J］. Ann Surg,1944,119(6):845-855.

［6］ WAUGH J M,Clagett O T. Resection of the duodenum and head of the pancreas for carcinoma:an analysis of thirty cases［J］. Surgery,1946,20：224-232.

［7］ PEREZ J M,LETAYE H. A modification of pancreaticojejunostomy［J］. Surg Gynecol Obstet,1970,130(3):519.

［8］ FORTNER J G. Regional resection of cancer of the pancreas:a new surgical approach［J］. Surgery,1973,73(2):307-320.

［9］ ASTON S J,LONGMIRE W P JR. Management of the pancreas after pancreaticoduodenectomy［J］. Ann Surg,1974,179(3): 322-327.

［10］ TRAVERSO L W,LONGMIRE W P JR. Preservation of the pylorus in pancreaticoduodenectomy［J］. Surg Gynecol Obstet, 1978,146(6):959-962.

［11］ OBERTOP H,VAN HOUTEN H. A new technique for pancreatojejunostomy［J］. Surg,Gynecol Obstet,1984,159(1):88-90.

［12］ TELFORD G L,MASON G R. Pancreaticogastrostomy:clinical experience with a direct pancreatic-duct-to-gastric-mucosa anastomosis［J］. Am J Surg,1984,147(6):832-837.

［13］ MANABE T,SUZUKI T,TOBE T. A Secured technique for pancreatojejunal anastomosis in pancreaticoduodenectomy［J］. Surg Gynecol Obstet,1986,163(4):378-380.

［14］ TREDE M,SCHWALL G,SAEGER H D. Survival after pancreaticoduodenectomy:118 conseccutive resections without an operative mortality［J］. Ann Surg,1990,221(4):447-458.

［15］ GANGER M,POMP A. Laparoscopic pylorus-preserving pancreatoduodenectomy［J］. Surg Endosc,1994,8(5):408-410.

［16］ BLUMGART L H,FONG Y. Surgery of the liver and biliary tract［M］. 3rd ed. New York:Saunders Co Ltd,2000.

［17］陈孝平,张志伟,张必翔,等. 双"U"形贯穿缝合法行胰腺 - 空肠端端套入式吻合[J]. 中华外科杂志,2007,45(5):355-356.

［18］彭淑牖,吴育连,彭承宏,等. 捆绑式胰肠吻合术(附 28 例报告)[J]. 中华外科杂志,1997,35(3):158-159.

［19］ PESSAUX P,REGENET N,ARNAUD J P,et al. Resection of the retroportal pancreatic lamina during a cephalic pancreaticoduodenectomy:first dissection of the superior mesenteric artery［J］. Ann Chir,2003,128(9):633-636.

［20］卢榜裕,陆文奇,蔡小勇,等. 腹腔镜胰十二指肠切除治疗十二指肠乳头癌一例报道[J]. 中国微创外科杂志,2003, 3(3):197-198.

［21］洪德飞,彭淑牖,郑雪咏. 完全腹腔镜胰十二指肠切除、胰空肠捆绑吻合术治疗十二指肠乳头癌一例[J]. 中华外科杂志,2006,44(5):357-358.

［22］彭淑牖,洪德飞,刘颖斌,等. 捆绑式胰胃吻合术[J]. 中华外科杂志,2009,47(2):139-142.

［23］彭淑牖,洪德飞,刘颖斌,等. Ⅱ型捆绑式胰胃吻合术的临床疗效[J]. 中华外科杂志,2009,47(23):1764-1766.

［24］HONG D E,XIN Y,CAI X J,et al. Application of binding pancreatogastrostomy in laparoscopic central pancreatectomy［J］. World J Surg Oncol,2012,10：223-226.

［25］GOCKEL I,DOMEYER M,WOLLOSCHECK T,et al. Resection of the mesopancreas（RMP）:a new surgical classification of a known anatomical space［J］. World J Surg Oncol,2007,5：44.

［26］周宁新,陈军周,刘全达,等.达芬奇机器人手术系统和开腹胰十二指肠切除术的比较［J］.中华消化外科杂志,2010, 9（2）:101-104.

［27］ADHAM M,SINGHIRUNNUSORN J. Surgical technique and results of total mesopancreas excision（TMpE）in pancreatic tumors［J］. Eur J Surg Oncol,2012,38（4）:340-345.

［28］苗毅,张太平,孙备,等.胰腺切除术后消化道重建技术专家共识［J］.中国实用外科杂志,2014,34（3）:227-230.

［29］洪德飞.胰十二指肠切除术［M］.北京:人民卫生出版社,2014.

［30］洪德飞.腹腔镜胰十二指肠切除术关键问题［J］.中国实用外科杂志,2017,37（1）:21-25.

［31］洪德飞,刘亚辉,张宇华,等.腹腔镜胰十二指肠切除术中"洪氏一针法"胰管空肠吻合的临床应用［J］.中华外科杂志,2017,55（2）:136-140.

［32］洪德飞.常规开展腹腔镜胰十二指肠切除术的经验和技术创新［J］.肝胆胰外科杂志,2017,29（2）:89-92.

［33］洪德飞,刘建华,刘亚辉,等.一针法胰肠吻合用于腹腔镜胰十二指肠切除术多中心研究［J］.中国实用外科杂志, 2018,38（7）:792-795.

［34］陈庆民,王英超,刘松阳,等.洪氏胰肠吻合术应用于184例腹腔镜胰十二指肠切除术的疗效评价［J］.中华肝胆外科杂志,2019,25（11）:842-845.

［35］沈魁,钟守先,张圣道.胰腺外科［M］.北京:人民卫生出版社,2000.

第二章

胰十二指肠切除术的应用解剖

第一节　十二指肠和胰腺的解剖结构和毗邻

一、十二指肠的解剖结构和毗邻

十二指肠起于幽门,止于屈氏韧带(ligament of Treitz),呈 C 形,环抱胰头,全长约 25cm,可分为上部、降部、水平部和升部 4 部分(图 2-1),是小肠最粗、最短和最固定的部分。

上部:长约 5cm。该部的左后方有门静脉、胃十二指肠动脉和胆管通过,与幽门的分界处有幽门前静脉通过,是外科手术分辨幽门和十二指肠的标志。

降部:长约 7cm。其后壁与右肾内缘、右肾蒂、右肾上腺、右输尿管、右生殖腺血管和下腔静脉(inferior vena cava,IVC)右缘相邻,其间以疏松结缔组织相连,此疏松结缔组织也称屈氏筋膜。降部的内侧与胰头紧邻,两者前方之间的血管沟内有胰十二指肠前动、静脉弓。十二指肠乳头在降部后壁内侧的中部,乳头通常距离幽门 8~10cm,胆总管和胰管通过乳头与肠腔相通。

水平部:亦称横部,长约 10cm。其正中面有肠系膜上血管和小肠系膜根横跨,后面贴附于右输尿管、右腰大肌、右生殖腺血管、下腔静脉、腹主动脉及肠系膜下动脉(inferior mesenteric artery,IMA)的起始部。水平部上面紧贴胰头,二者之间的沟内有自肠系膜上动脉发出的胰十二指肠下动脉走行其中。肠系膜上动脉从胰颈下方发出,与肠系膜上静脉一同跨过水平部前方中间进入小肠系膜根部。

升部:长约 3cm。其后方有腹主动脉左缘、左交感神经干、左腰大肌。

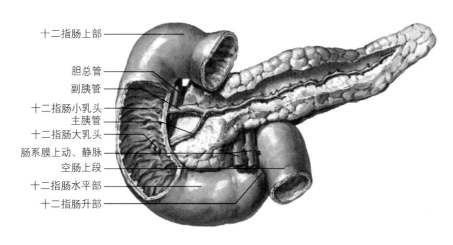

图 2-1　十二指肠乳头及其解剖结构

二、胰腺的解剖结构和毗邻

胰腺是和十二指肠关系最密切的实质性脏器。胰头嵌于十二指肠环内,胰头与十二指肠降部之间有结缔组织紧密相连不易分离,且与十二指肠分享十二指肠上、下动脉弓的血供,又有胰管开口于十二指肠。因此临床上常将胰头和十二指肠作为一个整体来对待(图 2-2)。

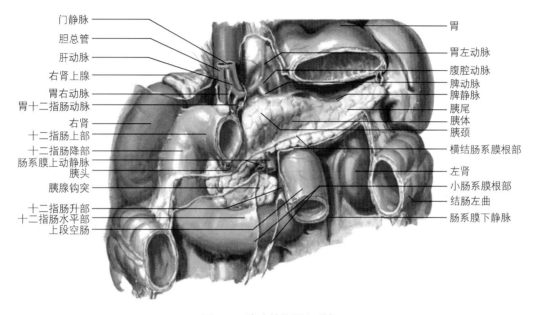

图 2-2　胰腺的位置和毗邻

大多数解剖学家将胰腺分为胰头、胰颈、胰体、胰尾和钩突 5 部分(图 2-3)。钩突是胰头下部向左后方伸出的一个钩状突起,钩突与胰颈之间的凹缘为胰切迹,可作胰头、颈的分界,肠系膜上血管即沿此走行,并常有小血管连于胰头钩突,此点为胰切除术时应注意的地方。体尾部互相连续,边界不确定,故临床上常将体尾部作为一个单位,将胰头和钩突部作为另外一个单位。

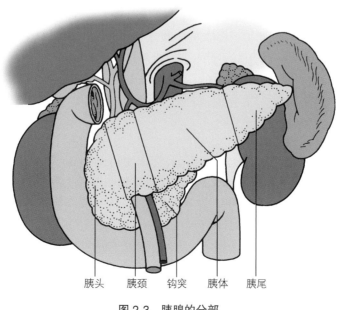

胰头　　胰颈　　钩突　　胰体　　胰尾

图 2-3　胰腺的分部

（一）胰头

胰头嵌于十二指肠围成的 C 形凹内，从十二指肠内侧延伸至肠系膜上静脉的右缘。胰头与胰颈交界处的右前方有胃十二指肠动脉沟，内有胃十二指肠动脉。胰头左后方有一较深的切迹，内有肠系膜上静脉与脾静脉汇合而成的肝门静脉。在胰头右缘和下缘与十二指肠之间的沟内，有胰十二指肠上、下动脉的吻合弓。胰头后面与下腔静脉、右肾动脉、右肾静脉、右精索内血管、左肾静脉终末部及膈肌右脚相邻（图 2-4）。胆总管胰腺段沿胰头后面下降而开口于十二指肠降部，在进入十二指肠前，常有一段长 15~22mm 的胆总管与十二指肠壁并行，其间仅为结缔组织。

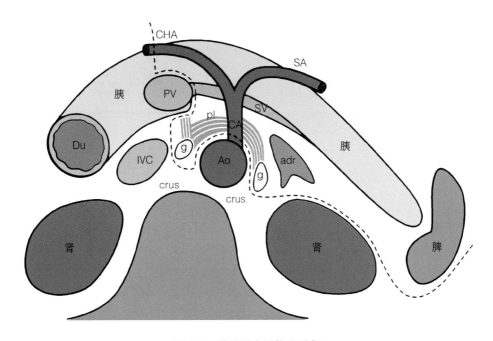

图 2-4　胰头后方结构和毗邻

CHA. 肝总动脉；SA. 脾动脉；Ao. 腹主动脉；CA. 腹腔干；PV. 门静脉；SV. 脾静脉；IVC. 下腔静脉；
Du. 十二指肠；adr. 肾上腺；pl. 胰头神经丛；g. 神经节；crus. 膈脚。

主胰管在胰尾附近由小叶导管汇合而成，在胰体内右行，沿途收集胰小叶的多数小导管，管径自左向右逐渐增大，为 1~4mm。在胰颈处胰管膨大，在胰头部转向后下方，向右走向胆总管，并与胆总管一起斜穿十二指肠降部肠壁，二者汇合一起，形成膨大的胆胰壶腹，即 Vater 壶腹（Vater ampulla，肝胰壶腹），其末端狭窄，开口于十二指肠大乳头。该乳头位于十二指肠降部的后内侧壁上，距幽门 8~10cm。有时胰管与胆总管直至十二指肠大乳头的开口处还未汇合，二者分别开口于十二指肠乳头（图 2-5），经常有一副胰管引流胰头下部的胰液，沿胰管前面下行，二者之间有吻合管相互交通，开口于十二指肠小乳头，该乳头位于十二指肠大乳头前上方 2cm 处。

（二）胰颈

胰颈是指胰腺覆盖于肠系膜上血管上的一部分，其宽度约为 2cm。胰颈的后面虽然与肠系膜上静脉和门静脉紧密相邻，但其间为疏松的结缔组织，很少有回流到肠系膜上静脉和门静脉的小血管，可有一些来自胰腺的小静脉回流到门静脉或肠系膜上静脉的右侧壁，这一解剖特点为外科手术时在此部位游离、切断胰颈提供了便利（图 2-6）。胃左静脉（left gastric vein，LGV）在胰颈后方从门静脉左侧注入门静脉，部分人的肠系膜下静脉（inferior mesenteric vein，IMV）从肠系膜上静脉左侧注入肠系膜上静脉或肠系膜上静脉和门静脉的夹角。

（三）胰体

胰体与胰尾之间并无明确的界线。胰体后面与腹主动脉、肠系膜上动脉的起始部、左膈角、左肾上腺、

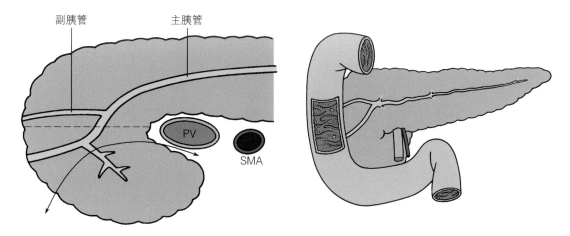

图 2-5　主胰管与副胰管的走行
PV.门静脉;SMA.肠系膜上动脉。

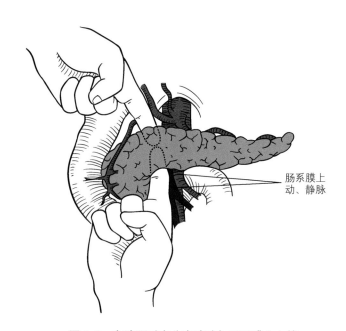

图 2-6　在胰颈后方分离胰腺与肠系膜上血管

左肾及左肾血管(特别是左肾静脉)相接触。脾静脉从左向右与左肾静脉伴行,前者居于后者上方。脾静脉紧贴在胰体的后方,并有多数细小的胰腺静脉回流至脾静脉。脾动脉(splenic artery,SA)紧靠胰腺上缘,有时脾动脉亦可深埋在胰腺后面。胰体的上方与腹腔干相邻,其分支肝总动脉沿胰的上缘向右走行,而弯曲的脾动脉沿上缘向左走行。由于胰腺体部与脾血管的关系密切,所以胰腺疾病时可引起脾血管的改变,如脾静脉血栓形成、受压、受包绕,引起阻塞、扭曲、破坏,甚至动脉瘤形成等。此现象可见于胰体尾部肿瘤、慢性胰腺炎、胰腺囊肿等,有的出现左侧门静脉高压症。

(四)胰尾

胰尾是胰腺唯一可以活动的部分,有时可抵及脾门,有时与脾门相距几厘米。在胰尾处,常有较多细小血管分支与脾动脉、脾静脉相交通。脾切除、脾肾静脉分流等手术时,均须将胰尾与脾门仔细分离以免损伤,否则可有胰液渗漏,继而形成胰腺假性囊肿或胰瘘,分离困难时亦不得不切除部分胰尾。有时因胰尾过大,深入至脾门处,导致胰尾与脾分离困难,因此在保留脾的腹腔镜胰腺体尾部切除时,应注意避免损伤脾及脾血管,否则应联合脾切除(图 2-7)。

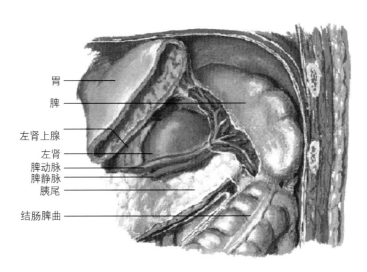

图 2-7　胰尾与脾脏的关系

（五）钩突

胰腺钩突是胰头下部向左上方伸出的钩状突起,伸入肠系膜上血管的后方并与肠系膜上血管之间有许多小血管交通,胰十二指肠切除时要小心结扎这些血管。钩突的位置、与肠系膜上血管的关系及其动、静脉供应,使钩突成为在胰十二指肠切除术中最难探查和游离的部分。因钩突发育的差异,钩突可以阙如,或延伸到肠系膜上动脉后方,甚至超过肠系膜上动脉左侧,因此,胰十二指肠切除时,在肠系膜上动脉右侧离断将导致胰腺钩突残留,必须提起肠系膜上动脉,将钩突完整切除。

三、胰腺导管系统

胰腺导管系统可分为:闰管、小叶间导管、叶间导管、总排泄管即主、副胰管。与胰十二指肠切除术有关的主要是主、副胰管,主、副胰管均有一层厚的致密纤维结缔组织外膜(图 2-8)。

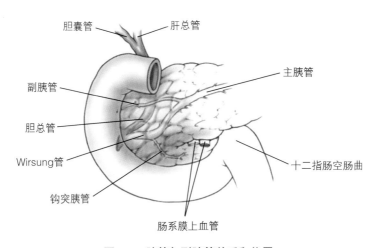

图 2-8　胰管与副胰管关系和位置

（一）主胰管（Wirsung 管）的位置、走向、直径和容量

1. 位置　主胰管在胰头部多与胆总管汇合,共同开口于十二指肠大乳头,此处一般在第 2 腰椎水平。主胰管在胰颈部的后距(主胰管在横断面上距离胰腺背面的距离)为 1~2.9mm,由右向左逐渐增大。有的主胰管后面仅为一层纤维膜,胰颈左侧主胰管后距为 5.9~6.2mm,故行胰头十二指肠切除时,宜在胰颈左侧(肠系膜上静脉左侧)离断胰颈,行胰肠吻合术比较有利。

2. 走向　主胰管向胰头越过胰颈后,即以前后方向接近 90° 的成角向胰背部转弯,约深入 2cm 后,再以接近水平方向在胰头实质内贴近其后侧与胆总管靠拢。

3. 直径　胰头部 3.1~5.3mm,体部 2.0~3.0mm,尾部 0.9~2.4mm。

4. 容量　2~3ml 造影剂可使胰管充满。

（二）副胰管（Santorini 管）

在胰颈部由主胰管分出,在成人中占 10%~17%,它引流胰头部上部的胰液,与主胰管分别进入十二指肠内,在十二指肠大乳头上方 2~2.5cm 处（成人）开口于十二指肠小乳头。

（三）主、副胰管类型与胰十二指肠切除术后胰瘘的关系

主、副胰管的关系主要可分为 6 种类型。常见类型有以下几种。

1. Ⅰ型　约占 40%,即主胰管与胆总管汇合开口于十二指肠大乳头,较细的副胰管连通于主胰管,引流胰头上部胰液,开口于十二指肠小乳头。

2. Ⅱ型　约占 25%,主胰管相对较粗,即主胰管与胆总管汇合开口于十二指肠大乳头。无副胰管,无十二指肠小乳头。

3. Ⅲ型　约占 17%,主、副胰管独立,不互相连通。副胰管粗大,贯穿整个胰腺,开口于小乳头;而主胰管细短,并与副胰管不相通,引流胰头下部和钩突的胰液,并与胆总管汇合开口于十二指肠大乳头。

胰十二指肠标本切除后,一般情况下都能找到引流胰体尾部胰液的主胰管,应用胰管探条或软管进行探查后进行胰消化道重建。正常解剖情况下,在肠系膜上静脉左侧一般不会有副胰管;若术前影像学检查提示在肠系膜上静脉左侧有副胰管,则术中在胰腺断面上要找到副胰管,进行缝扎,然后进行主胰管与空肠吻合即可。

（四）胰胆共同通道（图 2-9）

胆总管下段在十二指肠降部内侧胰头后方与主胰管并行并最后汇合,斜穿十二指肠降部后内侧壁,开口于十二指肠大乳头。胆总管与胰管汇合后开口于十二指肠约占 80%,其中汇合后形成 Vater 壶腹的约占 65%,各自独立开口的约占 20%。共同通道长度 2~10mm。胰胆共同通道的异常汇合方式主要有两种:①胆 - 胰型（BP 型）,胆总管汇入主胰管,多伴有胆总管下端狭窄,易患先天性胆总管囊肿;②胰 - 胆型（PB 型）,主胰管汇入胆总管,易患胆囊癌。

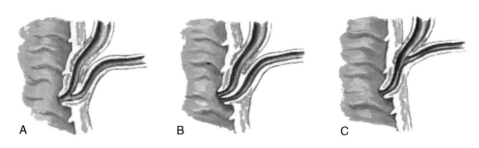

图 2-9　胆总管和主胰管汇合方式
A. 胆胰型；B. 分开型；C. 胰胆型。

四、胆总管的毗邻

（一）胆总管

胆总管由肝总管（common hepatic duct,CHD）与胆囊管汇合而成,长 7~9cm,直径为 0.6~0.8cm,一般不超过 10mm,当超过 10mm 时,称胆总管扩大或增宽。胆总管可分为十二指肠上段、十二指肠后段、胰腺段和十二指肠壁内段四段（图 2-10）。十二指肠壁内段长 1.5~2cm,其胆总管壁厚而管腔较狭窄。约 80% 的胆总管先与主胰管汇合,构成长 2~10mm 的"共同通道",再开口于十二指肠乳头,胆总管进入十二指肠前扩大成壶腹,称 Vater 壶腹。约 20% 的胆总管与主胰管分别进入十二指肠。十二指肠壁内段和壶腹部外层均有 Oddi 括约肌包绕,对控制胆总管开口和防止十二指肠液反流起重要作用（图 2-11）。

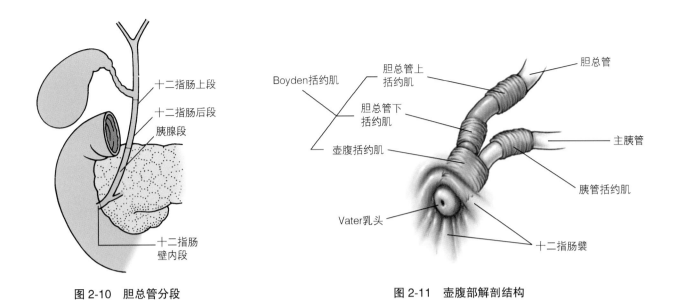

图 2-10　胆总管分段

图 2-11　壶腹部解剖结构

(二) 胆道血供

肝外胆道血供来自多条动脉,主要是胆囊动脉、胰十二指肠上后动脉、肝右动脉(right hepatic artery, RHA)和门静脉后动脉。胆囊、肝总管、胆总管上部由胆囊动脉供血,胆总管下端血供来自胰十二指肠上后动脉及十二指肠后动脉分支,在胆总管后方尚有门静脉后动脉。胆总管周围的动脉分支呈轴向性分布,形成胆总管两侧的 3 点钟动脉和 9 点钟动脉。若手术时不慎损伤此两支动脉,可引起胆管壁的缺血坏死或炎症、纤维化增生,造成胆总管狭窄。门静脉后动脉来自肠系膜上动脉或腹腔动脉(celiac artery, CA),其出现率为 90%。

胆囊动脉的来源和行径有很多变异,对外科手术甚为重要。胆囊动脉常来自于肝固有动脉(proper hepatic artery, PHA),有时来自肝右动脉、肝左动脉(left hepatic artery, LHA)、胃十二指肠动脉或肠系膜上动脉(superior mesenteric artery, SMA)等,其可行经肝总管、胆总管的前方、后方或胆总管、胆囊管的下方等处(图 2-12)。此外,肝右动脉常有变异,如由肠系膜上动脉、胃十二指肠动脉发出者,对这些变异,手术时均应予以注意(图 2-13)。

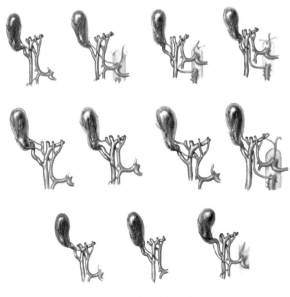

图 2-12　胆囊动态变异

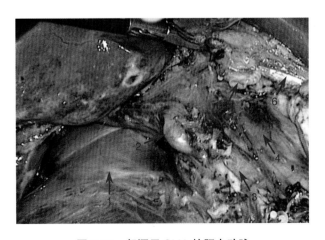

图 2-13　起源于 SMA 的肝右动脉

1.下腔静脉;2.肝右动脉;3.肠系膜上动脉;4.肠系膜上静脉;5.肝总管残端;6.肝左动脉。

第二节　胰十二指肠区的血管

一、胰头十二指肠区的动脉血供

十二指肠和胰腺主要由胃十二指肠动脉和肠系膜上动脉的分支供血。十二指肠的大部分与胰头关系密切且与胰头分享动脉血供。独立于胰头之外的十二指肠上部则由单独的动脉供血。十二指肠上部动脉血供较少，动脉支也较小，发自肝固有动脉和胃十二指肠动脉的成束小支，也供应邻近的幽门管段，而且与幽门管的供应动脉在幽门管壁内有吻合（图 2-14、图 2-15）。向十二指肠供血的动脉有胃右动脉（right gastric artery，RGA）、胃十二指肠动脉、胃网膜右动脉（right gastroepiploic artery，RGEA）和肠系膜上动脉分支。所有主要的动脉，都由十二指肠曲的凹侧到达十二指肠，故沿十二指肠凸侧切开腹膜，游离十二指肠和胰头是安全的。胰头和十二指肠主要由胰十二指肠上动脉（superior pancreaticoduodenal artery，SPDA）和胰十二指肠下动脉（inferior pancreaticoduodenal artery，IPDA）供血。

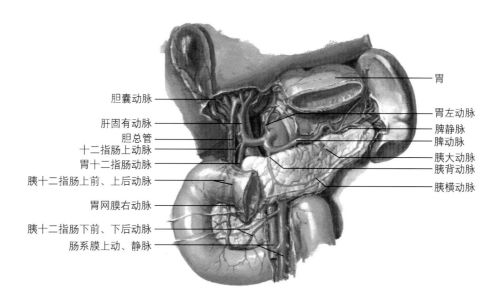

图 2-14　十二指肠及胰腺的动脉血供（前面观）

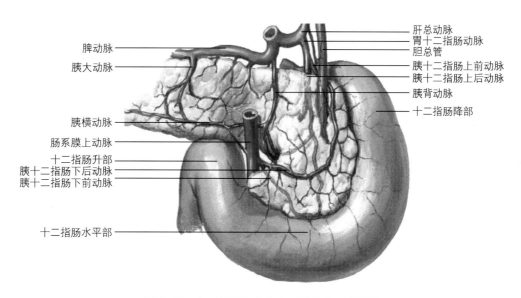

图 2-15　十二指肠及胰腺的动脉血供（后面观）

胰十二指肠上前动脉(anterior superior pancreaticoduodenal artery,ASPDA)与胰十二指肠上后动脉(posterior superior pancreaticoduodenal artery,PSPDA)一般分别独立发出供血。胰十二指肠下动脉(IPDA)出现的概率为60%~70%。IPDA在行程中很少有侧支血管发出,少数可有第一空肠动脉或胃网膜右动脉发出,到达胰头下缘处分为胰十二指肠下前动脉(anterior inferior pancreaticoduodenal artery,AIPDA)和胰十二指肠下后动脉(posterior inferior pancreaticoduodenal artery,PIPDA)。胰十二指肠上前动脉(ASPDA)和胰十二指肠下前动脉(AIPDA)、胰十二指肠上后动脉(PSPDA)与胰十二指肠下后动脉(PIPDA)在胰头的前后面分别形成前、后动脉弓。

(一)胰十二指肠上前动脉(ASPDA)

胰十二指肠上前动脉的出现率为96%~100%,一般来自胃十二指肠动脉,罕见来源为胰横动脉、SMA、肝总动脉和替代肝右动脉等,是胰头部重要的供血动脉。少数情况下与胰十二指肠上后动脉或胰横动脉共干。胃十二指肠动脉由肝总动脉分出后在十二指肠上部后方、胆总管左侧下行,至十二指肠上部下缘分为胃网膜右动脉和胰十二指肠上前动脉。胰十二指肠上前动脉分出后,即在胰头前面或部分埋于胰实质内向十二指肠水平部和升部的结合部行走,少数在十二指肠与胰头之间前面的沟内下行并分支供应胰头和十二指肠,其终末支与胰十二指肠下前动脉吻合成动脉弓,称胰十二指肠前动脉弓。

(二)胰十二指肠上后动脉(PSPDA)

胰十二指肠上后动脉一般单独由胃十二指肠动脉于十二指肠上部分出,向下经门静脉和胆总管前方到右侧,在胰头背面或胰头与十二指肠(降部)之间的沟内下行,并分支至胰头和十二指肠。其主干向下经胆总管与胰管汇合部后方,其终末支与胰十二指肠下后动脉吻合,形成动脉弓,称胰十二指肠后动脉弓。少数情况下该动脉还可起源于肝总动脉、肠系膜上动脉、第一空肠动脉及肝固有动脉等。

(三)胰十二指肠下动脉(IPDA)

胰十二指肠下动脉起于肠系膜上动脉主干或第一空肠动脉(图2-16),通常立即分为二支,前支在胰头前面向右或浅穿于胰实质内,而后向上与胰十二指肠上前动脉吻合成动脉弓(图2-17)。后支在胰头后面或浅穿胰实质向上向右,与胰十二指肠上后动脉吻合成动脉弓。两支均分支供应十二指肠和胰头,包括胰腺钩突。胰十二指肠下动脉常有一支供应十二指肠远端和空肠近端。

胰十二指肠下前动脉和下后动脉还可以起于第一空肠动脉、胰背动脉、第二空肠动脉、替代肝右动脉或胃网膜右动脉。

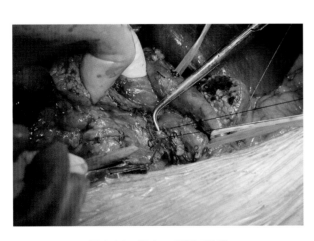

图2-16　胰十二指肠下动脉
1.肠系膜上静脉;2.肠系膜上动脉;3.胰十二指肠下动脉。

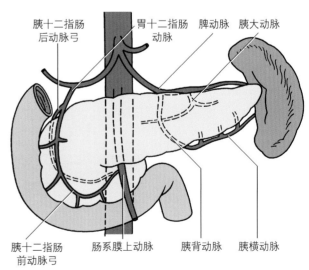

图2-17　胰十二指肠前、后动脉弓

（四）胰头钩突供血

胰头钩突部除有胰十二指肠前、后动脉弓供血外，胰背动脉右侧支（左侧支为胰横动脉）也是其重要的血供（图 2-18）。胰背动脉最常见发源于脾动脉近端约 2cm 处，是脾动脉的第一重要分支，其他少见起源有 SMA、腹腔干、肝总动脉等。胰背动脉在胰颈体交界处在门静脉（portal vein，PV）左侧垂直于胰腺长轴走行，在肠系膜上静脉（superior mesenteric vein，SMV）与脾静脉夹角处分为胰钩突动脉和胰横动脉（供血胰体尾部）。

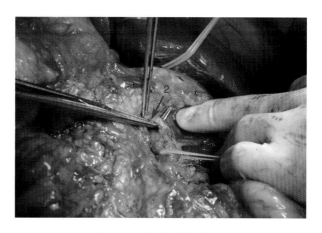

图 2-18　胰背动脉右侧支
1. 肠系膜上动脉；2. 胰背动脉右侧支。

钩突动脉在进入钩突后可分为数支与胰十二指肠动脉弓吻合，因此，当存在钩突动脉时，优先离断胃十二指肠动脉（gastroduodenal artery，GDA）和胰十二指肠下动脉，并不能完全阻断胰头十二指肠部位出血，必须结扎离断钩突动脉。另外需注意的是，离断胰颈部时应避免医源性损伤胰背动脉及其分支，以免引起术中出血和胰体尾部缺血。

（五）十二指肠上动脉

十二指肠上动脉是一不恒定的血管，通常较细小，单或双支，可起源于胃十二指肠动脉（60%）、肝动脉（hepatic artery，HA）（肝总动脉、肝固有动脉或者其右支或左支）（25%）或胃右动脉（12%）。该动脉供应十二指肠球部。十二指肠上部近侧由胃网膜右动脉、胃十二指肠动脉供血。十二指肠上动脉一般行经胆总管前方，有升支至胆总管，此支可以是切开胆总管时引起出血的原因之一。

（六）十二指肠后动脉

十二指肠后动脉是胃十二指肠动脉主干分为胃网膜右动脉和胰十二指肠上动脉之前分出的许多小支中的一些，供应十二指肠上部的后壁。此动脉亦可起自胰十二指肠上（前）动脉或胃网膜右动脉。

（七）第一空肠动脉

第一空肠动脉是肠系膜上动脉向左侧发起的第一个分支。该动脉常分支供应十二指肠升部和十二指肠空肠曲。在十二指肠全切除术时，亦需切断第一空肠动脉，故应同时切除部分空肠（约 5cm）。

（八）肝动脉变异

肝动脉变异可分为替代动脉和副动脉两种类型。替代动脉是指完全替代正常动脉，副动脉指参与正常动脉供血区域内的一部分血供。最常见的变异动脉是起源于 SMA 的替代肝右动脉，常自 SMA 发出后在胆总管的右后方走行进入右肝（图 2-19），在胰十二指肠切除术离断钩突系膜或离断肝总管时容易被横断。其他少见的变异还有：起源于胃左动脉（left gastric artery，LGA）或肝总动脉的替代肝左动脉，起源于 SMA 的肝总动脉（图 2-20），起源于 GDA 的肝右动脉（图 2-21）。胰十二指肠切除术损伤替代肝动脉，可能导致肝缺血或脓肿形成，胆肠吻合口缺血导致胆肠吻合口漏和胆肠吻合口狭窄。变异肝总动脉损伤可能导致肝功能衰竭，离断变异的肝总动脉应该实施端端吻合术。

术前 CT 血管造影可明确肝动脉变异，从而预防医源性损伤。术中对常见的变异肝动脉应该熟悉其走行，避免超声刀等离断大块组织。

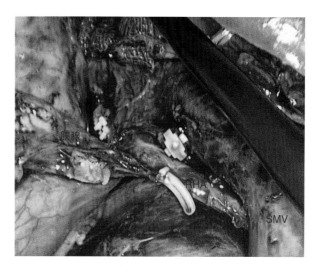

图 2-19　起源于 SMA 的肝右动脉
RHA. 肝右动脉；SMV. 肠系膜上静脉；PV. 门静脉。

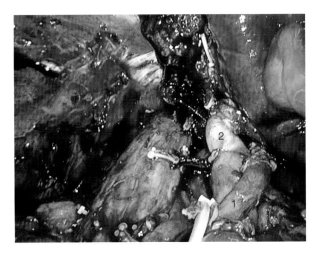

图 2-20　起源于肠系膜上动脉的肝总动脉
1. 肝总动脉；2. 门静脉。

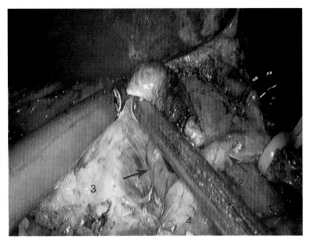

图 2-21　起源于 GDA 的肝右动脉
1. 肝固有动脉；2. 胃十二指肠动脉；3. 肝右动脉；4. 胃十二指肠动脉结扎离断处。

二、胰头十二指肠区的静脉回流

胰腺十二指肠区域较大的静脉均伴随着胰十二指肠前、后动脉弓的动脉走行，静脉较同名动脉走行更趋向于表浅。十二指肠的静脉最终汇入肝门静脉和肠系膜上静脉（图 2-22）。胰头十二指肠区域回流的主要静脉有：胰十二指肠上前静脉（anterior superior pancreaticoduodenal vein，ASPDV）、胰十二指肠上后静脉（posterior superior pancreaticoduodenal vein，PSPDV）、胰十二指肠下前静脉（anterior inferior pancreaticoduodenal vein，AIPDV）和胰十二指肠下后静脉（posterior inferior pancreaticoduodenal vein，PIPDV）形成的前、后静脉弓，最终回流到 PV-SMV。

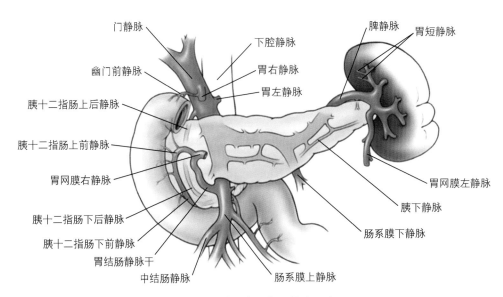

图 2-22　胰和十二指肠静脉回流

（一）胰十二指肠上前静脉（ASPDV）

胰十二指肠上前静脉大多数注入胃网膜右静脉（right gastroepiploic vein，RGEV）或胃结肠静脉干，而后在胰颈下缘直接注入肠系膜上静脉。

胃结肠静脉干（gastrocolic trunk）：1868 年德国医师 Henle 报告胃结肠干是由右结肠静脉和胃网膜右静脉形成的共干，出现率 60%，故也称 Henle 干。1912 年 Descomps 等报道胰十二指肠上前静脉也汇入此干。右结肠静脉、胃网膜右静脉和结肠中静脉合干汇入 SMV，属于非典型胃结肠静脉干（图 2-23）。

外科干：在胃结肠静脉干汇入 SMV 处的静脉段称为肠系膜上静脉外科干，简称"外科干（surgical trunk）"。外科干的平均长度为 3.7cm，是肠、腔静脉分流的手术部位（图 2-24）。

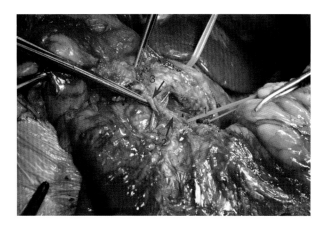

图 2-23　胃结肠干和胃网膜右静脉

1. 肠系膜上静脉；2. 胃结肠干；3. 胃网膜右静脉。

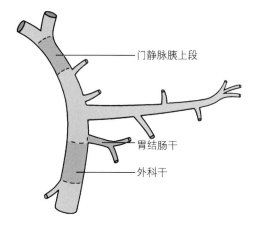

图 2-24　外科干和胃结肠静脉干的关系

（二）胰十二指肠上后静脉（PSPDV）

胰十二指肠上后静脉在胰头后面上行，在胆总管左侧注入门静脉。胰十二指肠上后静脉通常不与同名动脉伴行于胆总管前方，而是绕行于胆总管后方，故在向左翻起十二指肠降部和胰头显露胆总管时（Kocher 法），需注意勿损伤胰十二指肠上后静脉。该静脉也是胰十二指肠切除术时最麻烦的出血来源。

胰十二指肠上后静脉：也称 Belcher 静脉，是胰头十二指肠最大的回流静脉，也是钩突头侧的解剖标志，一般于肠系膜上静脉与脾静脉（splenic vein，SV）汇合处头侧 1.5~3cm 处汇入 PV 右后侧，正常直径 0.5~3mm，肿瘤压迫胰头时可扩张至 8mm（图 2-25、图 2-26）。开腹或机器人胰十二指肠切除时，应缝扎残支，避免结扎线术后脱落；腹腔镜胰十二指肠切除时，应以 5mm 血管夹双重结扎残支，超声刀离断。

（三）胰十二指肠下前静脉（AIPDV）、胰十二指肠下后静脉（PIPDV）

胰十二指肠下前、下后静脉分别沿胰头下缘前后走行，汇集胰头下部、钩突和邻近十二指肠的静脉回血，静脉先汇合形成胰十二指肠下静脉（inferior pancreaticoduodenal vein，IPDV）或各自独立注入肠系膜上静脉，或汇入第一空肠静脉，二者也可共干。行胰十二指肠切除术时，助手向左侧牵拉翻转 SMV 时，可导致第一空肠静脉被翻转到右侧，分离 IPDV 时容易损伤第一支空肠静脉。胰十二指肠下前、下后静脉和胰十二指肠上前、上后静脉分别汇合成胰十二指肠前、后静脉弓（图 2-27）。

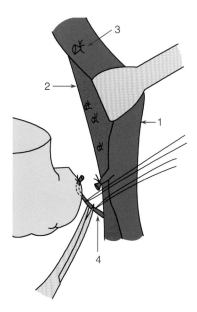

图 2-25　胰十二指肠上后静脉（Belcher 静脉）

1. 肠系膜上静脉；2. 肠系膜上动脉；3. Belcher 静脉；4. 分离空肠静脉第一支。

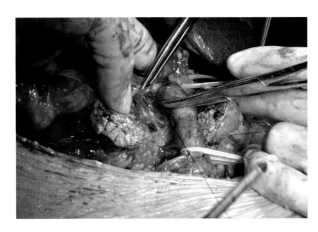

图 2-26　Belcher 静脉
1. 肠系膜上后静脉；2. 胰头；3. Belcher 静脉。

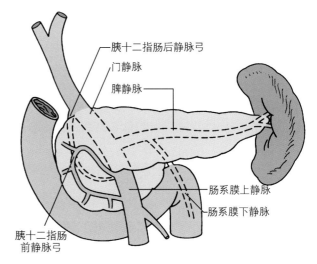

图 2-27　胰十二指肠前、后静脉弓

（四）钩突静脉

钩突静脉出现率约为 30%，沿胰头中线背侧汇入 PV 后壁。

（五）冠状静脉

有时粗大的冠状静脉在脾静脉上方横跨肝总动脉后，汇入门静脉或脾静脉与门静脉的汇合处，应避免损伤引起大出血，残支需要缝扎，腹腔镜胰十二指肠切除时需以 5mm 血管夹双重结扎，避免术后脱落引起出血（图 2-28）。

胰十二指肠切除术中，寻找肠系膜上静脉的途径有：①游离并离断结扎胃十二指肠动脉，在其深部分离门静脉主干后，术者用示指沿门静脉向下稍加分离就可容易地分离出胰颈后隧道，暴露肠系膜上静脉前壁；②扪及肠系膜上动脉搏动，在其前方切开胰腺下缘的后腹膜，向右扩大切口，在其深部寻找；③中结肠静脉（middle colic vein，MCV）恰在胰颈下方注入肠系膜上静脉，沿着中结肠静脉向深部寻觅；④当有慢性胰腺炎时，胰颈部与 PV-SMV 致密粘连时，按①游离出门静脉后，再用电刀边断胰颈边游离胰后隧道。

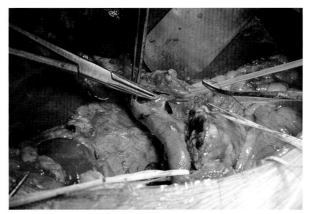

图 2-28　冠状静脉
1. 肠系膜上静脉；2. 冠状静脉。

三、胰体尾区动脉血供

胰腺的动脉来自胃十二指肠动脉、肠系膜上动脉和脾动脉。胃十二指肠动脉分出胰十二指肠上前动脉、胰十二指肠上后动脉和胰十二指肠中动脉。胰十二指肠下动脉来自肠系膜上动脉。脾动脉的胰支包括：胰背动脉、胰横动脉、胰大动脉、分界动脉和胰尾动脉。此外，肝动脉行经胰腺上缘时，也可分支供应胰腺。起自肠系膜上动脉的肝动脉，在胰头后方分支供应胰腺（图 2-14、图 2-15）。

（一）胰头和胰颈的动脉

胰头和胰颈主要由胰十二指肠上、下动脉构成恒定的前、后两个胰十二指肠动脉弓供血，此外，还有脾动脉的分支胰背动脉参与供血。

胰十二指肠上前动脉和上后动脉、胰十二指肠下前动脉和下后动脉见前述。

胰背动脉也称胰上背动脉、胰颈动脉、胰峡动脉等。胰背动脉多数在胰颈上缘起于脾动脉，是脾动脉的第一个分支,还可起于腹腔动脉、肝动脉起始部、肠系膜上动脉,约 4.5% 可无胰背动脉。胰背动脉的管径很粗,可达脾动脉的 1/3。胰背动脉一般行经胰体和门静脉或脾静脉的背侧,进入胰腺下缘处,分为左、右两支。右支较短小,供应钩突和邻近的胰头,其中穿至胰头前面而与胰十二指肠前动脉弓吻合的占93.3%。左支较大,在近胰腺下缘偏后向左穿胰体(在胰管所在的冠状面的后方)直至胰尾称为胰横动脉。5% 的胰背动脉也可发出一支中结肠动脉(middle colic artery,MCA)或副中结肠动脉供应结肠。手术中,在胰腺和门静脉后方结扎胰背动脉主干比较困难,不如结扎其左、右支方便。

胰背动脉的临床意义在于:①胰背动脉的直径与肠系膜上动脉或腹腔动脉狭窄有关,当上述动脉狭窄时胰背动脉管径相当大,其右支还与胰十二指肠动脉形成胰前弓,该弓可以成为脾动脉与肠系膜上动脉或腹腔动脉间的侧支循环通路;②如果胰背动脉起于肠系膜上动脉或起点异常的肝动脉,则胰背动脉行径恰在 Whipple 手术切线上或与之交叉,是一个值得注意的血管障碍;③较多的报告提示,胰背动脉是胰腺的优势动脉,供应胰颈、胰体和胰尾,特别是对胰颈和胰尾,1%~2% 的人类胰背动脉是胰腺的单一动脉。

(二)胰腺体尾部的动脉

胰腺体尾部主要由脾动脉的分支供血。脾动脉的胰支包括:胰背动脉、胰横动脉、胰大动脉、分界动脉和胰尾动脉。①胰背动脉:见前述。②胰横动脉:较粗,是脾的第二条大血管,大多数情况下起自胰背动脉左支,少数情况下还可起于胃十二指肠动脉、脾动脉中段、肠系膜上动脉、胰大动脉、胰十二指肠上前或下前动脉。胰横动脉沿胰腺下缘,在胰体和胰尾背面上或陷于背面内向左行,故又称胰下动脉,常与脾动脉的分支吻合,也可发出 2~5 支进入横结肠系膜供应横结肠。结扎胰横动脉的起点很困难,尤其是起自肠系膜上动脉的胰横动脉主干极短,不如沿胰腺下缘按需要部位进行结扎比较方便。③胰大动脉:是脾动脉供应胰腺的较大血管,平均外径为 1.9mm。胰大动脉起自脾动脉第 2 段者约为 14%,起自脾动脉第 3 段者约为 28%,起自脾动脉第 4 段者约为 8%。胰大动脉进入胰腺的中 1/3 与尾侧 1/3 交界处,分为左、右两支:右支与胰背动脉吻合,左支与脾门处的动脉吻合。两支呈"人"字形者约占 82%,呈"丁"字形者约占 18%;当胰大动脉分布到整个胰尾时,则缺少胰尾动脉。④分界动脉:脾动脉的其他小分支起自胰体、胰尾交界处,称为分界动脉,出现率为 87%。分界动脉是供应胰尾的主要动脉,切脾时结扎脾动脉,最好在分界动脉起点的左侧进行,以免影响胰尾的血液供应。⑤胰尾动脉:可以是多支或阙如,发自脾动脉或脾门处脾动脉的分支,进入胰腺内与胰大动脉的分支吻合。

四、胰体尾区静脉回流

胰颈、胰体和胰尾主要有以下静脉。

1. 脾静脉胰支 脾静脉在脾动脉下方,胰体后面的沟内从胰尾向右行,在胰颈后方与肠系膜上静脉汇合形成门静脉。脾静脉沿途收集 3~13 支胰支。在少数人,胰尾的胰支可注入胃网膜左静脉(left gastroepiploic vein,LGEA)。

2. 胰横(下)静脉 在胰实质内,伴同名动脉在胰体后下缘上方向右行,大多数注入肠系膜上或下静脉,但也可注入脾静脉或胃结肠干。

3. 胰颈静脉(胰峡静脉) 胰颈静脉不常有,如果有则是一短而大的静脉,离开胰颈的下缘,注入肠系膜上静脉。如果有胰颈静脉的存在,则在胰十二指肠切除术分离胰颈与肠系膜上静脉时必须十分小心,以防撕裂该静脉造成大出血。

第三节 胰十二指肠的淋巴引流

一、十二指肠的淋巴引流

十二指肠壁的各层内均有淋巴管网,并与胃和空肠壁内淋巴管交通,胃癌可由此向十二指肠近端转移。十二指肠的淋巴管也多伴随血管行走,汇入血管旁的淋巴结。十二指肠壁的淋巴管吻合后,形成前集合管和后集合管离开十二指肠。前集合管汇至胰头腹侧的淋巴结,并沿胰十二指肠上前动脉向上到达肝动脉周围的淋巴结;后集合管汇至胰头后方的淋巴结,再转而沿肠系膜上动脉分布的淋巴结(图2-29、图2-30)。胰头前方和后方的淋巴结位于胰十二指肠沟的前面和后面,是引流胰和十二指肠的局部淋巴结,合称为胰十二指肠淋巴结,可分为四组。

1. 胰十二指肠上前淋巴结　位于胰头前面上缘附近,有2~5个淋巴结。
2. 胰十二指肠上后淋巴结　位于胰头后面上缘附近,有6~10个淋巴结。
3. 胰十二指肠下前淋巴结　位于胰头前面下缘附近,有3~4个淋巴结。
4. 胰十二指肠下后淋巴结　位于胰头后面下缘附近,有4~8个淋巴结。

上前、下前组淋巴结的输出管由下向上,汇入幽门下淋巴结。上后、下后组淋巴结的输出管自上而下,汇至位于肠系膜上动脉根部的肠系膜上淋巴结。也有十二指肠的淋巴管直接汇入腹腔淋巴结。

二、胰腺的淋巴引流

胰腺右半部的淋巴管最终汇入位于腹腔干和肠系膜上动脉根部右侧的腹腔淋巴结;左半胰的淋巴管最终汇入位于腹腔干和肠系膜上动脉根部左侧的腹腔淋巴结。胰腺腺叶内有丰富的毛细淋巴管丛,最后汇集成3~12条集合淋巴管。胰头上部的集合淋巴管注入胰十二指肠上前、上后淋巴结,而后汇入幽门下淋巴结及肝总动脉根部淋巴结。胰十二指肠上后淋巴结(Rouviere淋巴结)还接受肝蒂和门静脉周围的淋巴回流。胰头下部的淋巴结注入胰十二指肠下前、下后淋巴结,而后汇入肠系膜上淋巴结,以上淋巴结均位于同名血管旁。引流胰尾部的4~7条淋巴集合管多注入脾门处的脾淋巴结、沿胰上缘脾血管旁的胰上淋巴结和中结肠淋巴结(同名动脉根部)。胰体前面淋巴结汇入胰上淋巴结、胃左淋巴结和肝淋巴结;胰体后面淋巴结汇入胰下淋巴结、中结肠淋巴结、肠系膜上淋巴结和主动脉淋巴结(图2-29、图2-30)。胰的淋巴管是以胰腺为中心,呈放射状向各方引流。

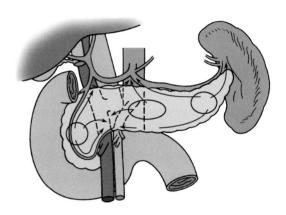

图2-29　胰周淋巴回流示意图

日本胰腺学会将胰周淋巴结分为18组(2002年第5版)(图2-31)。

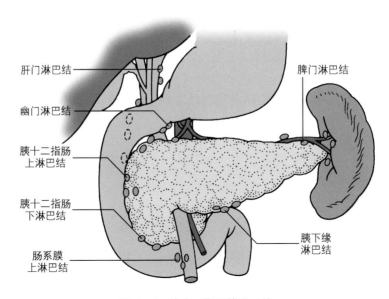

图2-30　胰十二指肠的淋巴结

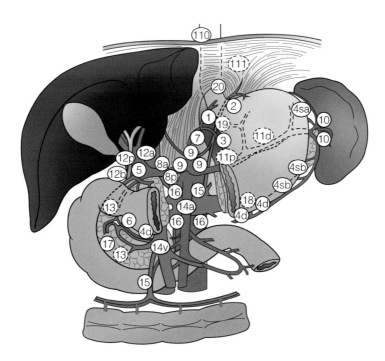

图 2-31　日本胰腺学会胰周淋巴结分组

1~6. 胃周;7. 胃左动脉周围;8. 肝总动脉周围(8a. 前上方;8p. 后方);9. 腹腔干周围;10. 脾门;11. 脾动脉周围(11p. 近脾动脉;11d. 远端脾动脉);12. 肝十二指肠韧带(12a. 沿肝动脉;12b. 沿胆管;12p. 沿门静脉);13. 胰十二指肠后(13a. 壶腹部以上;13b. 壶腹部以下);14. 肠系膜上动静脉周围(14a. 肠系膜上动脉周围,14v. 肠系膜上静脉周围);15. 中结肠动脉;16. 腹主动脉旁(16a₁. 膈肌的主动脉裂孔周围;16a₂. 从腹腔干上缘到左肾静脉下缘;16b₁. 从左肾静脉下缘到肠系膜下动脉上缘;16b₂. 肠系膜下动脉上缘至髂总动脉分叉处);17. 胰十二指肠前(17a. 壶腹部以上;17b. 壶腹部以下);18. 胰体尾下缘;19. 膈下;20. 食管裂孔;110. 胸下部食管旁;111. 膈上。13a、13b、16a₁、16a₂、16b₁、16b₂、17a、17b 受图中位置所限,未在图中标出。

第四节　胰腺的自主神经

胰腺受交感神经和副交感神经双重支配,同时有内脏感觉神经分布。

副交感神经来源于迷走神经,其副交感神经纤维起自延髓迷走神经背核,构成迷走神经的主要成分;其节前纤维伴随迷走神经,经腹腔丛及脾支等到达终末神经元换元节后神经元分布于胰腺,控制胰腺的内外分泌功能。

交感神经有内脏神经导入,其节前纤维经内脏大神经至腹腔神经节换元;其节后纤维组成腹腔神经丛,呈辐射状分布于胰的血管。交感神经主要控制胰腺的动脉系统,扩张血管增加血流量,影响胰的外分泌。

腹腔神经节由交感神经纤维和副交感神经纤维混合而成,是人体内最大的植物性神经节,同时也是与腹腔内脏器有关的自主神经系统的重要中继站,位于胰腺后方,从左右两侧包裹腹腔干(图2-32、图2-33)。左、右两侧神经节发出分支,相互吻合,在腹腔干和肠系膜上动脉根部形成腹腔神经丛(图2-34)。从腹腔神经丛或肠系膜上动脉神经丛发出的直接分布到胰头或钩突的神经束称为胰头神经丛(图2-35)。胰头神经丛与血管或结缔组织形成束带状结构,与沿肠系膜上动脉右缘走行的淋巴管形成分隔。胰十二指肠切除术中当胰头向左侧翻起后,胰头丛也随之转向左侧而被拉紧,既避开了大血管,又有利于胰头丛的分离切断。

腹腔神经丛位于胰腺的后上方,胰腺炎症或肿瘤时,常可刺激或压迫该神经丛而引起背部放射性疼痛。右腹腔神经节一般在左肾静脉入下腔静脉的上交角内,常被下腔静脉部分或全部覆盖。胰腺癌具有嗜神经侵犯的特点,在胰头癌根治术中必须清扫胰头神经丛。

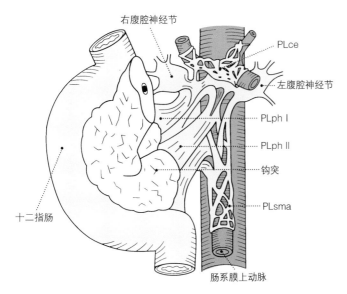

图 2-32　胰腺周围神经示意图

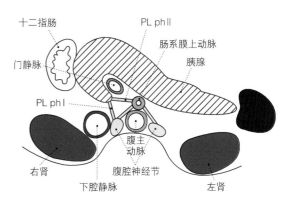

图 2-33　胰腺神经丛（横断面）

PLph Ⅰ, Ⅱ. 胰头周围神经丛; PLce. 腹腔神经丛; PLsma. 肠系膜上动脉周围神经丛。

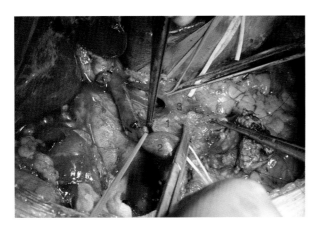

图 2-34　腹腔干神经丛
1. 腹腔干神经丛; 2. 肠系膜上静脉; 3. 腹腔干。

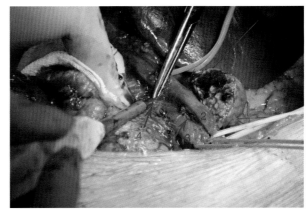

图 2-35　肠系膜上动脉神经丛
1. 胰腺残端; 2. 肠系膜上静脉; 3. 肠系膜上动脉; 4. 肠系膜上动脉神经丛。

　　胰腺的痛觉来自内脏神经,交感神经是疼痛的主要通路。切断 $T_8 \sim L_1$ 节段的双侧交感神经能解除疼痛,即所谓的内脏神经切除术。

参考文献

［1］　徐恩多,徐国成,韩秋生,等. 局部解剖学彩色图谱［M］. 武汉:湖北科学技术出版社,1993.

［2］　FRANK H NETTER. Atlas of Human Anatomy.second edition［M］. 北京:人民卫生出版社,1997.

［3］　田雨霖. 胰腺外科手术学［M］. 沈阳:沈阳出版社,1995.

［4］　SHAILEH V S,HELMUT F,MARKUS W B. 胰腺肿瘤外科学［M］. 王春友,译. 北京:人民卫生出版社,2011.

［5］　JOHN L C,CORINNE S. 消化外科手术图谱［M］. 陈规划,译. 2 版. 北京:人民卫生出版社,2010.

［6］　沈柏用,彭承宏. 机器人胰腺外科手术学［M］. 上海:上海科学技术出版社,2014.

［7］ 沈魁,钟守先,张圣道.胰腺外科［M］.北京:人民卫生出版社,2000.

［8］ MASATOSHI M,WATARU K.胰脾外科要点与盲点［M］.董家鸿,译.北京:人民卫生出版社,2010.

［9］ RENÉ M,HANS L,MARKUS W B,et al. International Practices in Pancreatic Surgery［M］. New York:Springer-Verlag, Berlin,Heidelberg,2013.

［10］ WILLIAM C W. Anatomic Basis of Tumor Surgery［M］. 2nd ed. Springer-Verlag Berlin and Heidelberg GmbH & Co. K, 2010.

［11］ 洪德飞,彭淑牖.腹腔镜肝胆胰脾外科手术操作与技巧［M］.北京:人民卫生出版社,2008:134-138.

［12］ CONSTANTINE C H. KARALIOTAS,CHRISTOPH E B,et al. Liver and Biliary Tract Surgery［M］. NewYork:Springer Wien,2006.

［13］ 洪德飞.常规开展腹腔镜胰十二指肠切除术的经验和技术创新［J］.肝胆胰外科杂志,2017,29(2):89-92.

第三章

壶腹周围癌的分子生物学特征
和根治性切除标准

第一节　壶腹周围癌的病理及分子生物学特征

一、定义与分类

壶腹周围区域包括壶腹和覆盖于壶腹直径 1cm 的十二指肠黏膜组织,因此组织学上包括两种类型的上皮组织,即十二指肠黏膜、衬于胰胆管和共同通道的上皮组织。肠上皮 CK20 抗体染色阳性,胰胆管和共同通道上皮 CK7 抗体染色阳性。

Vater 壶腹是由胆总管下端和胰管下端交汇形成,穿过十二指肠固有肌层,于十二指肠内侧壁形成的烧瓶状凹陷结构。

壶腹部周围肿瘤主要来源于上皮组织,少见来源于结缔组织、淋巴组织和神经内分泌细胞。壶腹部周围肿瘤 WHO 分类见表 3-1。

表 3-1　WHO 关于壶腹部周围肿瘤的分类

上皮类型肿瘤	
良性	腺瘤
癌前病变	发育异常
恶性	腺癌
神经内分泌肿瘤	良性神经节样副神经节瘤
间质肿瘤	胃肠道间质瘤(gastrointestinal stromal tumor,GIST)
	脂肪瘤
	卡波西肉瘤(Kaposi sarcoma)
	其他
恶性淋巴瘤	
转移性肿瘤	
其他:增生性息肉、腺肌瘤、组织增生、异位胰腺	

壶腹周围癌是距十二指肠乳头 2cm 以内的肿瘤,包括壶腹部癌和胰头癌,其起源可以是胰头、Vater壶腹、胆总管下端和十二指肠(表 3-2)。

表 3-2　壶腹周围癌的发病率

部位	发病率 /%	部位	发病率 /%
胰头	60	胆总管下端	10
Vater 壶腹	20	十二指肠	10

引自：SHAILEH V S，HELMUT F，MARKUS W B. 胰腺肿瘤外科学［M］. 王春友，译. 北京：人民卫生出版社，2011.

壶腹部癌是指 Vater 壶腹、十二指肠乳头癌（乳头内胆管和乳头内胰管）和十二指肠大乳头区域的癌。

胆管下端癌是指位于十二指肠壁内胆总管以上的胆管癌，如发生在胰腺段或胰腺段以上的胆管癌，不包括壶腹癌。

虽然不同组织起源的壶腹周围癌的临床表现和体征相似，但由于胰腺癌和非胰腺来源的壶腹周围癌的分子生物学特性不同，进而影响治疗决策（如是否需新辅助治疗及新辅助治疗的方案等）及预后判断，因此鉴别壶腹部癌的组织起源和术前评估其生物学特性意义重大，术前需结合影像学检查、正电子发射体层成像（positron emission tomography，PET）、肿瘤标志物、病理分级，以及二代全基因测序、循环肿瘤细胞（circulating tumor cell，CTC）、循环肿瘤 DNA（ctDNA）等分子生物学技术鉴别壶腹部癌的组织起源和评估其生物学特性。

二、非胰腺来源的壶腹周围癌的病理及分子生物学特征

（一）壶腹癌的病理及分子生物学特征

Vater 壶腹癌最常见的病理类型是腺癌，分为胰胆管型和肠型。肉眼观察胰胆管型癌以浸润性生长为主，而肠型常呈外生性（隆起型）生长。大部分胰胆管型腺癌中 CK7 阳性，CK20 阴性；大部分肠型腺癌中 CK20 阳性，1/2 的病例 CK7 阳性。大部分胰腺导管腺癌迁徙到壶腹黏膜表达 CK7 和 MUC-1，而肠上皮标志物 CK20、MUC-2 和 CDX2 均阴性，应用免疫组化可以帮助鉴别组织来源。

壶腹癌首先在壶腹腔内蔓延，继而向深部扩展，突破 Oddi 括约肌，浸润至十二指肠及胰腺。淋巴转移是壶腹癌最主要的转移方式。当瘤体局限在 Oddi 括约肌时，淋巴管内可见到瘤栓，淋巴结转移率可达 25%，小血管侵犯率达 17%。当肿瘤浸润至十二指肠肌层及胰腺时，淋巴结转移率达 55%~78%。淋巴结转移频率依次为胰头后（13 组）、胰头前（17 组），肠系膜上血管根部（14 组）。当肿瘤浸润至胰腺时，小静脉内瘤栓和神经浸润的发生率可达 50%。

（二）胆管下端癌的病理及分子生物学特征

胆管癌的大体类型有息肉型、结节型、硬化缩窄型和弥漫浸润型。结节型和硬化型倾向于侵犯周围组织，弥漫浸润型倾向于沿胆管扩散，息肉型可因脱落而发生转移，肿瘤局限于胆管壁者手术治疗预后较好。腺癌最常见，组织学亚型包括胆管型、胃小凹型、肠型。少见类型有黏液腺癌、透明细胞腺癌、印戒细胞癌、腺鳞癌、未分化癌和神经内分泌肿瘤等。

（三）十二指肠癌的病理及分子生物学特征

十二指肠癌发病率不高，占壶腹周围癌的 7%。按发生部位可分为乳头上部癌、乳头周围区癌和乳头下部癌，其中乳头周围区癌最多见（65%），依次为乳头上部癌和乳头下部癌（表 3-3）。十二指肠癌的大体类型有息肉型、浸润溃疡型、缩窄型和弥漫型。组织病理学主要为腺癌，少数病例为黏液腺癌，也有腺棘皮癌和鳞状细胞癌的报道。

表 3-3　十二指肠癌的分类和临床特点

部位	大体类型	临床表现
乳头上部癌	息肉型	菜花状肿块可阻塞十二指肠腔
乳头周围区癌	息肉型，溃疡浸润型	梗阻性黄疸
乳头下部癌	缩窄型	环绕肠壁呈环形生长，十二指肠腔狭窄和阻塞

临床上 65% 的患者可出现淋巴结转移,其中高达 22% 患者的淋巴结转移数在 4 枚及以上。不同 T 分期的肿瘤,淋巴结转移率不同(T_1 为 25%、T_2 为 53%、T_3 为 71%、T_4 为 76%)。在淋巴结阳性患者中,T 分期越晚,预后越差。十二指肠癌较容易出现镜下血管浸润(39%)和神经组织浸润(37%)。

三、胰头癌的病理学及分子生物学特征

胰腺癌是消化系统恶性程度最高的肿瘤之一,5 年生存率小于 9%,中位生存时间低于 6 个月。欧美国家报告胰腺癌根治性切除术后患者的 5 年生存率为 15%~20%,近年来国际上最好的胰腺外科中心报告根治性切除术联合化疗等系统治疗 5 年生存率可达 30%。

90% 胰腺癌来自导管上皮细胞,约 80% 的胰腺癌发生在胰头部,80% 胰腺癌在诊断就诊时已处于局部进展期或出现远处转移。

肿瘤细胞的分化分三个等级:第 Ⅰ 级为高分化癌,占 40%;第 Ⅱ 级为中分化腺癌,约占 50%,第 Ⅲ 级为低分化或未分化癌,约占 10%。

15%~30% 的胰腺癌患者有胰头增大(可伴有胰管或和胆管扩张)。对于有经验的外科医师,能把约 90% 的胰腺癌和慢性胰腺炎患者区分开来,剩下 10% 非常难区分。

分子生物学特征:癌细胞侵入胰腺内神经鞘膜而患者具有特征性的背痛。70% 胰腺癌患者有淋巴结转移,80% 患者出现肝转移,其次是肺和腹膜,肾上腺、肾、胸膜和骨骼组织很少累及。

胰头癌的淋巴转移率为 65%~72%。在进展期胰腺癌,60% 以上患者存在胰头周围淋巴结转移,30%~50% 患者存在血管周围组织浸润,30% 患者存在主动脉右侧胰腺外神经和神经节被侵犯。胰腺钩突癌患者,40%~60% 存在肠系膜上动脉双侧淋巴结受累,且 SMV 和 PV 血管壁经常被侵犯。即使肿瘤直径 <2cm 的胰腺癌,也有 40% 的患者出现淋巴转移,20% 患者存在胰腺外腹膜后播散,6% 患者有血管侵犯。

胰腺癌淋巴结转移与肿瘤大小的关系:60%~90% 的胰腺癌患者手术时已有淋巴结转移。直径 <2cm 的小胰腺癌,组织学上 40% 已有淋巴结转移;即使直径 <1cm 的胰腺癌,胰周软组织内已可发现微转移灶,其中 30% 有淋巴结转移。

胰头癌淋巴转移具有连续性特征,转移率依次为:胰头后淋巴结(46%),胰头前淋巴结(39%),腹主动脉旁淋巴结(26%),肠系膜根部淋巴结(23%)。胰头癌第 1 站淋巴结通常是胰头后淋巴结和胰头前淋巴结,第 2 站是肠系膜上动脉淋巴结、肝动脉淋巴结、肝十二指肠韧带淋巴结,其余为第 3 站淋巴结。提倡根治性胰十二指肠切除术应行第 2 站淋巴结清扫。

第二节 壶腹周围癌 TNM 分期

一、胰周淋巴结分组

日本胰腺学会(Japan pancreas society,JPS)2003 年修订版《胰腺癌诊治规范》中,对横结肠上区与胰腺癌手术有关的 18 组淋巴结中的部分淋巴结进行了简化分类命名,其中与胰头癌扩大根治手术密切相关的为胰头后(13a、13b)、胰头前(17a、17b)、肝总动脉旁(8a、8p)、腹腔动脉干周围(9)、肝十二指肠韧带淋巴结(12a、12b、12p)及肠系膜上动脉周围淋巴结(14p、14d)。将第 9 组(腹腔动脉干)、第 15 组(中结肠动脉)及第 16 组(腹主动脉旁)淋巴结由原来的第 2 站重新界定为第 3 站,并认为合并第 3 站淋巴结转移可等同于远处转移。

胰周淋巴结的分类和命名一般采用日本胰腺学会淋巴结分组法(2003 年修订版)(表 3-4)和分站法(表 3-5)(图 3-1~ 图 3-4)。

表 3-4　日本胰腺学会（JPS）胰周淋巴结的分类和命名（2003 年英文第 2 版）

序号	名称	序号	名称
1	贲门右淋巴结	12p	门静脉旁淋巴结
2	贲门左淋巴结		12p$_1$ 门静脉上淋巴结
3	胃小弯淋巴结		12p$_2$ 门静脉下淋巴结
			12h 肝门淋巴结
4	胃大弯淋巴结	13a	胰头后上淋巴结（壶腹部以上）
5	幽门上淋巴结	13b	胰头后下淋巴结（壶腹部以下）
		14	14a 肠系膜上动脉根部
			14b 胰十二指肠下动脉根部
			14c 结肠中动脉根部
			14v 肠系膜上静脉旁
6	幽门下淋巴结	14p	肠系膜上动脉近端淋巴结
7	胃左动脉干淋巴结	14d	空肠动脉第一支分支处淋巴结
8a	肝总动脉干前上淋巴结	15	结肠中动脉周围淋巴结
8p	肝总动脉干后淋巴结	16	腹主动脉周围淋巴结
9	腹腔动脉干周围淋巴结		16a$_1$ 自膈肌主动脉裂孔至腹腔干上缘淋巴结
10	脾门淋巴结		16a$_2$ 自腹腔干上缘至左肾静脉下缘淋巴结
11p	脾动脉干近端淋巴结		16b$_1$ 自左肾静脉下缘至肠系膜下动脉上缘
11d	脾动脉干远端淋巴结		16b$_2$ 自肠系膜下动脉上缘至腹主动脉分叉处淋巴结
12a	肝动脉旁淋巴结	17a	胰头前上淋巴结（壶腹部以上）
	12a$_1$ 肝动脉上淋巴结	17b	胰头前下淋巴结（壶腹部以下）
	12a$_2$ 肝动脉下淋巴结		
12b	胆管旁淋巴结	18	胰体尾下缘淋巴结
	12b$_1$ 胆管上淋巴结		
	12b$_2$ 胆管下淋巴结		
12c	胆囊管淋巴结		

表 3-5　日本胰腺学会（JPS）胰腺癌淋巴结分站（2003 年英文第 2 版）

组别	胰头癌	胰体尾癌
第 1 站	13a,13b,17a,17b	8a,8p,10,11p,11d,18
第 2 站	6,8a,8p,12a,12b,12p,14p,14d	7,9,14p,14d,15
第 3 站	1,2,3,4,5,7,9,10,11p,11d,15,16a$_2$,16b$_1$,18	5,6,12a,12b,12p,13a,13b,17a,17b,16a$_2$,16b$_1$

　　目前,壶腹周围癌的分期主要采用美国癌症联合委员会（American Joint Committee on Cancer,AJCC）的 TNM 分期（AJCC,2010 年,第 7 版）,2016 年 10 月美国癌症联合委员会癌症分期系统第 8 版发行,并已于 2018 年 1 月 1 日全球使用。以下详细介绍各种病理类型壶腹周围癌的最新分期标准。

二、胰头癌 TNM 分期

　　AJCC 第 8 版胰腺癌 TNM 分期见表 3-6。

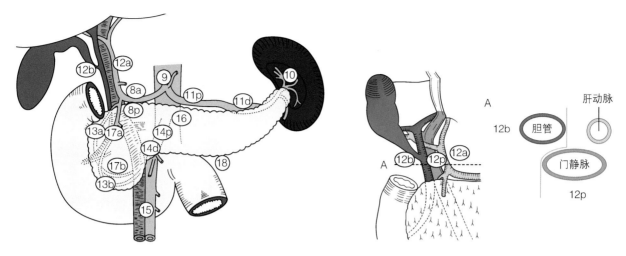

图 3-1　胰周淋巴结分组示意图

图 3-2　肝十二指肠韧带淋巴结的定位和界限示意图

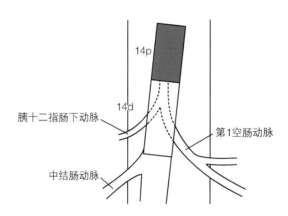

图 3-3　肠系膜上动脉淋巴结的定位和界限示意图

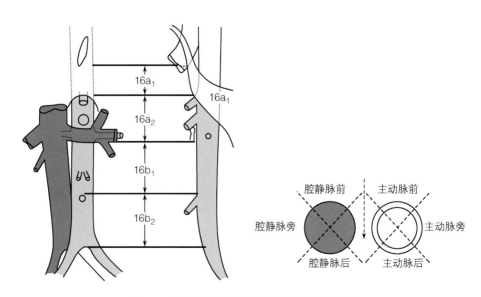

图 3-4　腹主动脉淋巴结的定位和界限示意图

表 3-6　胰腺癌 TNM 分期(AJCC,第 8 版)

T	原发肿瘤			
	T_X	原发肿瘤无法评估		
	T_0	无原发肿瘤证据		
	T_{is}	原位癌		
	T_1	肿瘤最大直径≤2cm		
	T_{1a}	肿瘤最大直径≤0.5cm		
	T_{1b}	肿瘤最大直径>0.5cm 且≤1.0cm		
	T_{1c}	肿瘤最大直径>1cm 且≤2cm		
	T_2	肿瘤最大直径>2cm 且≤4cm		
	T_3	肿瘤最大直径>4cm		
	T_4	肿瘤不论大小,侵犯腹腔干、肠系膜上动脉,和 / 或肝总动脉		
N	区域淋巴结			
	N_x	淋巴结转移无法评估		
	N_0	无区域淋巴结转移		
	N_1	1~3 枚区域淋巴结转移		
	N_2	4 枚及以上区域淋巴结转移		
M	远处转移			
	M_0	无远处转移		
	M_1	有远处转移		

分期	原发肿瘤(T)	淋巴结转移(N)	远处转移(M)
ⅠA	T_1	N_0	M_0
ⅠB	T_2	N_0	M_0
ⅡA	T_3	N_0	M_0
ⅡB	T_1~T_3	N_1	M_0
Ⅲ	任何 T	N_2	M_0
	T_4	任何 N	M_0
Ⅳ	任何 T	任何 N	M_1

三、远端胆管癌 TNM 分期

AJCC 第 8 版远端胆管癌 TNM 分期见表 3-7,胆管下端癌淋巴结分站见表 3-8。

表 3-7　远端胆管癌 TNM 分期(AJCC,第 8 版)

T	原发肿瘤	
	T_{is}	原位癌
	T_1	侵及胆管壁深度 <5mm
	T_2	侵及胆管壁深度 5~12mm
	T_3	侵及胆管壁深度 >12mm
	T_4	侵及腹腔动脉干,肠系膜上动脉和 / 或肝总动脉
N	区域淋巴结	
	N_0	无区域淋巴结转移
	N_1	1~3 枚区域淋巴结转移
	N_2	≥4 枚区域淋巴结转移
M	远处转移	
	M_0	无远处转移
	M_1	有远处转移

续表

分期	原发肿瘤(T)	淋巴结转移(N)	远处转移(M)
0	T_{is}	N_0	M_0
I	T_1	N_0	M_0
ⅡA	T_1	N_1	M_0
	T_2	N_0	M_0
ⅡB	T_2	N_1	M_0
	T_3	$N_0 \sim N_1$	M_0
ⅢA	$T_1 \sim T_3$	N_2	M_0
ⅢB	T_4	任何 N	M_0
Ⅳ	任何 T	任何 N	M_1

表 3-8　胆管下端癌淋巴结分站

分站	淋巴结
第 1 站	$12b_2$,13a,13b
第 2 站	8a,8p,12a,12p,12b,12c,14
第 3 站	1,2,3,4,5,6,7,9,10,11,12h,15,$16a_1$,$16a_2$,$16b_1$,$16b_2$,17a,17b,18

四、壶腹癌 TNM 分期

AJCC 第 8 版壶腹癌 TNM 分期标准见表 3-9,Vater 壶腹癌淋巴结分站见表 3-10。

表 3-9　壶腹癌 TNM 分期(AJCC,第 8 版)

T　原发肿瘤
- T_{is}　原位癌
- T_{1a}　局限于 Vater 壶腹或 Oddi 括约肌
- T_{1b}　浸润超出 Oddi 括约肌(括约肌周围浸润)和 / 或侵及十二指肠黏膜下层
- T_2　侵及十二指肠固有肌层
- T_{3a}　侵及胰腺,深度≤0.5cm
- T_{3b}　侵及胰腺深度 >0.5cm,或侵及胰周软组织或十二指肠浆膜,未累及腹腔动脉干或肠系膜上动脉
- T_4　侵及腹腔动脉干、肠系膜上动脉和 / 或肝总动脉

N　区域淋巴结
- N_0　无区域淋巴结转移
- N_1　1~3 枚区域淋巴结转移
- N_2　≥4 枚区域淋巴结转移

M　远处转移
- M_0　无远处转移
- M_1　有远处转移

分期	原发肿瘤(T)	淋巴结转移(N)	远处转移(M)
0	T_{is}	N_0	M_0
ⅠA	T_{1a}	N_0	M_0
ⅠB	T_{1b}/T_2	N_0	M_0
ⅡA	T_{3a}	N_0	M_0

续表

分期	原发肿瘤（T）	淋巴结转移（N）	远处转移（M）
ⅡB	T_{3b}	N_0	M_0
ⅢA	$T_{1a} \sim T_{3b}$	N_1	M_0
ⅢB	T_4	任何 N	M_0
	任何 T	N_2	M_0
Ⅳ	任何 T	任何 N	M_1

表 3-10　壶腹癌淋巴结分站（JPS,2003 年英文第 2 版）

组别	淋巴结
第 1 站	13a,13b
第 2 站	$12b_2$,14p,14d,17a,17b
第 3 站	1,2,3,4,5,6,7,8,9,10,11,12h,$12a_1$,$12a_2$,$12p_1$,$12p_2$,$12b_1$,12c,15,$16a_1$,$16a_2$,$16b_1$,$16b_2$,18

五、十二指肠癌 TNM 分期

AJCC 第 7 版十二指肠癌 TNM 分期标准见表 3-11。

表 3-11　十二指肠癌 TNM 分期（AJCC,2010 年第 7 版）

T	原发肿瘤	
	T_x	原发肿瘤无法评估
	T_0	无原发肿瘤证据
	T_{is}	原位癌
	T_{1a}	侵及固有层
	T_{1b}	侵及黏膜下层
	T_2	侵及固有肌层
	T_3	穿过肌层侵及浆膜下层或无腹膜覆盖的肌周组织,且范围≤2cm*
	T_4	穿透腹膜或直接侵及其他器官或结构（包括其他小肠袢、肠系膜、腹膜后浸润超过 2cm、经浆膜侵及腹壁、侵及胰腺或胆管）

N	区域淋巴结	
	N_x	区域淋巴结无法评估
	N_0	无区域淋巴结转移
	N_1	1~3 枚区域淋巴结转移
	N_2	≥4 枚区域淋巴结转移

M	远处转移	
	M_0	无远处转移
	M_1	有远处转移

分期	原发肿瘤（T）	淋巴结转移（N）	远处转移（M）
0	T_{is}	N_0	M_0
Ⅰ	$T_1 \sim T_2$	N_0	M_0
ⅡA	T_3	N_0	M_0
ⅡB	T_4	N_0	M_0
ⅢA	任何 T	N_1	M_0
ⅢB	任何 T	N_2	M_0
Ⅳ	任何 T	任何 N	M_1

注:* 无腹膜覆盖的组织:对十二指肠而言,指无浆膜的部位以及与胰腺交界的部分。

第三节　壶腹周围癌根治性切除标准探讨

一、根治性胰十二指肠切除术的三个层次

胰十二指肠切除术(pancreaticoduodenectomy,PD)是目前唯一可能治愈壶腹周围癌的治疗手段。为提高胰十二指肠切除术治疗壶腹周围癌(尤其胰头癌)的远期生存率,必须确保无瘤性(R_0)切除。随着对壶腹周围癌的病理及分子生物学特性的认识,以及胰腺外科技术的不断提高,出现了各种根治术,如标准胰十二指肠切除术(standard pancreaticoduodenectomy,SPD)、区域性胰腺切除术、扩大胰十二指肠切除术等。为了规范胰头癌淋巴结清扫范围和澄清各种胰十二指肠切除术的手术名称,1998年5月,Beger等29位国际知名的胰腺外科和病理学专家在意大利召开了胰腺癌治疗规范研讨会,制定了不同淋巴结清扫的标准定义,即采用日本胰腺学会(JPS)的淋巴结分组标准(1993年第4版),提出了PD根治术的三个层次,即根据术中清扫淋巴结和神经软组织的范围不同分别命名为标准式、根治式和扩大根治术(图3-5)。

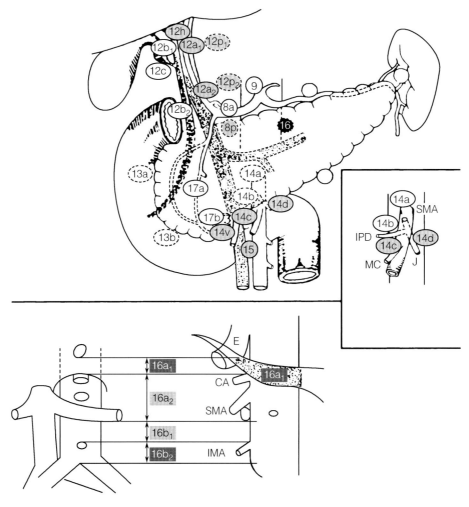

图 3-5　胰十二指肠切除术三个层次清扫范围标准

标准 PD(白色)、根治 PD(灰色),扩大根治(黑色);SMA.肠系膜上动脉;IPD.胰十二指肠下动脉;
MC.中结肠动脉;J.空肠动脉;E.食管;CA.腹腔干;IMA.肠系膜下动脉。

1. 标准胰十二指肠切除术（standard pancreatodudenectomy,SPD）　除传统 Whipple 的手术操作外,必须清扫肝十二指肠韧带右侧的淋巴结（12b$_1$,12b$_2$,12c）、胰十二指肠前后淋巴结（13a,13b,17a,17b）、肝总动脉前组淋巴结、肠系膜上动脉右侧淋巴结（图 3-6）。

2. 根治性胰十二指肠切除术（radical pancreatodudenectomy,RPD）　除上述 SPD 的切除范围外,要完整切除连同胰头的 Gerota 筋膜（Gerota fascia,肾筋膜）,包括肝总动脉、肝固有动脉周围所有淋巴结（8a,8p）、腹腔干周围淋巴结（9）、肝十二指肠韧带周围所有淋巴结（12h,12a,12b,12p,12c）、肠系膜上动脉周围所有淋巴结（14a,14b,14c,14d,14v）、从腹腔干上缘到肠系膜下动脉上缘之间位于腹主动脉和下腔静脉间的所有淋巴结及此区的 Gerota 筋膜（16a$_2$,16b$_1$）（图 3-7）。

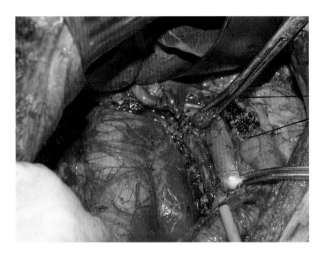

图 3-6　标准胰十二指肠切除术

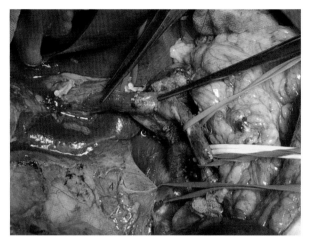

图 3-7　胰头癌根治性胰十二指肠切除术后
1. 肠系膜上静脉;2. 肠系膜上动脉;3. 左肾静脉;4. 下腔静脉;5. 腹主动脉。

胰腺癌行根治性切除术后 2 年内,约 80% 胰腺癌患者可出现局部复发和 / 或远处转移,其中局部复发比例为 23.7%~49.7%。术后发生局部复发的患者,中位生存时间仅为 9.4 个月,与远处转移相当（9.2 个月）。2017 年德国海德堡欧洲胰腺中心在新辅助化疗后的局部晚期胰腺癌手术治疗过程中施行了以门静脉（PV）、肠系膜上静脉（SMV）、肝总动脉（CHA）、腹腔干（CA）和肠系膜上动脉（SMA）为边界的三角区内神经淋巴纤维结缔组织的彻底清扫,此区域也是胰腺癌术后局部复发的最常见部位,因此被称为"海德堡三角"清扫,有望降低局部复发率。

3. 扩大根治性胰十二指肠切除术（expended radical pancreaticoduodenectomy,ERPD）　除 RPD 清扫的范围外,还包括所有的 16 组淋巴结:上至膈肌的主动脉裂孔周围,下达腹主动脉的分叉处,右起十二指肠右侧 3cm,左侧达腹主动脉至左肾的中点,此区域的所有神经和淋巴结缔组织均需完整切除（图 3-8）。

为了规范我国胰头癌根治性切除标准,提高胰头癌的疗效,中华医学会外科学分会胰腺外科学组提出了胰头癌根治性切除标准。

肝总管中部以下离断胆管,切除远端 40%~50% 的胃、十二指肠和 10~15cm 空肠,门静脉左侧断胰颈,切除全部胰腺钩突,并清扫以下组织。

（1）腹腔干上缘至肠系膜下动脉水平,下腔静脉和腹主动脉之间的淋巴结和神经结缔软组织。

（2）肝十二指肠韧带骨骼化清扫,清扫肝总动脉和腹腔动脉旁淋巴结。

（3）将肠系膜上动脉右侧的软组织连同 Gerota 筋膜一并切除。

（4）肿瘤局部侵犯门静脉和 / 或肠系膜上静脉时,在保证切缘阴性的情况下则将联合 PV-SMV 切除并进行血管重建。

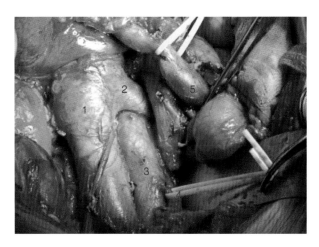

图 3-8　胰头癌扩大根治性胰十二指肠切除术
1. 下腔静脉;2. 左肾静脉;3. 腹主动脉;4. 肠系膜下动脉;
5. 肠系膜上静脉。

二、壶腹周围癌根治性切除范围探讨

20 世纪 80 年代开始,日本学者在 Fortner 术式的启迪下,开展了注重腹膜后神经淋巴清扫的扩大根治术,1998 年胰十二指肠切除术的三个层次的标准得以统一,但基于目前来自欧洲、美国、日本、韩国等不同研究中心的 7 个随机对照试验(randomized controlled trial,RCT)研究结果一致认为,任何超越标准胰十二指肠切除术范围的扩大淋巴结 - 软组织清除术(SMA 双侧淋巴结、肝十二指肠韧带、腹主动脉和下腔静脉间隙、肝动脉沿线、腹腔干周围以及腹主动脉右侧直至肠系膜下动脉水平的淋巴结),不但没有提高患者远期生存率,反而延长了手术时间,可能增加并发症发生率和病死率,影响患者术后的生活质量(如腹泻、营养不良等)(表 3-12),从而可能延缓术后化疗、放疗等辅助治疗的时间。可能的原因是:淋巴结转移局限在胰十二指肠的前面或后面者,通过淋巴结清扫术获益与没有淋巴结转移的患者相同;相反,如果有更远处淋巴结转移的患者将不能从扩大根治术获益。因此,基于目前的证据,不建议常规开展超越 RPD 根治范围之外的淋巴结和神经丛清扫,即扩大根治性胰十二指肠切除术(ERPD)。扩大根治术最终是否让患者生存获益仍受争议,仍然值得开展临床研究。但最新研究结果显示,经过新辅助治疗或转化治疗后的胰腺癌,若肿瘤没有进展,且只有通过扩大根治术才能够达到根治性切除,患者体力状态好,建议行扩大根治术,可以使患者生存获益。

其他共同观点有以下方面。

1. 肿瘤生物学行为最终决定预后　解剖学意义上的根治不等于生物学意义的根治。R_1 或 R_2 切除无益于改善患者预后,故主动性姑息性切除应予避免;如切除范围以外存在淋巴结转移,应视为不可切除。局部淋巴结阳性的患者接受扩大根治术后远期生存率可能受益。广泛的腹膜后淋巴结转移已是全身性疾病。笔者提出,为提高壶腹周围癌的远期生存率,术前必须以影像学检查结合肿瘤生物学行为特性进行评估。

2. 保留幽门的胰十二指肠切除术(PPPD)　Diener 等比较 6 个标准 PD 与 PPPD 手术(578 例)的 RCT 研究结果,表明两者之间的术后并发症发生率、病死率及远期生存率均无明显差别,但 PPPD 组手术时间和术中失血量较标准 PD 组有显著降低。目前认为,对于 PPPD 治疗胰头癌应严格掌握手术指征,对已侵犯胃或十二指肠第一段,第 5、6 组淋巴结怀疑转移,以及十二指肠切缘阳性者均应放弃 PPPD。

3. 扩大淋巴结 - 软组织清除术　近几年观点认为,若经过新辅助治疗或转化治疗后局部肿瘤没有进展,经过术前评估患者一般情况好,没有其他系统疾病,实施扩大淋巴结清扫术或神经丛清扫术能达到 R_0 切除术,建议行扩大根治性胰十二指肠切除术,有助于延长患者生存期。

表 3-12　SPD 与 ERPD 比较

年份	作者	部位	病例数		并发症发生率/%			病死率/%			1 年生存率/%			3 年生存率/%			5 年生存率/%		
			SPD	ERPD	SPD	ERPD	P 值	SPD	ERPD	P 值	SPD	ERPD	P 值	SPD	ERPD	P 值	SPD	ERPD	P 值
1998	Pedrazzoli	胰头癌	40	41	48	34.1	>0.05	5	5	>0.05				8.6	8.6	>0.05			
1999	Yeo	壶腹周围癌	56	58	34	40	0.53	5.4	3.4	0.62	77	83	0.6						
2005	Farnell	胰头癌	40	39	0~28	5~36	>0.05	0	2.6	>0.05	82	71	>0.05	41	25	>0.05	16	17	>0.05
2012	Nimura	胰头癌	44	47	19.6	22	>0.05	0	2	>0.05	78.4	54	0.119				15.7	6	>0.05
2002	Yeo	壶腹周围癌	146	148	29	43	>0.05	4	2	0.3	77	74	>0.05	36	38	>0.05	23	29	>0.05
2005	Riall	壶腹周围癌	146	148				0	2.3	>0.05	78	76	0.57				25	31	0.57
2014	Jang	胰头癌	83	86	32.5	43	0.16							44.5（2 年）	35.7（2 年）	0.4			

注：SPD. 标准胰十二指肠切除术；ERPD. 扩大根治性胰十二指肠切除术。

4. 对16组淋巴结是否常规清扫　目前多数学者观点认为,应根据术前螺旋增强CT和术中探查决定,对于主动脉裂孔($16a_1$)和腹主动脉分叉部($16b_2$)均有阳性淋巴结者,可视为远处转移,即使行扩大切除也无意义;仅限于胰腺区域的腹主动脉旁淋巴结($16a_2$、$16b_1$)应予清扫。若13组、17组淋巴结术中快速病理切片确诊为阴性,可不必行第16组淋巴结清扫。对胰头钩突癌患者,建议常规清扫$16a_2$、$16b_1$淋巴结。

5. 联合血管切除　20世纪80年代以来,胰腺癌外科治疗取得了突破性进展,特别是联合门静脉、肠系膜上静脉切除使胰头癌的手术切除率升高至40%~50%。由于围手术期并发症处理复杂,20世纪70年代手术病死率高达20%~40%。近10年,随着手术经验的积累和技术的不断完善,在大型医院手术病死率已可控制在1%~4%。直接吻合或人工血管置换均可安全地用于肠系膜上静脉或门静脉切除后重建。在大型医院,其围手术期并发症发生率及病死率与无血管侵犯的胰头切除术无明显差别,术后1、3、5年生存率可达50%、18%和8%。部分学者认为,对有静脉侵犯者,为了达到根治目的,肠系膜上静脉或门静脉的切除应视作标准的手术方式。腹腔干或肠系膜上动脉侵犯预示着肿瘤的生物学行为较差,预后不佳,一般不主张行动脉切除。因此,术中遵循"动脉优先"技术有助于预先评估动脉受累情况。

6. 淋巴结清扫个数标准　标准胰十二指肠切除术中,淋巴结切除数目在10~20个;扩大的胰十二指肠切除术中,淋巴结切除数目在20~40个。胰头癌1个淋巴结阳性与淋巴结阴性预后一样,超过1个以上淋巴结阳性预后差;或淋巴结阳性/总淋巴结比例超过0.2预后差。

7. 神经丛清扫　胰腺癌胰外神经侵犯率为64%~100%。肿瘤位置、大小、组织学类型、淋巴结转移状况不明确是术后腹膜后复发的重要原因,局部复发率多达67%~86%。目前无证据支持胰头癌扩大清扫神经丛能提高远期生存率。胰周围神经示意图见图3-9、图3-10。

8. 全胰切除术(total pancreatectomy,TP)的应用　部分学者认为,胰腺癌为多中心癌,传统PD术可能存在癌残余,且TP术式可避免胰瘘的发生。然而,TP术后难以控制的糖尿病、营养不良等而导致较高的并发症发生率及病死率,使得该术式长期以来难以推广。全胰切除术主要适应证:广泛的胰腺导管内乳头状黏液性肿瘤(intraductal papillary mucinous neoplasm of the pancreas,IPMN),IPMN癌变,家族性或多病灶的胰腺癌,胰腺癌广泛胰腺内转移。

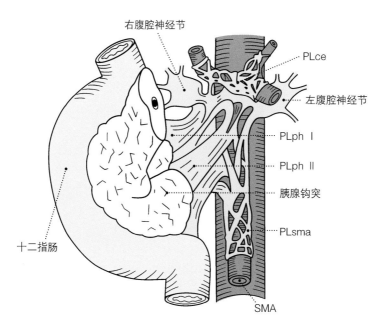

图3-9　胰腺周围神经示意图(冠状面)

SMA.肠系膜上动脉;PLce.腹腔神经丛;PLph.胰头周围神经丛;PLsma.肠系膜上动脉周围神经丛。

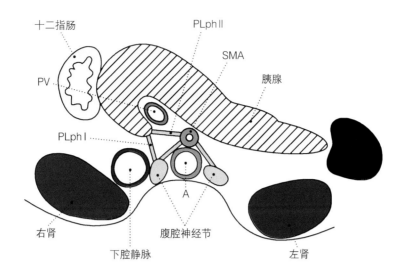

图 3-10　胰腺周围神经示意图（横断面）

PV. 门静脉；SMA. 肠系膜上动脉；PLph. 胰头周围神经丛。

参考文献

［1］ JANG J Y，KANG M J，HEO J S，et al. A prospective randomized controlled study comparing outcomes of standard resection and extended resection，including dissection of the nerve plexus and various lymph nodes，in patients with pancreatic head cancer［J］. Ann Surg，2014，259（4）：656-664.

［2］ HAMILTON S R，AALTONEN L A. WHO classification of tumor：Pathology and genetics［J］. Tumors of the digestive system，2000：204-214.

［3］ TRAN K T，SMEENK H G，VAN EIJCK C H，et al. Pylorus preserving pancreaticoduodenectomy versus standard Whipple procedure：a prospective，randomized，multicenter analysis of 170 patients with pancreatic and periampullary tumors［J］. Ann Surg，2004，240（5）：738-745.

［4］ SEILER C A，WAGNER M，BACHMANN T，et al. Randomized clinical trial of pylorus-preserving duodenopancreatectomy versus classical Whipple resection-long term results［J］. Br J Surg，2005，92（5）：547-556.

［5］ PEDRAZZOLI S，DICARLO V，DIONIGI R，et al. Standard versus extended lymphadenectomy associated with pancreatoduodenectomy in the surgical treatment of adenocarcinoma of the head of the pancreas：a multicenter，prospective，randomized study. Lymphadenectomy Study Group［J］. Ann Surg，1998，228（4）：508-517.

［6］ YEO C J，CAMERON J L，LILLEMOE K D. Pancreaticoduodenectomy with or without distal gastrectomy and extended retroperitoneal lymphadenectomy for periampullary adenocarcinoma，part 2：randomized controlled trial evaluating survival，morbidity，and mortality［J］. Ann Surg，2002，236（3）：355-366.

［7］ NIMURA Y，NAGINO M，KATO H，et al. Standard versus extended lymphadenectomy in radical pancreatoduodenectomy for ductal adencarcinoma of the head of the pancreas：long-term results of a Japanese multicenter randomized controlled trial［J］. J Hepatobiliary Pancreat Sci，2012，19（3）：230-241.

［8］ SPERTI C，PASQUALI C，PICCOLI A，et al. Radical resection for ampullary carcinoma：long-term results［J］. Br J Surg，1994，81（5）：668-671.

［9］ JOHN R H，FABIAN M J，PETER O S，et al. A single-institution review of 157 patients presenting with benign and malignant tumors of the Ampulla of Vater：Management and outcomes［J］. Surgery，2011，150（2）：169-176.

［10］ RIALL T S，CAMERON J L，LILLEMOE K D，et al. Pancreaticoduodenectomy with or without distal gastrectomy and extended retroperitoneal lymphadenectomy for periampullary adenocarcinoma --part 3：update on 5-year survival［J］. J Gastrointest Surg，2005，9（9）：1191-1204.

［11］VAN GEENEN R C,VAN GULIK T M,OFFERHAUS G J,et al. Survival after pancreaticoduodenectomy for periampullary adenocarcinoma：an update［J］. Eur J Surg Oncol,2001,27(6)：549-557.

［12］赵玉沛.作好胰头癌外科治疗的基本策略与思考［J］.中华肝胆外科杂志,2011,17(1)：1-4.

［13］中华医学会外科学分会胰腺外科学组.胰腺癌诊治指南［J］.中华普通外科杂志,2007,22(12)：962-964.

［14］彭淑牖,洪德飞,许斌,等.简易胰门三头控制技术在困难型胰十二指肠切除术中的应用［J］.中华外科杂志,2007,45(21)：1466-1468.

［15］洪德飞,彭淑牖.胰腺癌根治术联合血管切除术中血管切除的指征探讨［J］.外科理论与实践,2007,12(3)：268-270.

［16］沈魁,钟守先,张圣道.胰腺外科［M］.北京：人民卫生出版社,2000.

［17］SHAILEH V S,HELMUT F,MARKUS W B.胰腺肿瘤外科学［M］.王春友,译.北京：人民卫生出版社,2011.

［18］田雨霖.胰腺外科手术学［M］.沈阳：沈阳出版社,1995.

［19］MAHUL B A,STEPHEN E,FREDERICK L G,et al. AJCC Cancer Staging Manual［M］. 8th ed. New York：Springer,2016.

［20］GROOT V P,REZAEE N,WU W,et al. Patterns,Timing,and Predictors of Recurrence Following Pancreatectomy for Pancreatic Ductal Adenocarcinoma［J］. Ann Surg,2018,267(5)：936-945.

［21］JONES R P,PSARELLI E E,JACKSON R,et al. Patterns of Recurrence After Resection of Pancreatic Ductal Adenocarcinoma：A Secondary Analysis of the ESPAC-4 Randomized Adjuvant Chemotherapy Trial［J］. JAMA Surg,2019,154(11)：1038-1048.

［22］HACKERT T,STROBEL O,MICHALSKI C W,et al. The TRIANGLE operation-radical surgery after neoadjuvant treatment for advanced pancreatic cancer：a single arm observational study［J］. HPB(Oxford),2017,19(11)：1001-1007.

第四章

胰十二指肠切除术的围手术期管理

在一些大的胰腺外科中心，胰十二指肠切除术术后 30 天病死率已降至 0.5%~5%，但术后并发症发生率仍为 20%~50%。对于严重并发症重在预防，有效的围手术期管理对于降低术后并发症发生率和病死率非常重要。

第一节 术 前 评 估

一、壶腹周围癌术前可切除性评估

1. 术前检查方法

（1）查体：锁骨上淋巴结（菲尔绍淋巴结，Virchow lymph node），脐周淋巴结（Sister Mary Joe 淋巴结）；直肠触诊或腹水检查有助于诊断腹膜转移（Blumer's shelf）。记录体质指数。

（2）术前影像学检查：胸片、B 超、增强 CT（3D 重建）、MRI、血管造影（已很少用），正电子发射计算机体层成像（positron emission tomography and computed tomography，PET/CT）检查。

（3）术前内镜检查：内镜逆行胰胆管造影（endoscopic retrograde cholangiopancreatography，ERCP）、十二指肠镜、超声内镜。

术前应用高质量影像学检查评估原发肿瘤与肠系膜血管的关系，以及有无远处转移。不主张依靠术中探查评估局部肿瘤可切除性的传统方法。

2. 术前组织学诊断方法　CT 或超声内镜穿刺活检；胃镜检查可行十二指肠乳头活检术；内镜逆行胰胆管造影术和 / 或活检；胆管脱落细胞学检查；Spyglass 检查及活检术。

3. 禁忌证　绝对禁忌证：远处转移，如肝和肺转移、锁骨上或脐静脉淋巴结转移、腹膜转移等。相对禁忌证：局部深度浸润（区域淋巴结转移，胰腺外肿瘤浸润，肠系膜上动脉局部受累）等，可选择术前新辅助化疗或转化治疗后评估。

4. 术前无法得到组织学诊断，手术探查指征：对于壶腹部周围肿瘤，实施胰十二指肠切除术术前或术中获取病理诊断并非必需。一方面，由于解剖位置特殊，如胆管下端癌术前获取病理诊断非常困难；另一方面，超声内镜 / 胰胆镜或 CT 引导下穿刺活检，尤其逆行胰胆管造影、活检术可能引起急性胰腺炎、出血、胰瘘、穿孔等并发症，严重者使患者丧失手术机会，并可能造成腹膜肿瘤种植转移。以下情况，建议直接限期手术。

（1）腹部 B 超、腹部 CT、MRI 或 ERCP 明确壶腹部周围占位性病变，伴有明显的肝外胆管或胰管扩张。

（2）腹部 B 超、腹部 CT、MRI 或 ERCP 明确壶腹部周围占位性病变，肝外胆管或胰管未明显扩张，IgG4 检查排除自身免疫性胰腺炎的情况下，也应手术探查。

（3）如果患者有慢性胰腺炎病史，PET 扫描有助于鉴别局部慢性胰腺炎和胰腺癌；如果没有 PET 扫描，则需要根据病史、查体、肿瘤标志物、内镜和放射影像学检查结果综合分析。肿块性胰腺炎伴有黄疸或胰管扩张，或者难以与胰腺癌鉴别时也应手术探查。

对于术前与慢性胰腺炎无法鉴别的胰头占位性病变，没有获得病理学诊断，建议术中经十二指肠穿刺活检。

二、胰腺癌术前影像学检查可切除性评估

胰腺癌的可切除性评估主要基于影像学检查，目前胰腺薄层增强 CT 扫描是评估胰腺癌可切除性的最佳影像学手段，它能够对重要血管进行三维重建，更清晰地显示肿瘤与血管之间的关系。采用螺旋 CT 三维重建技术将胰腺癌术前可切除性评估的准确率提高至 90% 以上，已取代了血管造影等有创检查。

（一）血管受侵分级标准（CT Loyer 分级标准）

A 型：低密度肿瘤和 / 或正常胰腺与邻近血管之间有脂肪间隙。

B 型：低密度肿瘤和血管之间有正常胰腺组织。

C 型：低密度肿瘤和血管之间有凸面点状接触。

D 型：低密度肿瘤和血管之间有凹面接触，或者部分包绕。

E 型：低密度肿瘤完全包绕邻近血管，但尚未造成管腔变化。

F 型：低密度肿瘤阻塞血管或浸润血管致使管腔狭窄。

A、B：可切除；C、D：可能切除；E、F：不可切除。

（二）胰头癌可能切除的概念

2008 年，美国肝胰胆协会（American Hepato-Pancreato-Biliary Association，AHPBA）提出了"临界可切除（borderline resectable）"胰腺癌的新概念。2009 版美国国立综合癌症网络（National Comprehensive Cancer Network，NCCN）指南将其定义为：①单侧或双侧肠系膜上静脉（SMV）/门静脉（PV）受累；②肿瘤紧贴肠系膜上动脉（SMA），范围 <180°；③肿瘤紧邻或包绕肝动脉，但可切除后重建；④短距离 SMV 阻塞，但可切除后重建。对于此期肿瘤的治疗模式目前已倾向于先行新辅助治疗后再手术切除，但仍需开展多中心前瞻性随机对照研究。

1. 可以切除

（1）无远处转移。

（2）腹腔干和肠系膜上动脉周围脂肪清晰光整（图 4-1）。

（3）肠系膜上静脉、门静脉通畅。

2. 不可切除

（1）远处转移（包括腹腔干或和腹主动脉）。

（2）SMA、腹腔干包绕（图 4-2）。

（3）SMV/PV 闭塞。

（4）主动脉、下腔静脉的侵犯或包绕。

（5）横结肠系膜以下的 SMV 侵犯。

3. 临界可切除

（1）单纯的 SMV/PV 侵犯。

（2）肿瘤邻近 SMA（图 4-3）。

（3）肿瘤包绕胃十二指肠动脉。

（4）肿瘤单纯包绕下腔静脉。

（5）肠系膜上静脉闭塞，但近端和远端的静脉通畅。

（6）邻近结肠和结肠系膜侵犯。

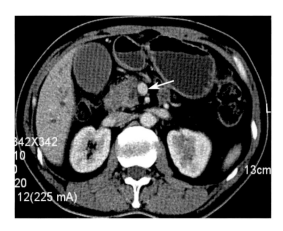

图 4-1　肿瘤可切除：CT 见 SMV 与肿瘤间隙清楚

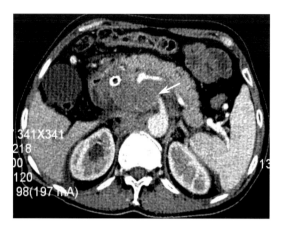
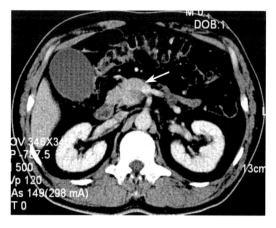

图 4-2 肿瘤不可切除:CT 见肿瘤包绕 SMA 及腹腔干

图 4-3 肿瘤可能切除:CT 见肿瘤紧贴 SMV,绕周小于 180°

三、分子生物学特性评估

既往胰腺癌的可切除性评估主要基于影像学检查,实施解剖学 R_0 切除,但部分患者术后 1 年内,甚至 6 个月内出现局部复发或远处转移,显著影响患者远期生存。随着功能影像学和基因组测序等技术的发展,以及对生存期、预后因素和新辅助治疗的研究进展,术前对壶腹周围癌,尤其胰头癌的生物学特性评估有助于筛选手术获益患者,对高危复发可切除、临界可切除建议行新辅助治疗,对局部晚期实施转化治疗,有利于提高壶腹周围癌根治性切除后的远期生存率。评估方法:①症状与体征,腹痛、背痛、腹泻、体重下降明显的患者,建议行新辅助治疗;②传统影像学及三维重建技术,有助于精准评估肿瘤与血管、邻近组织和器官的关系,对临界可切除或局部晚期(包括局部淋巴结转移)的患者建议行新辅助治疗或转化治疗;③功能影像学,如 PET/CT 或 PET/MR,与传统影像学技术相比,有助于发现根治性切除术区域以外的淋巴结转移,根据代谢值可判别肿瘤生物学特性;④肿瘤标志物,如术前 CA19-9、CEA、CA12-5 等肿瘤标志物过高的患者,建议行新辅助治疗;⑤病理学及基因组测序,肿瘤穿刺组织行病理学及免疫组化、基因组测序,对分化程度差、存在预后差的基因突变的患者建议行新辅助治疗;⑥液态活检技术,如循环肿瘤细胞(circulating tumor cell,CTC)、循环肿瘤 DNA(circulating tumor DNA,ctDNA)、循环非编码 RNA(circulating non-coding RNA)及肿瘤外泌体(exosome)检测,这些检测技术在临床上可抽检患者血、尿及胸腔积液、腹水等体液,通过定量测定与肿瘤相关的蛋白质、DNA、RNA 等物质的表达变化,有助于评估肿瘤生物学特性。

总之,对壶腹部周围恶性肿瘤的术前评估已经从既往单纯依靠影像学技术转变到影像学技术结合生物学特性的评估,对易复发和易转移的患者建议行新辅助治疗或转化治疗,从而减少术后早期复发和转移,有利于延长壶腹周围癌根治性切除后的生存期。

第二节 术前准备和处理

一、常规术前检查

1. 血常规、血型、出、凝血时间,血型和交叉配血,血生化全套(肝肾功能、电解质),血肿瘤标志物,传染性疾病筛查(乙肝、丙肝、艾滋病、梅毒),大便常规、小便常规。

2. 心肺功能检查:心电图,胸片。对有心肺疾病史或年龄 >60 岁的患者,建议行 24 小时动态心电图、心脏超声、肺功能检查(无法配合的患者可做血气分析);有冠心病史者,建议行心脏冠状动脉 CT 检查。年龄 >60 岁的男性患者,应行前列腺检查,确定前列腺增生程度。

3. 行腹部 B 超、腹部增强 CT、MRCP 检查,评估病灶大小、位置、毗邻关系,局部淋巴结是否转移,以及病灶与 PV、SMV、腹腔干和 SMA 的关系;评估有无变异的肝右动脉、肝总动脉、肝管和胆囊管,肝总管直径,以及胰管的大小和位置。

4. 对 CT 或 B 超检查可疑肝转移的患者需行肝脏 MRI 增强检查;胸片检查发现肺部有可疑结节者,行肺部 CT 检查;可疑有远处转移的患者,有条件的医院应行 PET/CT 检查。

二、术前病理学检查

结合病史、体检及常规影像学检查结果,临床诊断为十二指肠肿瘤、壶腹肿瘤者,可行胃镜或胰胆镜检查,并对病灶进行活检,获得病理诊断;对 CT、MRI 检查可疑壶腹部周围肿瘤或壶腹部周围囊实性病变、交界性可切除胰头癌者,有条件的医院可选择性行超声内镜检查术(endoscopic ultrasonography,EUS)、管腔内超声检查术(intraductal ultrasonography,IDUS)、Spyglass 等,并结合细针穿刺活检、细胞刷等多种手段获得病理诊断。结合病史、体检、辅助检查等结果,临床诊断为壶腹部周围肿瘤,术前病理并非必需,如患者有胰管或胆管的明显扩张或伴梗阻性黄疸,术前 CT、MRI 或 EUS 报告壶腹部周围占位性病变(如胰头部占位、胆总管下端占位、壶腹部占位等),术前有时很难获得病理结果,并且穿刺活检可能并发急性胰腺炎、出血、胰瘘、十二指肠穿孔、肿瘤种植转移等并发症,因此可直接行 PD。

三、心理评估

术前对患者及家属进行心理辅导和手术宣教,提高患者对整个治疗过程的依从性,有助于缓解患者对麻醉和手术的紧张和焦虑的情绪,理解术后早期活动、疼痛控制、早期进食、呼吸锻炼对康复的意义。

四、呼吸道准备

应用呼吸锻炼器或吹气球法进行深呼吸锻炼,术前 2 周停止吸烟。老年气管炎患者行术前雾化、预防性抗生素治疗等。

五、肠道准备

遵循快速康复理念,一般不需要特别肠道准备,建议麻醉诱导前 6 小时禁食固体食物,2 小时前进食一定量的清流质,包括肠内营养制剂、葡萄糖水、碳酸饮料、茶水等,不会增加胃潴留、吸入性肺炎等风险,并能减少患者饥渴感、减轻焦虑,降低术后胰岛素抵抗。对于术前存在便秘的患者,或局部进展期胰头癌、术中可能因肿瘤侵犯结肠系膜需联合部分结肠切除的患者,建议术前一天进行肠道准备,预防性口服应用肠道内抗生素,为术中明确肿瘤浸润结肠系膜或结肠可能切除部分结肠做准备,但术前需要补充水和电解质。

六、术前合并症处理

(一) 术前重度阻塞性黄疸

1. 黄疸的病理生理　持续性、进行性的梗阻性黄疸将导致以肝功能损伤为主要损伤的一系列器官功能障碍。高胆红素血症、胆道高压所致的肝细胞损伤、维生素 K_1 吸收障碍将引起凝血功能障碍、肾功能和心功能不全,甚至心力衰竭。胆红素与胆盐不能入肠将导致肠道屏障功能下降、肠道细菌易位,可以引起门静脉及全身性内毒素血症、继发感染,甚至感染性休克、多器官功能障碍。内毒素、细菌易位及炎症级联反应引起相关细胞因子释放,降低细胞免疫及患者营养状态,从而降低患者免疫力,增加围手术期并发症发生率,如术后易发生肝功能衰竭、应激性溃疡、吻合口漏、腹腔感染等严重并发症;依赖维生素 K_1 的凝血因子(凝血酶原,凝血因子Ⅶ、Ⅸ、Ⅹ)合成障碍可导致手术时纤维蛋白溶解、术野渗血;术后急性肾衰竭的发生率与手术前胆红素水平正相关,Braasch 报道一组患者,当血清胆红素水平 >340mol/L(20mg/dl)时,手术后肾衰竭的发生率高达 9.0%。

2. 术前减黄的利弊

（1）利：①术前减黄可降低胆道压力，降低血清胆红素浓度，有利于肝功能的恢复，凝血功能的改善；②理论上，胆道压力降低可降低部分患者胆管炎的发生率；③内引流解除胆道梗阻，使胆汁恢复正常肠肝循环；④胆盐及免疫球蛋白进入肠道，改善肠道微生态，减轻内毒素血症，提高细胞因子介导的免疫应答；⑤改善肠道吸收功能，改善患者营养状态，促进患者围手术期康复；⑥对于行术前新辅助化疗的患者，有效的减黄措施可以减轻化疗带来的肝脏毒性。

（2）弊：①引流操作可能引起并发症。减黄按胆道引流方式，可分为内引流和外引流。内引流主要包括内镜胆管支架放置术（endoscopic retrograde biliary drainage，ERBD），其操作复杂，有一定失败率，同时有发生胰腺炎、十二指肠穿孔、逆行胆道感染伴发肝脓肿等并发症的可能，从而使极少数患者错过手术时机。因支架材料不同，ERBD 可分为塑料支架置入及金属支架置入。塑料支架价格相对便宜，但使用超过2 个月后，其闭塞的风险大大增加；金属支架往往有更长的使用期限，但价格昂贵，也可造成胆管壁的反复溃疡而使胆管近侧发生再狭窄。此外，所有置入的支架均有移位、再堵塞可能，反复多次胆管引流给患者带来额外的经济负担。外引流包括内镜鼻胆管引流术（endoscopic nasobiliary drainage，ENBD）、经皮经肝穿刺置管胆道引流（percutaneous transhepatic cholangial drainage，PTCD）。ENBD 操作复杂，有一定失败率，同时有发生胰腺炎、十二指肠穿孔等内镜并发症可能；PTCD 可能并发出血、胆漏、针道肿瘤种植转移可能。②可能并发逆行性胆管炎，进而加重黄疸、肝功能损害；术前减黄是胆汁污染的重要危险因素，与术中胆汁细菌培养阳性率成正相关。据统计，术前减黄患者，术中胆汁培养阳性率较未减黄者高（54%~88% vs. 7%~21%），且术后腹腔感染、切口感染与术中胆汁培养细菌相同率分别为 100% 和 69%。③放置的引流管、支架刺激使胆管周围组织发生炎性粘连、微血管增生，进而增加手术难度和出血量，延长手术时间；减黄还延长了患者手术等待时间，使少数患者延误手术时机。

3. 术前减黄的争议　鉴于目前临床研究结果和笔者的临床经验，大多数学者不主张对黄疸患者进行常规术前减黄，而是根据患者全身情况和黄疸的严重程度有选择地进行术前减黄。即患者一般情况差（如高龄 >80 岁、白蛋白 <30g/L、急性胆管炎、需要新辅助化疗）、暂时不适合手术或部分重度以上黄疸（血清胆红素水平 >340mol/L）应行术前减黄；对一般情况好、轻中度黄疸术前不需要减黄。笔者的经验是，术前需要减黄者首选 PTCD 减黄。对术前有黄疸而未减黄的患者，术中进行胆囊穿刺或切开减压，即用电钩将胆囊底部切开，用吸引器吸尽胆汁，温盐水冲洗，而后进行手术操作。对于胰头癌引起的黄疸，若血清胆红素水平 >200mol/L，笔者建议术前减黄，因为胰头癌清扫范围广，术中容易引起广泛渗血。

4. 术前减黄时间及手术时机　至今没有具体的标准减黄时间。有研究表明，长时间的胆管引流（≥2 周）患者，胆管引流相关并发症的发生率显著高于短期胆管引流者（<2 周）（25.9% vs 9.1%）。田伏洲提出总胆红素每周递减可作为手术时机选择的一个标准，当减黄后连续 2 周递减 30% 以上，即可实施手术。总胆红素下降快，往往说明肝功能良好，肝损伤轻，可以较好地耐受手术。

5. 处理

（1）术前补充维生素 K_1，口服胆盐制剂和肠道抗生素，补充血容量。

（2）可选择 ENBD、ERBD、B 超或 CT 引导下 PTCD 减黄；对于肝内胆管无明显扩张的患者，可以选择经皮肝穿刺胆囊造瘘术。笔者建议首选 PTCD 或经皮肝穿刺胆囊造瘘术减黄，并发症少见，不会引起局部炎症反应而增加手术困难；胆总管中、下端的梗阻，穿刺不会引起肿瘤种植。

PTCD 少见并发症：出血、感染、胆汁性腹膜炎等。

PTCD 外引流的胆汁需过滤并加热后口服或经鼻肠管（胃管）肠内 / 胃内回输，可加快减黄速度，显著改善肝功能。

ENBD、ERCP 虽可明确病变位置，同时进行细胞学或组织学检查，但易并发逆行胆道感染，重则并发多发肝脓肿；ERCP 可并发十二指肠穿孔、急性胰腺炎等严重并发症，延误甚至丧失手术时机。

（二）营养不良

1. 营养不良者术后易发生胰瘘、吻合口瘘、感染等致命并发症。合理的术前营养支持可有效改善患者营养情况，提高机体免疫力，降低术后并发症发生率和病死率。

2. 营养支持方法：肠内营养和 / 或肠外营养 7~15 天，将白蛋白维持在 35g/L 以上。营养支持期间患者应进行适当的体力锻炼，有利于能量转化。

（三）糖尿病

血糖过高，不仅影响切口、吻合口的愈合，而且可能导致腹腔严重感染、出血，使胰瘘、吻合口瘘的发生率明显升高。围手术期血糖应控制在 6.1~10.0mmol/L，尿糖 +~++。方法：①心理辅导，避免术后精神过度紧张而导致交感神经兴奋，从而引起血中儿茶酚胺等抗胰岛素的激素增多，使血糖难以控制；②内分泌科会诊；③饮食指导。

（四）其他术前合并症

对合并心、脑、肺、肾等疾病的患者，尤其老年患者，术前应进行系统全面的检查及评估，可组织麻醉科及相关专科进行多学科联合诊疗（multi-disciplinary treatment，MDT）。美国麻醉医师协会（American Society of Anesthesiologists，ASA）术前麻醉分级见表 4-1。

表 4-1　美国麻醉医师协会（ASA）术前麻醉分级

分级	标准	围手术期病死率 /%
Ⅰ级	正常健康人。无器官、生理、生化或精神系统紊乱	0.06~0.08
Ⅱ级	有轻微系统性疾病，机体代偿功能良好	0.27~0.40
Ⅲ级	有严重系统性疾病，日常活动受限，但未丧失工作能力，尚在代偿范围内	1.82~4.30
Ⅳ级	有严重系统性疾病，已丧失工作能力，机体代偿功能不全	7.80~23.0
Ⅴ级	病情危急，难以维持生命的濒死患者	9.40~50.7
Ⅵ级	确证为脑死亡，其器官拟用于器官移植手术	/

注：如系急诊手术，在评定上述某级前标注"急"或"E"。

第三节　腹腔镜术中探查与局部肿瘤可切除性再次评估

现代高质量的术前影像学检查可以精准评估壶腹周围癌与 SMA、肠系膜上静脉 - 门静脉（superior mesenteric-portal vein，SMPV）的关系，从而替代既往依赖术中探查才能确定肿瘤是否能够切除。目前术中探查的重点是：①对于计划开腹或腹腔镜壶腹周围癌根治术的患者，强调应用腹腔镜探查有无肝、腹腔、盆腔微小转移灶及肠系膜根部是否受侵犯，因为即使术前行 PET/CT 检查也难以准确发现有无微小转移灶。②对术前无法确定胰头病变性质的患者，术中经十二指肠用 Tru-cut 针穿刺活检可确诊胰头恶性病变。穿刺后应用 Prolene 线缝合。③计划行开腹胰头癌根治术的患者，建议行腹腔镜探查，可明确术前影像学检查（包括 PET/CT）无法判断的腹膜、肠系膜等种植转移和肝微小转移灶，减少不必要的剖腹探查。

第四节　胰腺癌术后标准化病理检查

一、既往胰头癌术后病理检查存在的问题

1. 既往胰头癌胰十二指肠切除标本取材普遍缺乏统一标准，导致 R_1 切除被误判为 R_0 切除。如德国海德堡大学以标准化病理分析 111 例胰十二指肠切除标本切缘，R_1 切除率高达 76%，以传统病理检测技术（非标准化）分析 188 例胰十二指肠切除标本切缘，R_1 切除率为 14%。

2. 单纯依据术者肉眼判断切缘，证据不充分，由此推测所谓 R_0 切除实际上可能是 R_1 切除。

因此，既往检测方法未能客观反映标本切缘的真实状况，潜在的未被发现的 R_1 切除可能构成了临床上胰腺癌术后局部高复发率的原因之一。重新定义及规范标本切缘和病理检查方法势在必行。

二、胰腺癌标准化病理检查方法

近年来,欧洲学者提倡标准化病理检查,即外科医师对切除标本的胰颈部、SMV/PV 沟、SMA 右侧及钩突后侧切缘以不同染料标记,使病理医师区分出各切缘,进行取材镜检;还提倡,于十二指肠降部垂直水平完整、连续取材,制成大切片以检测各切缘状况。Verbeke 等以标准化方法检测胰头癌标本,发现 R_1 切除率为 85%,而既往普通方法检测 R_1 切除率仅 53%(图 4-4、图 4-5)。

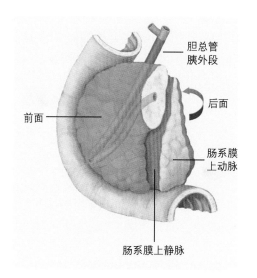

图 4-4 胰腺癌标准化病理检查切缘

粉红.胰头前方;墨绿.SMV 切迹切缘;黄.胰腺钩突系膜(SMA 右侧)切缘;后面.胰头后腹膜切缘;草绿.胆管切缘;灰白.胰颈断端切缘。

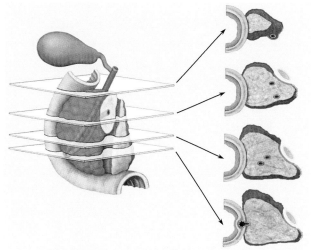

图 4-5 胰十二指肠切除术标准化病理检查切缘

第五节 术后管理

一、非药物性管理

1. 术后应严密监测患者生命体征及 24 小时液体进出量、监测血糖 重点检查:皮肤弹性、黄疸、腹部体征及腹部切口、肠鸣音等。鼓励患者深呼吸、咳嗽、咳痰,有效预防肺部感染。防治术后肺炎、肺不张的有效方法是术前、术后应用肺功能锻炼器或吹气球进行呼吸锻炼。患者应在护士或家属的帮助下进行四肢被动活动,预防下肢深静脉血栓形成。术后 24 小时后,患者应主动在床上活动或下床活动。

2. 保持腹腔引流通畅 笔者中心术中常规在胰肠吻合口后方、胆肠吻合口前方各放置腹腔引流管一根,若为术后胰瘘高危患者,胆肠吻合口前方应放置双套负压冲洗引流管一根(可自己制作)。术后密切观察引流液的量、色。术中放置腹腔引流管常是预防性引流,其主要目的是:①引流腹腔或手术区域的积液,如冲洗残余积液、胆汁、血液、胰液等,防止继发感染;②便于发现腹腔内活动性出血,是胃肠、胆肠和胰肠/胰胃吻合口漏发生的观察口之一;③动态检测腹腔引流液淀粉酶、胆红素含量、乳糜试验,协助诊断胰瘘、胆瘘、乳糜漏等,从而采取引流等措施避免严重后果;④引流液进行细菌和真菌培养,指导抗生素应用。

对术后腹腔引流液淀粉酶 >5 000U/L 者,建议双套管 24 小时温生理盐水持续负压冲洗,速度为 50~100ml/h,计算冲洗进出量,必须保持正平衡,即出量多于冲洗量,否则应暂停冲洗。一般冲洗 2 周左右,等待瘘管形成,这是预防生化漏级为 B 级瘘、B 级瘘升级为 C 级胰瘘和腹腔感染的有效方法。

引流管护理:定期更换引流袋、消毒,避免扭曲,稳妥固定于床架避免滑脱。

拔管指征:胰腺术后不放置腹腔引流管或术后长时间放置腹腔引流管均可能增加术后并发症发生率。腹腔放置引流管的数量应根据术中情况,以及医院条件(如术后经皮穿刺放置引流管技术是否成熟等)决定,笔者中心一般分别在胰肠吻合口后方、胆肠吻合口前方各放置一条引流管。术后腹腔引流管以尽早拔除为好。笔者中心拔管标准:单根引流管的引流液量≤100ml/d,引流液淀粉酶含量≤2 000U/L,并呈逐步下降趋势,就可以拔除腹腔引流管。一般术后 5~10 天拔除。

保持导尿管通畅,患者主诉下腹胀,导尿管无尿液时,应注意导尿管是否堵塞。应触诊患者下腹部,判断膀胱是否充盈,冲洗导尿管。患者术前无前列腺增生,术后能自行排尿时,尽早拔除导尿管。

3. 术后是否留置胃管仍有争议 笔者中心术中常规放置胃管和鼻肠、空肠造瘘营养管,对年老、营养情况差的患者,术后行胃管负压吸引可避免术后误吸;对胰腺质地软的患者,可减少胰液分泌量。术后 1天,可经鼻肠管给予肠内营养,逐渐增量。对术后胃肠道造影确诊无胃潴留的患者,可尽早拔除胃管。

4. 监测指标 血常规、出凝血时间、C 反应蛋白、肝肾功能、电解质、血糖、血淀粉酶等。同步检测(术后 1 天、3 天、5 天、7 天)血和腹腔引流液的淀粉酶和胆红素。已拔除腹腔引流管的患者除外。

5. 饮食与营养支持 由于肿瘤、糖尿病、巨大的手术创伤和手术应激反应,术后应加强营养支持。方法:①全肠外营养(total parenteral nutrition,TPN):术后 3 天内可应用肠外营养。应避免长时间应用 TPN导致糖代谢紊乱、肝功能损害、导管感染、菌群移位等并发症。②肠内营养(enteral nutrition,EN):术后 24小时后可开始应用肠内营养,并逐渐增加肠内营养量,停止肠外营养。为提高患者对肠内营养的适应度,用量应逐日增加,输注速度缓慢均匀,同时加温为宜。对于年老、术前营养情况差或心、肺、肝功能损害的患者,术中应预防性放置肠内营养管(鼻肠管或空肠造瘘)。

对于术后发生胃潴留、吻合口瘘、胰瘘不需要手术但不能进食的患者,术中又无预防性放置肠内营养管者,可行胃镜下或 X 线引导下放置鼻肠管。

一般术后 1 天可进水,根据患者肠功能恢复情况确定进食时间,排除胃潴留后尽早进流质饮食或半流质饮食。

6. 术后常规影像学检查 即使患者术后没有临床症状,术后 5~7 天应主动行腹部增强 CT、胸腔 B 超、肺 CT 平扫,排除胸腔积液、腹水。若有胸腔积液、腹水,应预防性穿刺引流或调整引流管位置。对伴有胰瘘者,应建立有效的持续灌洗和引流。

7. 术后早期活动 术后早期活动非常重要,可以减少术后早期肠梗阻的发生,促进胃肠功能的恢复,降低下肢深静脉血栓的形成风险,降低术后肺部并发症的发生率。

二、术后用药

1. 控制性输液,保持水、电解质、酸碱平衡 维持血压在正常范围,将中心静脉压控制在 5~10cmH$_2$O。晶体液补充建议少使用含氯的乳酸钠、乳酸林格液等。除补充适量胶体液外,可分次少量输注新鲜血浆或白蛋白,保持血白蛋白水平 3.5g/dl 以上,避免吻合口水肿影响愈合。

2. 预防性和治疗性应用抗生素 预防性应用抗生素一般选用二代头孢,术后用药时间不超过 72 小时。以下情况需治疗性应用抗生素:①免疫功能低下,白细胞 <3.0×10^9/L;②术前已有明确感染,如肺部感染、胆道感染经治疗后手术的患者;③有感染迹象的患者,如术后血常规示白细胞 >10×10^9/L 或白细胞、C 反应蛋白检测持续升高的患者;④术后患者体温 >38.5℃;⑤腹部 B 超、CT 提示有片状腹水,无法引流,患者除体温、白细胞计数偏高外,无其他症状。治疗性抗生素一般选用三代头孢或碳青霉烯类,并留取引流液、痰液、血液、尿液等进行细菌培养。

3. 有效控制血糖 术后血糖过高,不仅影响切口、吻合口的愈合,而且可能导致腹腔严重感染、出血,使胰瘘、吻合口瘘的发生率明显升高。围手术期血糖应控制在 6.1~10.0mmol/L。避免过于激进的血糖控制策略,避免低血糖发生。方法:①心理辅导,避免术后精神过度紧张而导致的交感神经兴奋,从而引起血中儿茶酚胺等抗胰岛素激素分泌增多,使血糖难以控制;②术前避免长时间禁食禁饮,避免机械化肠道准备,优化液体平衡,避免阿片类药物使用,有效镇痛以降低机体应激;③可应用胰岛素泵(短效胰岛素每小时不超过6U,避免血糖快速降低导致低血糖),血糖降至13~15mmol/L,应停止胰岛素泵的使用,改用皮下注射胰岛素,已进食的患者可口服降糖药治疗;④全胰切除术后患者或难以控制的高血糖患者,应请内分泌科专家会诊;⑤饮食指导。

4. 术后止血药和抗凝血药　只要患者凝血功能正常,一般不使用止血药和抗凝血药。术后预防性抗凝治疗:对于高凝状态、门静脉/肠系膜上静脉切除人工血管重建、长期卧床患者可预防性应用。方法:低分子肝素钙2 500~5 000U皮下注射,每天1~2次,以预防血栓,并监测出、凝血时间。

5. 质子泵抑制剂和西咪替丁类制酸剂　用于预防应激性溃疡,恢复饮食或使用肠内营养的患者应尽早停用。

6. 生长抑素(奥曲肽)　常规预防性应用生长抑素仍存争议。胰腺质地软的患者或术后腹腔引流液淀粉酶检测显著高于血清淀粉酶,且动态检测无下降的患者应用,可能受益。术后5天预防应用奥曲肽,前2天可用微泵静脉注射,后3天便于患者下床活动,可皮下注射,每天2次,明确胰瘘患者应延长应用。

7. 术后镇痛　术后疼痛是机体受到手术刺激后出现的生理、心理和行为上的一系列反应。术后疼痛不能有效控制,可导致患者不能有效咳嗽、下床活动等,增加相关并发症发生率,延长住院时间。相对于传统开腹大切口手术,腹腔镜手术后患者的疼痛显著减轻,但仍需要进行预防性镇痛治疗。选择多模式镇痛可以有效控制患者的术后疼痛。可选择的镇痛方式包括:患者自控镇痛(patient controlled analgesia,PCA)、硬膜外镇痛、切口局部浸润镇痛(皮肤切开前切口皮下注射长效局部麻醉药)、口服药物镇痛、心理安慰等。

8. 外分泌功能不足　对于全胰切除术后患者、并发慢性胰腺炎的部分胰腺切除术(胰十二指肠切除术、胰腺中段切除术、胰腺体尾切除术等)患者,应及时补充胰酶肠溶胶囊,预防患者因胰腺外分泌功能不足导致长期腹泻、菌群失调、肝脂肪变性等严重并发症。

9. 预防性抗血栓治疗　应在术前对患者进行静脉血栓栓塞(venous thromboembolism,VTE)风险评估,根据风险高低采取相应措施预防VTE的发生。如对中低危患者,术中、术后给予机械预防性抗栓,以间歇性充气加压装置为佳;对于高危或极高危患者,可联合应用机械预防性抗栓和低分子肝素(low molecular weight heparin,LMWH)预防性抗凝治疗,一般每天2 500~5 000U LMWH皮下注射(根据体重)。抗凝治疗需开始于术前2~12小时,术后抗凝治疗需持续至出院。抗凝治疗需要动态监测出、凝血时间。

术前长期口服抗凝血药的患者,需在围手术期进行LMWH替代治疗。LMWH治疗期间及结束后12小时避免行椎管内置管操作。

三、联合PV-SMV切除重建的术后特殊管理

(一) 术后是否常规预防性抗凝治疗

1. 移植人造血管需行预防性抗凝治疗,低分子肝素钙2 500~5 000U皮下注射(根据体重),每天1~2次,以预防血栓形成,并监测出、凝血时间。

2. 自体血管重建后原则上不行预防性抗凝治疗,或行低剂量预防性抗凝治疗,一般建议低分子肝素钙2 500~5 000U皮下注射,每天1~2次。体重轻者或肝功能不全者建议减量。

3. 对预防性或治疗性抗凝的患者,务必每天检查出、凝血时间,避免出血。

(二) 血管吻合口栓塞

1. 术后第一天起进行血管多普勒超声检查,重点检查吻合血管的流量及流速。若患者的凝血功能好,无出血倾向,可给予低分子右旋糖酐每24小时500ml,静脉滴注。术后1周行腹部CT血管重建,查看吻合口情况。

2. 一旦发生栓塞,应尽早给予溶栓及抗凝治疗:右旋糖酐500ml+尿激酶75万U/24h,静脉滴注,同时给予低分子肝素1支,皮下注射,每日2次。体重轻者或肝功能不全者建议减量。务必每天检查出、凝血时间,避免出血。

3. 早期吻合口栓塞溶栓治疗无效时,若出现肠道淤血、腹膜炎症状,应行急诊手术,重建吻合口。

4. 晚期出现的吻合口栓塞,若肠道血供回流好,侧支已形成,可继续随访。

四、出院标准

患者出院标准除考虑医疗因素外，还需考虑患者当地的医疗条件、路途的远近及交通等因素，从医疗因素而言，达到如下标准可以考虑出院。

1. 无胸闷、气急、腹痛、呕吐，无发热或有低热等症状。
2. 能进半流质或固体食物，胃纳好；患者能独自下床活动，自主排便。
3. 术前有黄疸患者，术后血胆红素水平持续下降。
4. 术后腹部超声或 CT 复查腹腔、盆腔无明显积液，无明显胸腔积液。
5. 切口愈合良好。有 B 级胰瘘或生化漏的患者，可带腹腔引流管出院。

参考文献

［1］ KATZ M H，PISTERS P W，EVANS D B，et al. Borderline resectable pancreatic cancer：the importance of this emerging stage of disease［J］. J Am Coll Surg，2008，206（5）：833-846.

［2］ VARADHACHARY G R，TAMM E P，ABBRUZZESE J L，et al. Borderline resectable pancreatic cancer：definitions，management，and role of preoperative therapy［J］. Ann Surg Oncol，2006，13（8）：1035-1046.

［3］ ESPOSITO I，KLEEFF J，BERGMANN F，et al. Most pancreatic cancer resections are R1 resections［J］. Ann Surg Oncol，2008，15（6）：1651-1660.

［4］ VERBEKE C S. Resection margins in pancreatic cancer［J］. Pathology，2013，34（Suppl 2）：241-247.

［5］ VAN DER GAAG N A，RAUWS E A，VAN EIJCK C H，et al. Preoperative biliary drainage for cancer of the head of the pancreas［J］. N Engl J Med，2010，362（2）：129-137.

［6］ LIMONGELLI P，PAI M，BANSI D，et al. Correlation between preoperative biliary drainage，bile duct contamination，and postoperative outcomes for pancreatic surgery［J］. Surgery，2007，142（3）：313-318.

［7］ SOHN T A，YEO C J，CAMERON J L，et al. Do preoperative biliary stents increase postpancreaticoduodenectomy complications？［J］. J Gastrointest Surg，2000，4（3）：258-267.

［8］ SEWNATH M E，BIRJMOHUN R S，RAUWS E A，et al. The effect of preoperative biliary drainage on postoperative complications after pancreaticoduodenectomy［J］. J Am Coll Surg，2001，192（6）：726-734.

［9］ SEWNATH M E，KARSTEN T M，PRINS M H，et al. A meta-analysis on the efficacy of preoperative biliary drainage for tumors causing obstructive jaundice［J］. Ann Surg，2002，236（1）：17-27.

［10］ 田伏洲，石力，汤礼军，等. 恶性梗阻性黄疸手术时机探讨［J］. 中国实用外科杂志，2007，27（10）：802-804.

［11］ ADAMS M A，ANDERSON M A，MYLES J D，et al. Self-expanding metal stents（SEMS）provide superior outcomes compared to plastic stents for pancreatic cancer patients undergoing neoadjuvant therapy［J］. J Gastrointest Oncol，2012，3（4）：309-313.

［12］ VAN DER GAAG N A，KLOEK J J，DE CASTRO S M，et al. Preoperative biliary drainage in patients with obstructive jaundice：history and current status［J］. J Gastrointest Surg，2009，13（4）：814-820.

［13］ 洪德飞，彭淑牗. 腹腔镜肝胆胰脾外科手术操作与技巧［M］. 北京：人民卫生出版社，2008：134-138.

［14］ SHAILEH V S，HELMUT F，MARKUS W B. 胰腺肿瘤外科学［M］. 王春友，译. 北京：人民卫生出版社，2011.

［15］ 沈魁，钟守先，张圣道. 胰腺外科［M］. 北京：人民卫生出版社，2000.

［16］ MASATOSHI M，WATARU K. 胰脾外科要点与盲点［M］. 董家鸿，译. 北京：人民卫生出版社，2010.

［17］ STEPHEN R T EVANS. 外科失误和处理的预防［M］. 李非，译. 北京：北京大学医学出版社，2012.

［18］ SON J H，KIM J，LEE S H，et al. The optimal duration of preoprerative biliary drainage for periampullary tumors that cause severe obstructive jaundice［J］. Am J Surg，2013，206（1）：40-46.

［19］ 中华医学会外科学分会胰腺外科学组，中国研究型医院学会胰腺病专业委员会，中华外科杂志编辑部. 胰腺术后外科常见并发症诊治及预防的专家共识（2017）［J］. 中华外科杂志，2017，55（5）：328-334.

［20］MCMILLAN M T,SOI S,ASBUN H J,et al. Risk-adjusted outcomes of clinically relevant pancreatic fistula following pancreatoduodenectomy：A model for performance evaluation［J］. Ann Surg,2016,264（2）:344-352.

［21］FABRICE M,BERTRAND S,SYLVAIN K,et al. Risk factors for mortality and intraabdominal complications after pancreaticoduodenectomy:multivariate analysis in 300 patients［J］. Surgery,2005,139（5）:591-598.

［22］洪德飞,刘亚辉,张宇华,等 . 腹腔镜胰十二指肠切除术 80 例疗效分析[J]. 中国实用外科杂志,2016,36(8):885-888+893.

第五章

消化道重建策略和技术

胰十二指肠切除术后胰瘘不可避免，力争避免的是 C 级胰瘘。在遵循胰消化道重建吻合口"四无"原则，即无缺血、无张力、无扭转、远端无梗阻的基础上，完成一个技术上满意的胰肠吻合是预防 C 级胰瘘的基础。在开腹、腹腔镜、机器人不同的手术技术平台，胰消化道重建技术和难度存在明显差异性。对于胰腺外科专家而言，根据不同的手术技术平台可以选择自己熟悉的、适合不同技术平台的胰消化道重建术式；对于初学者，应学习并掌握最安全、最简便的胰消化道重建术式，选择与自己技术相匹配的吻合术式。

在保证吻合口质量的前提下，如何选择合理的胰消化道重建术式，这是每个胰腺外科手术医师应该思考的问题。胰消化道重建最安全的标准是胰瘘、胆瘘、术后出血、腹腔感染等总体严重并发症发生率低，继而二次手术率低，术后 30 天内病死率低，而非单一评估胰瘘发生率。

胰腺导管对空肠黏膜吻合术是国际上最主流的胰消化道重建术式，这种主流术式一直沿用于腹腔镜和机器人下胰消化道重建，当主胰管直径 ≤3mm 时，腹腔镜下完成高质量的胰管对空肠黏膜吻合术是个巨大技术挑战；其次，即使外科手术机器人能够完成精细的胰肠吻合，但机器人辅助胰十二指肠切除术后胰瘘率并无显著降低，因此如何通过理念与技术创新，进一步提高胰腺导管对空肠黏膜吻合术的安全性和简便性，以适应腹腔镜胰腺外科的发展；同时深入研究胰肠吻合愈合机制，从愈合机制上预防 C 级胰瘘，降低 B 级胰瘘率。

针对国际主流的传统胰管对空肠黏膜吻合术，笔者通过动物实验研究观察其吻合口的动态愈合过程，以及临床观察胰十二指肠切除术后 1 年后胰体尾肿瘤患者，对其实施胰体尾切除术，拆除胰肠吻合口的过程研究分析：胰肠吻合口的愈合主要是通过胰腺残端与空肠浆肌层粘连性愈合形成瘘管的过程，于 2016 年 4 月笔者提出了胰肠吻合"瘘管愈合"学说，创建了"洪氏一针法"胰管对空肠黏膜吻合术，简称"I 型洪氏胰肠吻合术"，于 2017 年 1 月首次报告，被同行誉为"革命性的胰消化道重建理论和技术创新"。多中心前瞻性 1 033 例腹腔镜胰十二指肠切除、I 型洪氏胰肠吻合术研究结果表明：胰肠吻合重建平均时间约为 20 分钟，B 级胰瘘率 4.8%，C 级胰瘘率为 1.3%。目前国内普及应用超过 250 家医院。

2019 年笔者进一步完善了洪氏胰肠吻合术的理论和技术体系：当开腹手术主胰管直径 <6mm，或腹腔镜手术主胰管直径 <8mm，胰腺断端以"实质"为主时，实施 I 型洪氏胰肠吻合术；当开腹手术主胰管直径 ≥6mm，或腹腔镜手术主胰管直径 ≥8mm 时，胰腺断端以"口"为主时，实施胰腺胰管整层空肠全口吻合术，即 II 型洪氏胰肠吻合术。

洪氏胰肠吻合术由于重建技术简单，化解了传统复杂胰肠吻合术的技术风险，而且从胰肠吻合口愈合的机制上预防胰肠吻合口瘘，因此洪氏胰肠吻合术具有临床胰瘘率低，缝合简便、速度快，不受胰管直径大小的限制，学习曲线短，适合开腹、腹腔镜、机器人下操作等优点。笔者中心开腹、腹腔镜、机器人胰消化道重建一般都选用洪氏胰肠吻合术;对于无法找到主胰管(如胰腺中段切除术)的罕见情况下,选用捆绑式胰胃吻合术。

第一节　笔者胰肠/胰胃吻合术创新研究历程

一、捆绑式胰肠/胰胃吻合术的创建和临床应用

分析传统胰肠吻合术发生吻合口漏的主要原因:①各种吻合方法,无论缝合层数多少,在2针之间总存在间隙,都有可能成为富含胰液的肠内容物漏出的突破口;②缝合胰腺可造成细小胰管的撕裂而致胰液沿针眼外渗;③吻合口有张力。针对传统胰肠吻合方法潜在发生胰瘘的原因,彭淑牖等1996年创建了捆绑式胰肠吻合术(binding pancreaticojejunostomy,BPJ)。大宗病例和随机对照研究表明,BPJ胰肠吻合口漏的发生率约0.5%。

捆绑式胰肠吻合术获得了包括国家科技进步二等奖(2004年)在内的多项奖励。美国外科协会将"捆绑式胰肠吻合术"作为外科继续教育项目。现代胰腺外科奠基人德国Ulm大学医学院H G Beger教授、英国皇家爱尔兰外科学会主席T G Parks教授、国际肝胆胰外科协会主席刘允怡教授等多位国际知名教授对捆绑式胰肠吻合术带来的革命性成果都给予了高度评价。

捆绑式胰肠吻合术虽然显著降低了胰肠吻合口漏的发生率,但有学者提出该术式可能存在以下缺点:①胰腺残端过大,与空肠肠管大小不匹配时胰腺残端套入较为困难;②吻合技术较为复杂,捆绑松紧度难以掌握,不适合腹腔镜或外科机器人手术胰消化道重建;③胰腺切面可能受肠液腐蚀,增加消化道出血风险;④与套入式胰肠吻合术一样,胰腺残端需要游离2~3cm,可能引起胰腺残端缺血,慢性胰腺炎患者比较难以游离。为解决捆绑式胰肠吻合口术的缺点,2008年,彭淑牖、洪德飞等根据捆绑式胰肠吻合术防止发生吻合口瘘的机制,创建了捆绑式胰胃吻合术(binding pancreaticogastrostomy,BPG),并不断改进技术,创建了捆绑式胰胃吻合术Ⅱ型和Ⅲ型。回顾性分析105例捆绑式胰胃吻合术病例资料,未发生胰胃吻合口漏。国内四家大型综合型医院联合开展了捆绑式胰肠吻合术(BPJ)和捆绑式胰胃吻合术(BPG)的前瞻性对照研究(病例数分别为53例和83例),胰瘘发生率分别为11.3%和6.0%($P>0.05$),均为A级或B级胰瘘,无胰消化道吻合口瘘,其他并发症和病死率也无显著性差异,表明捆绑式胰胃吻合术和捆绑式胰肠吻合术一样,都是安全的胰消化道重建方式。

由于Ⅲ型捆绑式胰胃吻合术比Ⅱ型胰胃吻合术更加简单、安全,目前通常所说的捆绑式胰胃吻合术,即为Ⅲ型捆绑式胰胃吻合术。BPG特别适用于潜在高危胆肠吻合口瘘、胰腺中段切除术、保留十二指肠的胰头切除术、胰肠吻合口失败后的改选术式。但胰胃吻合术的主要缺点是:腹腔镜操作比较困难;比胰肠吻合术有更高的消化道出血发生率,因为胃酸比小肠液更加容易腐蚀胰腺残端;可能导致远期胰腺内、外分泌功能不全,不适合术后预期长期生存的患者。

二、I型洪氏胰肠吻合术的创建和临床应用

经过10余年的探索,近5年来,腹腔镜胰十二指肠切除术(laparoscopic pancreaticoduodenectomy,LPD)在国内得到了较快发展,但只有极少数胰腺外科中心将其作为常规术式。复杂而又充满风险的胰消化道重建是制约LPD普及的重要技术瓶颈之一。近100年对胰十二指肠切除术的临床研究证明,胰管对空肠黏膜吻合术是国际胰腺外科界公认的主流重建术式,这种"主流"一直沿用于LPD。

在传统开腹胰十二指肠切除术(open pancreaticoduodenectomy,OPD)时代,虽然胰腺外科界积累了丰富的胰管对空肠黏膜吻合术的经验和技术,但LPD和OPD处于两个完全不同的技术平台。OPD进行胰消化道重建时,缝线长度或线头可不受限制,为连续缝合或间断缝合提供了便利;缝针可以利用手腕灵活转向,确保有效的缝合边距和针距。LPD进行胰消化道重建时,连续缝合时线头不能太长,间断缝合时线头不能太多,腹腔镜操作的"筷子效应"限制了缝针的灵活转向;胰管常细小(一般2~3mm),胰腺质地脆,胰管不可能像"肠管、胆管、血管"一样游离足够的长度用于吻合,使得腹腔镜实施胰管对空肠黏膜吻合

术成为巨大的技术挑战,不仅操作时间显著延长,而且缝合时往往容易引起胰腺组织的撕裂;针距、边距不理想,导致无效缝合,增加术后发生胰瘘的风险。因此,如何通过技术创新,研究出符合腹腔镜操作特点的,安全、有效的胰管空肠黏膜吻合术一直是 LPD 开展以来胰腺外科的研究热点之一。机器人辅助胰十二指肠切除术(robotic pancreaticoduodenectomy,RPD)克服了 LPD 的操作局限,主要表现在:能提供三维(3D)立体图像,并可以放大 10~20 倍;EndoWrist 器械可完全模仿人手腕动作的 7 个自由度,其活动范围甚至远大于人手,动作被等比例地调整。这些特点有利于精细地解剖、吻合,尤其适合胰肠吻合、胆肠吻合。但机器人费用昂贵,并且为自费,装机量有限,短期内很难普及;RPD 与 OPD 比较,术后胰瘘率没有显著下降。笔者自 2013 年常规性开展 LPD,2014 年开展 RPD 以来,一直为破解腹腔镜胰消化道重建难题苦苦思考和不断实践。经过 2 年近 100 例 LPD 的临床实践和反复动物实验,于 2016 年 4 月在国际上首先提出胰肠吻合“瘘管愈合”学说,创建了“洪氏一针法”胰肠吻合术,简称“洪氏胰肠吻合术(Ⅰ型)”,是对传统胰管空肠黏膜吻合术的理念和技术的创新,自 2017 年首次报告后,引起了国内胰腺外科界的关注。由于临床效果显著,目前已被国内外 250 余家医院应用于 OPD、LPD、RPD 的胰消化道重建。

（一）创建理念

最大限度地降低 C 级胰瘘、出血、胆瘘、腹腔感染等 PD 术后严重并发症的总发生率和病死率;重建简便、学习曲线短,化解重建技术的风险;适合开腹、腹腔镜、机器人下操作;基于国际上主流的胰管对空肠黏膜吻合术的理念与技术改进,但不受胰管直径细小的限制;从胰肠吻合口的愈合机理上预防 C 级胰瘘。

（二）创建机制——瘘管愈合学说

传统胰腺导管对空肠黏膜吻合术包括胰管与空肠黏膜缝合、胰腺残端胰腺实质与空肠浆肌层缝合。胰管与空肠黏膜吻合口的愈合为“生长性愈合”,但由于胰管不可能游离足够长度用于吻合,难以做到理想的针距和边距,胰管血供差、胰液的浸泡等因素导致吻合口不可能像肠肠吻合、胃肠吻合一样快速愈合,需要更长时间完成;胰腺残端胰腺实质与空肠浆肌层的愈合为缓慢的粘连性愈合,比胰管与空肠黏膜的愈合需要更长时间。因此,在胰管空肠黏膜吻合口愈合前,若胰腺残端与空肠浆肌层没有完成粘连性愈合,必然导致胰肠吻合口瘘的发生,严重者导致吻合口的崩裂。若能在主胰管内插入胰液引流管,创建一个“人工瘘管”,实现无缝对接,把主胰管内的胰液全部引流到空肠腔内,使其有足够的时间等待胰腺残端与空肠浆肌层完成粘连性愈合,那么就可以减少胰肠吻合口瘘的发生。胰液引流管的功能完全不同于传统胰管对空肠黏膜吻合术的支架作用,而是充分引流胰液和诱导胰管与空肠黏膜的生长。基于上述分析,并经动物实验动态研究胰肠吻合口愈合过程,以及临床观察的结果,2016 年 4 月笔者在国际上首先提出胰肠吻合“瘘管愈合”学说,创建了“洪氏一针法”胰肠吻合术,简称“洪氏胰肠吻合术”。2019 年,笔者进一步完善了洪氏胰肠吻合术的理念和技术体系,根据胰管直径大小提出了Ⅰ型和Ⅱ型洪氏胰肠吻合术,将“洪氏一针法”胰肠吻合术改名为Ⅰ型洪氏胰肠吻合术。

（三）预防 C 级胰瘘的机制

洪氏胰肠吻合术重建技术简单,化解了传统复杂胰管空肠黏膜吻合术无法完成高质量吻合的技术风险;Ⅰ型洪氏胰肠吻合术胰液引流管至少可以保持 2 个月,即使胰腺断端与空肠浆肌层没有发生粘连性愈合,胰液引流管也可以将胰液引流入空肠内,有足够时间等待胰肠吻合口缓慢粘连性愈合完成组织瘘管,从吻合口愈合机制上预防 C 级胰瘘;Ⅱ型洪氏胰肠吻合术抗张力强度高,胰腺实质与胰管完成整层缝合,是最安全的胰消化道重建方式。

（四）临床实践

目前Ⅰ型洪氏胰肠吻合术经过国内四个肝胆胰外科中心前瞻性应用于 LPD 胰消化道重建 1 033 例研究,结果表明:临床胰瘘发生率约为 5.9%,术后胆瘘发生率为 6.1%,术后腹腔出血率为 6.7%,术后胃潴留发生率为 5.0%,术后再次手术率为 4.8%,术后 30 天内病死率为 2.0%;并且重建方便,腹腔镜胰肠重建时间从传统法胰管对空肠黏膜吻合术的 60 分钟缩短为 20 分钟之内。开腹重建时间在 6 分钟左右。

（五）优点

临床胰瘘发生率低,传统胰管对空肠黏膜吻合术的临床胰瘘发生率约为 20%,洪氏胰肠吻合术的胰瘘发生率为 5.9%;重建简便,学习曲线短,显著缩短胰肠吻合时间;符合国际胰腺外科界主流的胰管对空肠黏膜吻合术,且不受胰管细小的限制;适用于开腹、腹腔镜、机器人胰消化道重建。

（六）缺点

因Ⅰ型洪氏胰肠吻合术是对传统胰管空肠黏膜吻合术的理念和技术创新,胰腺断面或者胰液引流管与胰管贴合不紧密,引流管周可能有少量胰液渗漏,因此无法避免生化漏,引流不畅可能进展为B级胰瘘,因此胆肠吻合口、胰肠吻合口附近需常规术中置放腹腔引流管;术后3~5天常规行腹部CT检查,发现有局部积液经皮穿刺置管引流即可。毕竟,主要预防的是C级胰瘘(胰肠吻合口瘘),C级胰瘘才会引起严重危害。自固定自脱落胰肠吻合引流支架的研发可使Ⅰ型洪氏胰肠吻合术更简单、更安全。胰腺残端空肠浆肌层实施U形吻合,能否降低生化漏,我们正在进行RCT研究。

（七）适应证

Ⅰ型洪氏胰肠吻合术适用于:开腹手术主胰管直径<6mm,或腹腔镜手术主胰管直径<8mm时,尤其对主胰管直径<3mm者更有优势;当开腹手术主胰管直径≥6mm,或腹腔镜手术主胰管直径≥8mm时,选择Ⅱ型洪氏胰肠吻合术。对于胰十二指肠切除术患者,一般都能找到主胰管。

第二节　胰消化道重建术的分类及比较

一、常用胰肠/胰胃吻合术的分类和优缺点

（一）按胰腺残端是否接触消化液分类

1. 消化液非接触性吻合术

（1）传统法:胰管空肠黏膜端侧吻合术或胰管胃黏膜吻合术。

（2）改进型:洪氏胰肠吻合术、捆绑式胰管对空肠黏膜吻合术、Blumgart胰肠吻合术。

优点:胰腺断面不接触消化液,从而不被消化液腐蚀引起消化道出血;胰腺残端游离1cm即可;远期胰肠吻合口通畅性好。

缺点:对于胰管直径<3mm或边缘性胰管,传统的胰管空肠黏膜吻合术对技术要求高,尤其腹腔镜下实施存在巨大技术瓶颈,洪氏胰肠吻合术破解了这个难题;胰腺断面在腹腔内,无法避免胰腺断面的胰液渗漏(术后生化漏),引流不畅可能发展为B级胰瘘。

2. 消化液接触性吻合术

（1）传统法:胰腺空肠端端吻合或端侧套入式胰肠吻合术,残胰置入式胰胃吻合术等。

（2）彭氏捆绑式胰肠吻合术或捆绑式胰胃吻合术,陈氏胰肠吻合术等。

优点:可以应用于找不到主胰管的情况,避免了胰腺断面胰液渗漏。

缺点:胰腺断面易受消化液腐蚀而引起消化道大出血;胰腺残端需游离2~3cm;在腹腔镜或机器人下实施比较困难;一旦吻合口不愈合,即发生C级胰瘘。

（二）按胰腺残端与吻合脏器分类

1. 胰肠吻合术

（1）传统法:胰管空肠黏膜端侧吻合术,套入式胰肠吻合术。

（2）改进型:洪氏胰肠吻合术,陈氏胰肠吻合术,彭氏捆绑式胰肠吻合术,Blumgart胰肠吻合术等。

优点:符合生理、常用,70%~80%的PD选择胰肠吻合术;胰管空肠黏膜吻合术及其改进型胰管空肠黏膜吻合术中,胰腺残端游离1cm即可;不接触消化液,胰腺残端不会被消化液腐蚀而引起消化道出血。

缺点:胆肠吻合口漏等同于胰肠吻合口漏;套入法、捆绑法胰肠吻合术需游离胰腺残端2~3cm,胰腺断面接触消化液,可能被消化液腐蚀而引起消化道出血;传统胰肠吻合法在腹腔镜下实施比较困难。

2. 胰胃吻合术

（1）传统法:残胰置入式吻合术,胰管胃黏膜吻合术。

（2）改进型:彭氏、洪氏捆绑式胰胃吻合术等。

优点：胆、胰分流，避免了胆肠吻合口漏风险；发生胰胃吻合口瘘后，胰酶因处在酸性环境不会被激活；胃壁厚伴有丰富的血供；胰胃吻合减少了同一空肠袢的吻合口数，避免了同一空肠袢胰液、肠液的积聚，可减少胰肠和胆肠吻合口的张力；容易早期发现和处理胰胃吻合口出血。

缺点：不符合生理；胰腺断面易被胃酸腐蚀引起消化道出血，远期是否影响胰腺功能至今不明确；腹腔镜或机器人重建相对困难；胰腺残端需游离 2~3cm。

二、传统胰肠吻合术与胰胃吻合术的比较

2005 年前，国际上由于没有统一的术后胰瘘定义，导致术后胰瘘发生率的统计存在显著差异。2005 年，由意大利胰腺外科专家 Bassi 等组织的国际胰瘘研究学组（International Study Group on Pancreatic Fistula Definition，ISGPF）将术后胰瘘（postoperative pancreatic fistula，POPF）定义为：术后 3 天起，从术中或术后放置的腹腔引流管引出淀粉酶大于正常血清淀粉酶水平 3 倍的液体，且引流量可计。2016 年国际胰瘘研究学组对胰瘘的定义和分级做了进一步修正（见第七章）。

胰瘘是评估胰消化道吻合口近期效果的指标，远期评价指标是吻合口通畅性。

（一）传统胰肠吻合术与胰胃吻合术的比较

1995—2017 年共有 10 项胰肠吻合术（pancreaticojejunostomy，PJ）和胰胃吻合术（pancreaticogastrostomy，PG）的前瞻性随机对照研究（表 5-1）。吻合方式包括：胰肠吻合术，6 项采用胰管对空肠黏膜吻合术，3 项采用套入法吻合术，1 项未限制具体方式；胰胃吻合术，8 项采用置入式吻合，2 项未具体描述。2005 年后的 RCT 研究中，胰瘘的定义采用的是国际胰瘘研究学组统一的定义，因此其结果更客观。10 项 RCT 研究中，有 3 项研究表明胰胃吻合术后的胰瘘发生率显著低于胰肠吻合术，7 项研究表明胰胃吻合与胰肠吻合术后的胰瘘发生率无显著差异，1 项研究表明胰胃吻合术后总并发症发生率低于胰肠吻合术，9 项研究表明总并发症发生率无差异，10 项 RCT 研究的术后住院病死率均无显著性差异。最有代表性的是 2016 年 Keck 等报告的德国 14 家高流量 PD 中心开展的 149 例胰肠吻合术与 171 例胰胃吻合术的 RCT 研究，两者的术后相关临床胰瘘（B+C 级）发生率和术后病死率均无显著差异，胰胃吻合术后出血发生率显著高于胰肠吻合术（20% vs. 12%，P=0.02）。

13 项非随机对照研究结果表明，胰胃吻合术后吻合口漏的发生率、胰瘘后再次手术率、病死率均低于胰肠吻合术。如 Shilitt 等报告 441 例胰十二指肠切除术，胰胃吻合组和胰肠吻合组的胰瘘发生率分别为 2.8% 和 12.6%，病死率分别为 1.6%（4/250）和 5.2%（10/191）。Oussoultzoglou 等报告 250 例胰十二指肠切除术，胰胃吻合组和胰肠吻合组的胰瘘发生率分别为 2.3% 和 20.4%，胰肠吻合组 17 例胰瘘患者中 9 例（52.9%）需再次手术，其中 7 例完全切除胰腺，2 例清除坏死组织，术后病死率为 22.2%；胰胃吻合组 4 例发生胰瘘，均保守治疗治愈。胰胃吻合组的总再次手术率（4.7%）和住院时间（17.2d ± 7.7d）均明显低于胰肠吻合组（18%，23.3d ± 11.7d）。胰胃吻合组的死亡病例均与胰瘘无关。

2014 年，Manahem 等对胰胃吻合术和胰肠吻合术进行了 Meta 分析，认为胰胃吻合术的胰瘘发生率显著低于胰肠吻合术。但 Crippa 等于 2016 年发表的最新 Meta 分析并没有证明胰胃吻合术的优越性，研究收集了上述 10 篇 RCT 研究，共纳入 826 例胰胃吻合术和 801 例胰肠吻合术病例，两者胰瘘发生率分别为 20.3% 和 22.5%，临床相关胰瘘发生率分别为 13.1% 和 17.9%，均无显著性差异，总并发症发生率、30 天病死率、再次手术率、腹腔感染率均无显著差异。文中提出，目前 RCT 研究均存在异质性，主要体现在：术后胰瘘的诊断标准不一，只有 6 项 RCT 使用了 ISGPF 2005 年标准；研究重点关注了胰瘘发生率，没有关注胆瘘、出血、腹腔感染等总的严重并发症发生率；不同研究中心所采用的吻合技术不统一（如胰肠吻合方法不一样）；围手术期管理不统一，如生长抑制素应用等。

笔者认为，应客观分析各项 RCT 和非随机对照研究的结论。根据国际胰腺外科研究小组的最新胰瘘定义，继续开展大样本、同质化的 RCT 研究仍然非常有必要。同质化标准包括医师的经验、患者种群、具体的吻合术式、吻合术式的具体操作（包括缝线等）、术后处理等；应从总体外科严重并发症，如胰瘘、胆瘘、术后出血、术后腹腔感染等方面开展研究；对具体吻合方式应根据缝线技术的进步及腹腔镜、机器人不同操作平台进行创新性研究。

表 5-1　10 项 PG 和 PJ RCT 结果比较

年份	作者	病例数		胰瘘发生率 /%		总并发症发生率 /%		病死率 /%	
		PG	PJ	PG	PJ	PG	PJ	PG	PJ
1995	Yeo	73	72	12.3	11.1	49.3	43.1	0	0
2005	Bassi	69	82	13.0	15.9	29.0	39.0	0	1.2
2005	Duffas	81	68	16.0	20.6	45.7	47.1	12.3	10.3
2008**	Cruz	53	55	3.8	18.2	22.6	43.6	0	0
2012	Wellner	59	57	10.2	12.3	/	/	1.7	1.8
2013*	Figueras	65	58	15.4	34.5	63.1	65.5	4.6	5.2
2013*	Topal	162	167	20.4	31.1	61.7	59.3	2.5	4.8
2013	Nakeeb	45	45	22.2	20	37.8	31.1	8.9	6.7
2015	Grendar	45	53	25	18	58	48	4	2
2016 ☆	Keck	177	149	20	22	>80	>80	6	5

注:PG. 胰胃吻合;PJ. 胰肠吻合;* 胰瘘发生率存在显著性差异;** 并发症发生率存在显著性差异;☆ B+C 级胰瘘。

(二) 传统胰管空肠黏膜吻合术、套入法胰肠吻合术的研究比较

Berger 等报告 197 例患者的随机对照研究中,胰管对空肠黏膜吻合术、套入法胰肠吻合术的术后临床胰瘘发生率分别为 17% 和 7%($P<0.05$)。Bai XL 等报告的 132 例 PD 随机对照试验中,胰管对空肠黏膜吻合术、套入法胰肠吻合术的术后临床胰瘘发生率分别为 3% 和 18%($P<0.05$);Bassi 等研究中,胰管对空肠黏膜吻合术和套入法胰肠吻合术的术后胰瘘发生率分别为 13% 和 15%($P>0.05$)。

空肠 Roux 环胰肠吻合将胰肠吻合口和胆肠吻合口用独立的肠袢分隔开,期望减少胰液中消化酶的激活进而保护胰肠吻合口。但随机对照试验和 Meta 分析未证实独立的 Roux 环胰肠吻合术能减少胰瘘的发生。

总之,要客观评价目前国内外开展的胰消化道重建术各项相关研究的结果和结论。胰腺导管对空肠黏膜吻合术至今仍是国际上最主流的胰消化道重建术式;在严格遵循胰消化道重建原则的基础上,勇于开展吻合技术创新,并开展大样本同质化的 RCT 研究加以论证;对年轻医师而言,应该选择学习并掌握技术简便有效的胰消化道重建术式,并不断提高吻合技术;一名胰腺外科医师应至少掌握胰管对空肠黏膜吻合术或其改进技术,并至少掌握一种消化液接触性吻合术,以备用于主胰管找不到的病例(可见于主胰管未扩张的胰腺中段切除术)。

(三) 胰肠吻合口愈合机制与术后胰瘘等并发症的关系

组织的愈合可以分为生长性愈合和粘连性愈合。

生长性愈合可见于胃肠吻合、肠肠吻合等。由于组织胚胎来源一致、组织血供丰富、针距边距理想、组织对合准确,在没有张力和远端梗阻的情况下,只要吻合质量可靠、患者营养情况好、没有局部组织感染,组织愈合迅速,不容易发生吻合口漏。

粘连性愈合常见于组织胚胎来源不一致、组织血供差、没有确切组织对合的情况下,愈合过程缓慢,如瘘管、窦道等,局部炎症或异物刺激可以促进瘘管形成。

传统胰管对空肠黏膜吻合术的吻合口愈合机制包括生长性愈合和粘连性愈合:胰管与空肠黏膜的愈合为生长性愈合,但胰管血供显著差于胃、肠,胰管细小,针距、边距缝合往往不理想,很难做到吻合口的密闭,因此愈合过程长于胃肠、肠肠吻合;胰腺实质与空肠浆肌层的愈合属于粘连性愈合,其过程非常缓慢,当胰腺断端与空肠浆肌层没有完成粘连性愈合时,胰肠吻合口容易发生崩裂而导致严重的胰肠吻合口瘘。

传统套入胰肠吻合术或胰胃吻合术,肠壁或胃壁与胰腺包膜(含部分胰腺实质)的愈合为粘连性愈合。

当胃腔或肠腔张力高时,容易发生吻合口瘘。

笔者认为,无论是胰肠吻合,还是胰胃吻合,都不能单独理解为"吻合口"。只有主胰管直径大于胰腺实质,即肉眼看,胰腺断面以"口"为主,能够实施胰腺实质胰管与空肠全口吻合术,才能视为"吻合口";当胰管细小,胰腺实质肥厚,即肉眼看,胰腺断面以胰腺实质为主,应视为"瘘管"。胰肠吻合口的愈合机制,主要是靠胰腺残端胰腺实质与空肠浆肌层粘连性愈合完成"组织瘘管",应理解为"瘘管"。

第三节　常用胰消化道吻合术式

洪氏胰肠吻合术具有:①临床胰瘘发生率低;②缝合简便、速度快;③不受胰管直径大小限制;④学习曲线短,适合开腹、腹腔镜、机器人下操作等优点。笔者中心开展开腹、腹腔镜、机器人胰腺手术,胰消化道重建方式的选择标准为:当开腹手术主胰管直径 <6mm,或腹腔镜手术主胰管直径 <8mm 时,选用Ⅰ型洪氏胰肠吻合术;当开腹手术主胰管直径≥6mm,或腹腔镜手术主胰管直径≥8mm 选用Ⅱ型洪氏胰肠吻合术;罕见情况下对于无法找到主胰管者,选用捆绑式胰胃吻合术。按笔者中心胰消化道重建的应用频率依次介绍如下。

一、Ⅰ型洪氏胰肠吻合术

(一)腹腔镜洪氏胰肠吻合术

1. 适应证　主胰管直径 <8mm。腹腔镜胰十二指肠切除术、保留十二指肠胰头切除术、胰腺中段切除术。

2. 手术步骤

(1)胰液引流管准备:术前根据 CT 或 MRCP 测量的胰管直径,准备大小匹配的胰液引流管一根,胰液引流管外径≥主胰管直径。缝线选用 4-0 PDS 或 4-0 薇乔线,3-0 针长 36mm Prolene 线用于胰腺厚者。

(2)胰腺残端游离:胰十二指肠标本切除后,胰腺残端游离约 10mm。

(3)胰液引流管制作:将术前准备的与胰腺断端主胰管直径相匹配的胰液引流管剪至约 15cm 长,在插入端剪 2 个侧孔,将插入端剪成斜面(图 5-1)。

(4)胰液引流管洪氏一针法缝合固定:将胰液引流管插入主胰管 3~5cm,胰液引流管要尽可能插紧;若胰液引流管与胰管直径不匹配,需更换。胰液引流管插入胰管后,即见胰液从引流管流出。应用 4-0 PDS 或薇乔线从胰管 12 点钟方向进针,贯穿胰液引流管前后壁(贯穿固定法,视频 1),从胰管背侧 6 点钟方向穿出缝合一针,边距 5mm 以上,打结固定胰液引流管(图 5-2)。牵拉胰液引流管不能拉出,表明已稳妥固定(图 5-3)。若主胰管直径 > 胰液引流管直径,胰液引流管插入后还有空隙,则在主胰管外应用 4-0 Prolene 线将胰管缝合一针(图 5-4),以封闭空隙,保证主胰管的胰液全部通过胰液引流管进入空肠。该步骤的目的是确保主胰管引流的胰液能够通过胰液引流管引流入空肠,也是洪氏一针法胰肠吻合术的核心技术。

本步骤的目的,就是将胰液引流管缝合一针固定在胰管上,因此不强调缝针贯穿胰液引流管的前后壁。主胰管细小 <2mm 时,缝针很难贯穿胰液引流管,可以在胰管上缝合一针,然后将胰液引流管插入胰管,缝线环绕胰液引流管结扎固定即可(捆绑固定法,视频 2);也可在胰液引流管外周,U 形贯穿缝合胰腺实质结扎固定胰液引流管(捆扎固定法)。

(5)胰腺与空肠浆肌层间断缝合:用针长 36mm 的 3-0 Prolene 线(胰腺薄者可以应用针长 26mm 的 4-0 Prolene 线)贯穿头侧胰腺全层和空肠浆肌层连续或间断缝合 2~3 针,钛夹固定缝线线头,剪去缝针。缝合过程中,要求胰腺断端的边距 10mm 以上,空肠浆肌层多缝合组织(图 5-5)。

(6)构建人工瘘管:用电凝钩在主胰管对应处空肠切一小孔(主胰管 <5mm 时,可用持针器夹住带线的缝针,用电凝钩电凝缝针,可以使该孔直径与主胰管直径匹配),应用 4-0 Prolene 线或薇乔线荷包缝合后(图 5-6),把胰液引流管的另一端放入空肠襻远端,靠拢空肠与胰腺断端,抽紧荷包缝线打结,完成"人工瘘管"的构建(图 5-7)。

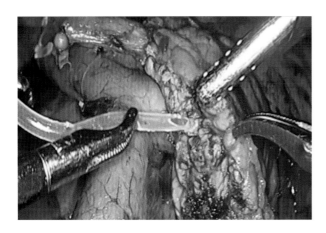

图 5-1 前端剪成斜面的胰液引流管插入胰管
1. 胰腺断端；2. 主胰管。

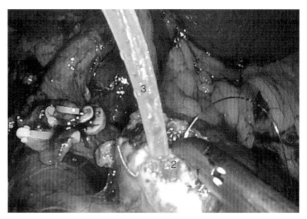

图 5-2 洪氏一针法缝合固定胰液引流管
1. 缝针；2. 胰腺断端；3. 胰液引流管。

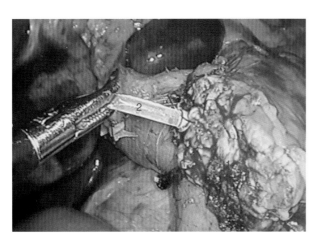

图 5-3 牵拉胰液引流管不能拉出表明已稳妥固定
1. 胰腺断端；2. 胰液引流管。

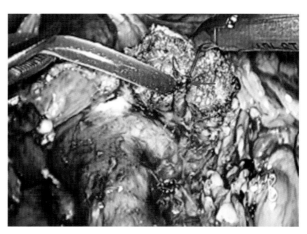

图 5-4 主胰管直径 > 胰液引流管直径，胰管外缝一针以封闭空隙

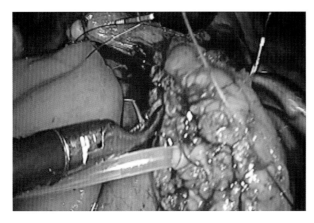

图 5-5 胰腺残端全层与空肠浆肌层缝合

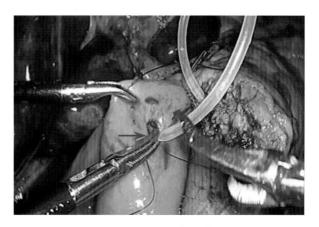

图 5-6 空肠荷包缝合（箭头）

（7）胰腺与空肠浆肌层缝合：3-0 Prolene 线贯穿胰腺和空肠浆肌层连续或间断缝合 2~3 针，剪去缝针，抽紧缝线打结；抽紧第一针缝线打结后即完成 I 型洪氏胰肠吻合术（图 5-8）。若胰腺断端与空肠浆肌层没有完全对合，可用 Prolene 线加缝一针（视频 1、视频 2）。

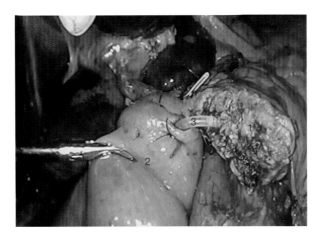

图 5-7 空肠荷包缝合打结固定形成人工瘘管
1.胰腺残端;2.空肠;3.胰液引流管。

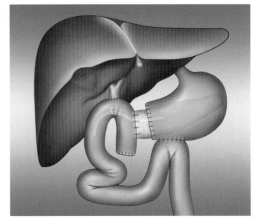

图 5-8 Ⅰ型洪氏胰肠吻合术完成示意图
胰液引流管远端超过胆肠吻合口,胰腺缝合边距
≥10mm。

视频 1 腹腔镜
胰十二指肠切除
术——Ⅰ型洪氏
胰肠吻合术

视频 2 Ⅰ型洪氏
胰肠吻合术(捆绑
固定法)

视频 3 Ⅰ型洪氏
胰肠吻合术——
胰腺 U 形吻合

胰腺断端与空肠浆肌层的连接也可以应用 3-0 倒刺线或 Prolene 线进行后层、前层的分别连续缝合。胰腺残端与空肠浆肌层实施 U 形吻合(视频 3),能否降低生化漏,我们正在进行 RCT 研究。

其他注意点:①胰液引流管质地要软,总长度约 15cm。②形成人工瘘管时,胰液引流管不能打折,要自然伸向肠袢远端。

(二)开腹Ⅰ型洪氏胰肠吻合术

1. 适应证 由于开腹胰肠吻合术比腹腔镜下缝合相对容易,当主胰管直径 <6mm 或更小时,可用于开腹胰十二指肠切除术、保留十二指肠胰头切除术、胰腺中段切除术;当主胰管直径≥6mm 时,可选择Ⅱ型洪氏胰肠吻合术。

2. 手术步骤

(1)胰液引流管准备:术前根据 CT 或 MRCP 测量的胰管直径,准备大小匹配的胰液引流管一根,胰液引流管外径≥主胰管断面直径。缝线选用 4-0 PDS 或 4-0 薇乔线,3-0 针长 36mm Prolene 线用于胰腺厚者。

(2)胰腺残端游离:胰十二指肠标本切除后,胰腺残端游离约 10mm。

(3)胰液引流管制作:将术前准备的、与胰腺断端主胰管直径相匹配的胰液引流管剪至约 15cm 长,在插入端剪 2 个侧孔,将插入端剪成斜面。

(4)胰液引流管洪氏一针法缝合固定:将胰液引流管插入主胰管 3~5cm,一定要插紧(图 5-9);若胰液引流管直径与主胰管直径不匹配,需更换。胰液引流管插入胰管后,即见胰液从引流管流出。应用 4-0 PDS 或薇乔线从胰管 12 点钟方向进针,贯穿胰液引流管前后壁,从胰管背侧 6 点钟左右方向穿出缝合一针,边距 5mm 以上,打结固定胰液引流管(图 5-10)。若主胰管直径 <2.0mm,缝针很难贯穿胰管和胰液引流管,则可距胰腺断面 5mm 处环绕胰液引流管 U 形缝合胰腺实质,结扎捆绑固定胰液引流管(图 5-11);

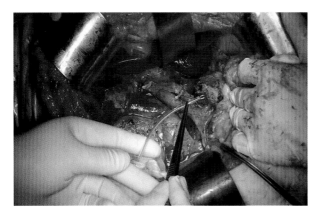

图 5-9　前端剪成斜面的胰液引流管插入主胰管 3cm 以上

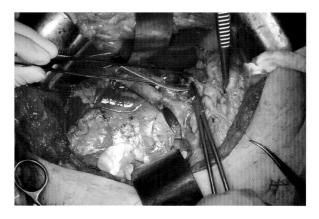

图 5-10　缝线贯穿腹侧胰管、胰液引流管、背侧胰管,结扎固定胰液引流管

也可以在胰管壁上缝合一针,再插入胰液引流管,将引流管捆绑固定在胰管上。牵拉胰液引流管不能拉出,表明已稳妥固定。若主胰管直径 > 胰液引流管直径,胰液引流管插入后还有空隙,则在主胰管外应用 4-0 Prolene 线将胰管缝合一针,以封闭空隙,保证主胰管引流的胰液全部通过胰液引流管进入空肠。该步骤的目的是确保主胰管引流的胰液能够通过胰液引流管引流入空肠。

（5）胰腺与空肠浆肌层间断缝合:用针长 36mm 的 3-0 Prolene 线（胰腺薄者可以应用针长 26mm 的 4-0 Prolene 线）贯穿胰腺全层和空肠浆肌层连续或间断缝合 2~3 针,使用蚊式血管钳固定缝线线头,剪去缝针。在缝合过程中,要求胰腺断端的边距 10mm 以上,空肠浆肌层多缝合组织（图 5-12）。

（6）构建人工瘘管:利用缝针勾起肠壁,电凝缝针在胰管对应处空肠切一小孔（图 5-13）,应用 4-0 Prolene 线或薇乔线荷包缝合后（图 5-14）,把胰液引流管的另一端置入空肠祥远端,靠拢空肠与胰腺断端,抽紧荷包缝线打结,完成“人工瘘管”的构建（图 5-15）。

（7）胰腺与空肠浆肌层缝合:使用 3-0 Prolene 线贯穿胰腺和空肠浆肌层连续或间断缝合 2~3 针,抽紧缝线打结。抽紧第一针缝线打结后即完成Ⅰ型洪氏胰肠吻合术（图 5-16）。若胰液引流管处的胰腺断端与空肠浆肌层没有完全对合,可用 Prolene 线加缝一针。

（8）胰肠吻合口后方加固缝合一针:向左上方翻起胰肠吻合口空肠祥,使用 4-0 Prolene 线在胰液引流管背侧胰腺断面与空肠浆肌层加缝一针。

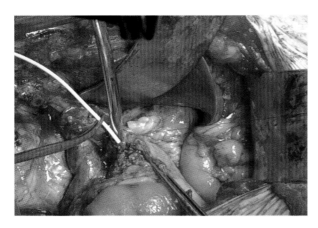

图 5-11　主胰管直径 1.2mm,插入颈静脉置管引流胰液,U 形贯穿缝合胰腺实质结扎固定胰液引流管

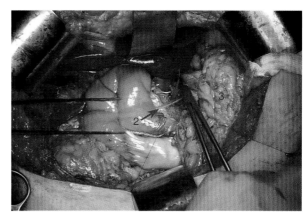

图 5-12　3-0 Prolene 线贯穿胰腺全层与空肠浆肌层缝合
1. 3-0 prolene 线;2. 胰液引流管;3. 残余胰腺。

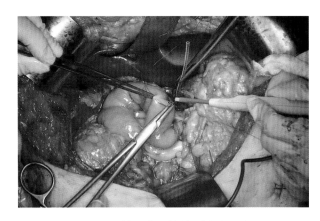

图 5-13　血管钳夹住缝针,电凝切开小肠

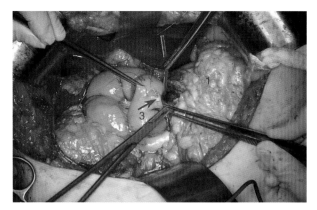

图 5-14　4-0 薇乔线空肠荷包缝合
1.胰腺残端;2.胰液引流管;3.空肠荷包缝合。

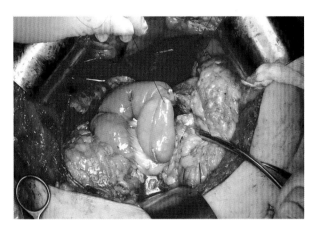

图 5-15　结扎空肠荷包缝线,远端胰腺与空肠形成"人工瘘管"

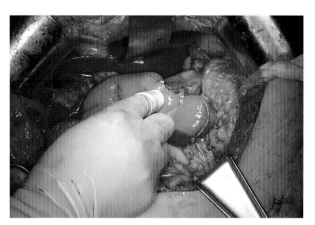

图 5-16　依次结扎胰腺与空肠浆肌层缝线,完成 I 型洪氏胰肠吻合术

　　胰腺断端与空肠浆肌层的连接也可以应用 3-0 倒刺线或 Prolene 线进行后层、前层的分别连续缝合。应用 3-0 或 4-0 prolene 线实施 U 形吻合,可能降低术后生化漏的发生率。

　　其他注意点:①胰液引流管质地要软,总长度约 15cm。②形成人工瘘管时,胰液引流管不能打折,要自然伸向肠祥远端。

　　I 型洪氏胰肠吻合术彻底改变了传统胰管对空肠黏膜吻合术的理念和技术,将胰管支撑管改变为胰液引流支架管,其功能为"充分引流胰液、引导空肠黏膜与胰管的生长"。胰液引流管形成的"人工瘘管"有足够时间等待胰腺断端与空肠浆肌层组织通过粘连性愈合形成"组织瘘管",即胰肠吻合口。当胰液引流管与主胰管大小不匹配而无法插紧时,胰液引流管的管周渗漏胰液可增加术后胰瘘发生率,目前笔者团队正在研发个性化的胰液引流支架,有望解决该问题,可使 I 型洪氏胰肠吻合术更安全、更简单。

二、II 型洪氏胰肠吻合术

　　最安全的胰肠吻合口理论上应该与胃肠、肠肠、胆肠吻合口一样,实施胰腺胰管空肠全口吻合术,即 II 型洪氏胰肠吻合术,不仅能达到非常好的吻合质量,而且又能避免胰腺断面胰液的渗漏。要实施胰腺胰管空肠全口吻合术,前提条件是胰腺断面以"口"为主,即主胰管直径 > 胰腺实质,笔者反复测试发现,当腹腔镜手术主胰管直径≥8mm,或开腹手术主胰管直径≥6mm 时,实施腹腔镜胰腺胰管空肠全口吻合术,即 II 型洪氏胰肠吻合术。

（一）腹腔镜Ⅱ型洪氏胰肠吻合术

1. 适应证 主胰管直径≥8mm，可用于开腹、腹腔镜、机器人胰十二指肠切除术、保留十二指肠胰头切除术。

2. 手术步骤（视频4）

（1）胰腺残端游离：胰十二指肠标本切除后，胰腺残端游离约10mm。

（2）小肠打孔：提起用于胰肠吻合的空肠袢，在其系膜对侧切开小肠全层，直径稍小于胰腺断端主胰管直径。

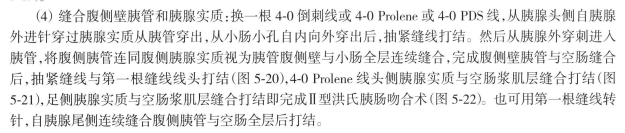

视频4 腹腔镜胰十二指肠切除术——Ⅱ型洪氏胰肠吻合术

（3）缝合背侧壁胰管和胰腺实质：应用4-0倒刺线或4-0 Prolene或4-0 PDS线从胰腺头侧自胰腺外进针穿过胰腺实质从胰管穿出，从小肠小孔自内向外穿出后，抽紧缝线打结（图5-17）。然后从胰腺外穿刺进入胰管，将背侧胰管连同背侧胰腺实质视为胰管背侧壁与小肠全层连续缝合，完成背侧胰管与空肠缝合后抽紧缝线暂时打结（图5-18）。置入胰液引流管（图5-19）。

（4）缝合腹侧壁胰管和胰腺实质：换一根4-0倒刺线或4-0 Prolene或4-0 PDS线，从胰腺头侧自胰腺外进针穿过胰腺实质从胰管穿出，从小肠小孔自内向外穿出后，抽紧缝线打结。然后从胰腺外穿刺进入胰管，将腹侧胰管连同腹侧胰腺实质视为胰管腹侧壁与小肠全层连续缝合，完成腹侧壁胰管与空肠缝合后，抽紧缝线与第一根缝线线头打结（图5-20），4-0 Prolene线头侧胰腺实质与空肠浆肌层缝合打结（图5-21），足侧胰腺实质与空肠浆肌层缝合打结即完成Ⅱ型洪氏胰肠吻合术（图5-22）。也可用第一根缝线转针，自胰腺尾侧连续缝合腹侧胰管与空肠全层后打结。

（二）Ⅱ型开腹洪氏胰肠吻合术

1. 适应证 由于开腹胰肠吻合术比腹腔镜缝合相对容易，主胰管直径≥6mm或更小时，即可应用Ⅱ型洪氏胰肠吻合术。

2. 手术步骤

（1）胰腺残端游离：胰十二指肠标本切除后，胰腺残端游离约10mm。

（2）小肠打孔：提起用于胰肠吻合的空肠袢，在其系膜对侧切开小肠全层，直径稍小于胰腺断端主胰管直径。

（3）缝合背侧壁胰管和胰腺实质：应用4-0倒刺线或4-0 Prolene线或4-0 PDS线从胰腺头侧自胰腺外进针穿过胰腺实质从胰管穿出，从小肠小孔自内向外穿出后，抽紧缝线打结。然后从胰腺外穿刺进入胰管，将胰管背侧连同胰管背侧胰腺实质视为胰管背侧壁与小肠全层连续缝合，完成背侧壁胰管与空肠缝合后抽紧缝线，暂时不打结。

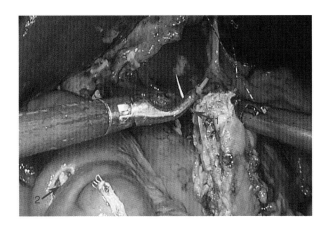

图5-17 Ⅱ型洪氏胰肠吻合术

1. 缝针贯穿头侧胰腺胰管；2. 与胰腺胰管缝合的空肠小切口。

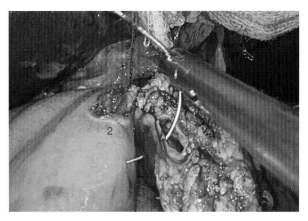

图5-18 4-0倒刺线连续缝合背侧胰腺胰管与背侧空肠全层

1. 胰腺胰管；2. 空肠袢。

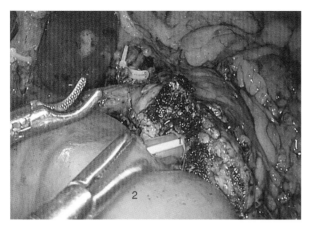

图 5-19　背侧胰腺胰管与背侧空肠连续缝合后置入胰液引流管

1. 胰腺残端;2. 空肠袢。

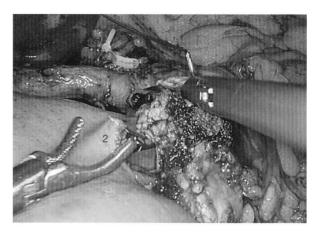

图 5-20　4-0 倒刺线连续缝合腹侧胰腺胰管与空肠全层

1. 胰腺残端;2. 空肠袢。

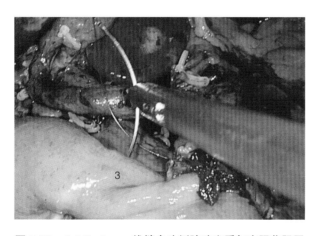

图 5-21　3-0 Prolence 线缝合头侧胰腺实质与空肠浆肌层

1. 持针钳;2. 胰肠吻合口;3. 空肠袢。

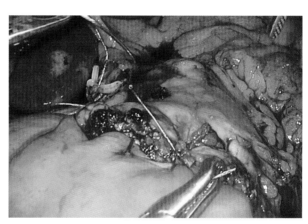

图 5-22　3-0 Prolence 线缝合足侧胰腺实质与空肠浆肌层后打结

（4）缝合腹侧壁胰管和胰腺实质:换一根 4-0 倒刺线或 4-0 Prolene 或 4-0 PDS 线,从胰腺头侧自胰腺外进针穿过胰腺实质从胰管穿出,从小肠小孔自内向外穿出后,抽紧缝线打结。然后从胰腺外穿刺进入胰管,将胰管腹侧连同胰管腹侧胰腺实质视为胰管腹侧壁与小肠全层连续缝合,完成腹侧壁胰管与空肠缝合后抽紧缝线与第一根缝线线头打结,即完成 Ⅱ 型洪氏胰肠吻合术。也可用第一根缝线转针,自胰腺尾侧连续缝合腹侧胰管与空肠全层后打结。

三、传统胰管对空肠黏膜吻合术

（一）适应证

已熟练掌握传统胰管对空肠黏膜吻合术的外科专家,可用于开腹、腹腔镜、机器人胰十二指肠切除术、保留十二指肠胰头切除术、胰腺中段切除术。对于细小胰管（直径 <3mm）实施腹腔镜传统胰管空肠黏膜吻合术是个巨大技术挑战,尤其初学者,难以保证吻合口质量。

（二）手术步骤

1. 胰腺残端游离　胰十二指肠标本切除后,胰腺残端游离约 10mm。

2. 胰腺背层与空肠连续缝合　应用 3-0 Prolene 线或倒刺线连续缝合胰管后方胰腺与空肠浆肌层。

抽紧缝线(图5-23)。

3. 背侧胰管与空肠黏膜吻合　5-0 PDS 或 Prolene 线间断缝合背侧胰管与空肠黏膜层 2~3 针后,将胰管支撑管插入空肠与胰管,依次打结。支撑管直径小于胰管直径,长度 3~4cm,支撑管可固定或不固定(图5-24)。

4. 腹侧胰管与空肠黏膜吻合　使用 5-0 PDS 或 Prolene 线间断缝合腹侧胰管与空肠黏膜层 2~3 针,依次打结。对于主胰管扩张明显的病例,也可连续缝合胰管与空肠黏膜。

5. 腹侧胰腺与空肠连续缝合　3-0 Prolene 线或倒刺线转向连续缝合腹侧胰腺与空肠浆肌层,抽紧缝线打结即完成(图5-25)。

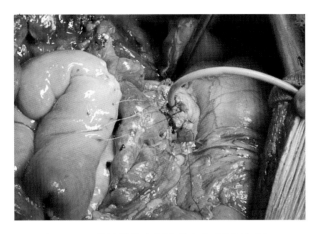

图 5-23　传统胰管空肠黏膜吻合术(连续法)1

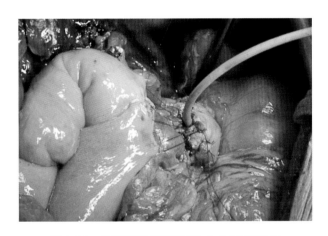

图 5-24　传统胰管空肠黏膜吻合术(连续法)2

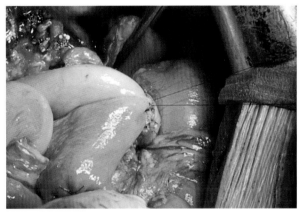

图 5-25　传统胰管空肠黏膜吻合术
胰腺残端腹侧与空肠浆膜层连续缝合后,靠拢、抽紧缝合线后结扎。

四、捆绑式胰肠吻合术或套入式胰肠端端吻合术

(一) 适应证

已熟练掌握捆绑式胰肠吻合术(binding pancreaticojejunostom, BPJ)或套入式胰肠端端吻合术的胰腺外科专家可以选用。腹腔镜或机器人实施该术式的技术难度高,尤其初学者难以保证吻合口质量。

(二) 捆绑式胰肠吻合术的手术步骤

1. 胰腺残端游离　胰腺残端游离 3cm,残端断面用 4-0 Prolene 线间断或褥式缝合,以避免术后胰腺残端出血。

2. 空肠断端的准备　在距空肠断端 6cm 处的空肠浆膜缝合 3 针,使空肠断端向外翻转 3cm,用电凝或苯酚破坏外翻的空肠黏膜,使其丧失分泌功能。

3. 开口　距胰肠吻合口适当距离切开空肠,切口稍小于肝总管断端直径。

4. 置管　通过用于肝肠吻合口的空肠切口置入胰管支撑管。长度以越过胆肠吻合口 5cm 以上为好,用可吸收线缝扎固定。

5. 胰腺断端与空肠黏膜层吻合　将胰腺断端和外翻的空肠靠拢,连续或间断缝合胰腺断缘与空肠黏

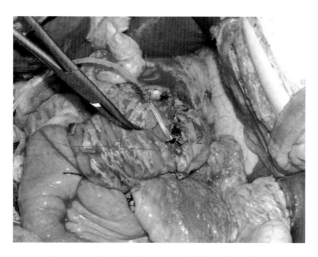

图 5-26 空肠黏膜肌层与胰腺断端背侧缝合

1. 外翻的空肠(黏膜已破坏);2. 胰腺;3. 空肠黏膜;4. 胰液
引流管。

膜肌层,先后唇,再前唇(图 5-26)。缝合空肠黏膜肌层时应避免缝针穿透浆肌层(图 5-27)。连续缝合时用 4-0 Prolene 缝线为好。

6. 套入　剪去使空肠外翻的 3 针缝线,将黏膜面已破坏的空肠翻回到原来的位置,翻转外翻的空肠使胰腺断端套入已破坏黏膜的肠管 3cm(图 5-28)。用 4-0 Prolene 线连续缝合或丝线间断缝合空肠断端与胰腺包膜,先前唇,再后唇(图 5-29)。

7. 捆绑　在接近空肠断端的两根动脉之间的系膜上(图 5-30)穿一根 0 号可吸收线或羊肠线,用以环绕空肠结扎,松紧度以可伸入血管钳为宜(图 5-31)。

8. 检查捆绑线　检查空肠后方完全在胰腺残端上(图 5-32)。

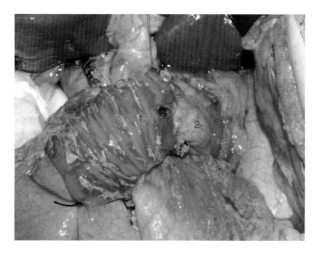

图 5-27 空肠黏膜肌层与胰腺断端腹侧连续缝合

1. 外翻的空肠;2. 胰腺。

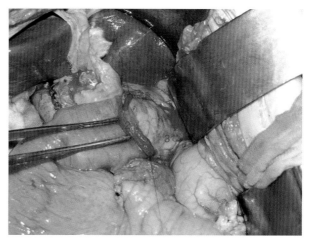

图 5-28 胰腺腹侧包膜与空肠切缘连续缝合

1. 门静脉;2. 翻转的空肠;3. 胰腺。

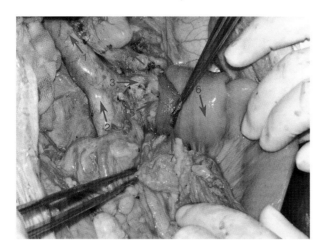

图 5-29　胰腺背侧包膜与空肠断缘连续缝合
1. 门静脉;2. 肠系膜上静脉;3. 脾静脉;4. 肝总动脉;5. 胰腺
后面;6. 空肠;7. 空肠断缘后唇。

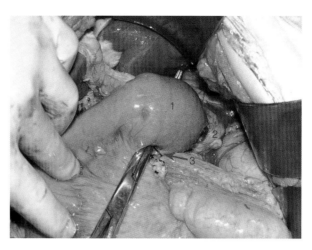

图 5-30　从系膜血管标志线伸入血管钳引导捆绑线
1. 空肠;2. 胰腺;3. 空肠断端预留的血管支。

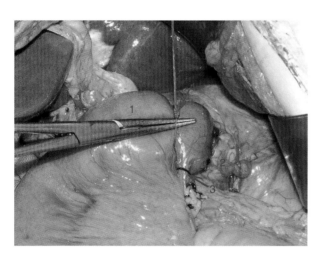

图 5-31　捆绑后显示松紧度
1. 空肠;2. 胰腺;3. 空肠断端预留的血管支;4. 捆绑线。

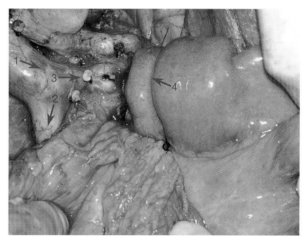

图 5-32　捆绑后显示后缘
1. 门静脉;2. 肠系膜上静脉;3. 脾静脉;4. 捆绑式胰肠吻合
口后缘。

五、捆绑式胰管对空肠黏膜吻合术

（一）适应证

捆绑式胰管对空肠黏膜吻合术（binding duct to mucosa pancreaticojejunostomy,BDM）要求能够游离出主胰管至少 5mm,便于胰管捆绑在胰液引流管上。可用于开腹、腹腔镜、机器人胰十二指肠切除术、保留十二指肠胰头切除术。

（二）手术步骤

1. 游离胰管　钝性离断胰颈,游离胰管约 5mm(图 5-33)。

2. 结扎、捆绑胰管　切开胰管,向远端插入胰液引流管后,用丝线将胰管结扎捆绑在胰液引流管上,线尾留长(图 5-34)。然后离断胰颈。

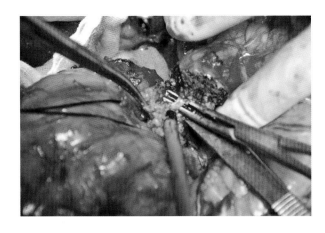

图 5-33　离断胰颈时,游离胰管约 5mm

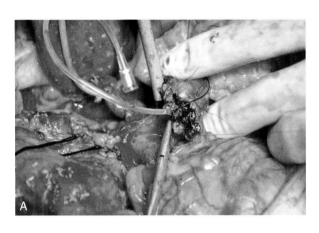

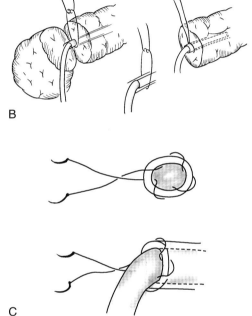

图 5-34　胰管结扎捆绑方法
A. 置入胰管支撑管后结扎捆绑;B. 胰管结扎捆绑示意图;
C. 胰管荷包缝合捆绑示意图。

　　3. 胰腺上、下缘缝扎　应用 4-0 Prolene 线在胰腺上、下缘各缝两针,避免术后胰腺边缘动脉出血。

　　4. 胰腺后缘与空肠浆肌层缝合　应用双头针 4-0 Prolene 线连续缝合空肠浆肌层与胰管后方的胰腺切面和胰腺包膜,吻合时不要靠拢胰腺切面与空肠。

　　5. 空肠荷包缝合　应用电刀在空肠系膜对侧面切一小口,应用 4-0 Prolene 线环绕空肠切口荷包缝合,胰液引流管置入空肠后,靠拢空肠与胰腺残端结扎捆绑,线尾与胰管捆绑线再次结扎,完成胰管对空肠捆绑吻合(图 5-35)。

　　6. 胰腺前缘与空肠浆肌层缝合　应用同一根 4-0 Prolene 线换另一枚针,连续缝合空肠浆肌层与胰管前方的胰腺切面和胰腺包膜,与后缘线互相抽紧后结扎,即完成捆绑式胰管对空肠黏膜吻合术(图 5-36)。

　　7. 放置胰液引流管　距胰肠吻合口约 10cm 处,切开空肠(用于胆肠吻合),经此口伸入血管钳,将胰液引流管远端置入胆肠吻合口远端 5cm 以上。

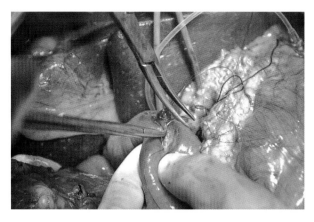

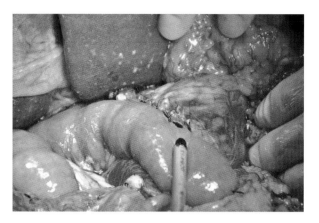

图 5-35　环绕空肠切口荷包缝合,胰液引流管置入空肠后进行结扎捆绑

图 5-36　胰腺残端与空肠浆肌层连续缝合

六、捆绑式胰胃吻合术

(一) 适应证

已熟练掌握捆绑式胰胃吻合术(binding pancreaticogastrostomy,BPG)的胰腺外科专家可以选用,尤其适合找不到主胰管的胰腺中段切除术。其优点是不需要离断消化道,缺点是胰腺残端可能被胃酸腐蚀引起消化道出血,一般发生在术后一周左右。因此对胰腺残端的妥善处理很关键,可能影响胰腺内外分泌远期功能。

腹腔镜实施该术式技术难度高,尤其初学者,难以保证吻合口质量。

(二) 手术步骤

1. 胰腺残端游离　胰腺残端游离 2~3cm,在胰管内放置硅胶管一根,残端断面用 4-0 Prolene 线间断或褥式缝合,以避免术后胰腺残端出血,线尾留长做牵引用(图 5-37)。

2. 胃腔消毒　应用 50ml 针筒将 PVP 碘液 100ml 通过胃管注入胃腔,进行消毒后吸尽消毒液。

3. 预置全层荷包缝线　在胃后壁与胰腺残端自然位置相对应的部位,用爱丽丝钳提起切开胃后壁全层,大小与胰腺断面大小相当。切开的胃壁一定要仔细止血,较大的胃壁血管出血应该缝扎。随即环绕胃后壁全层切口应用 3-0 Prolene 线连续缝合预置荷包缝线(图 5-38),预置时针距不要太宽,锁边连续缝合有利于止血。

4. 胃前壁开口　在与胃后壁切开处相对应的胃前壁大弯侧,用电刀纵向切开约 5cm,倒入 PVP 碘液再次消毒胃腔。对胰十二指肠切除患者胃前壁切口用于胃肠吻合术,对于胰腺中段切除患者可不需切开胃前壁。

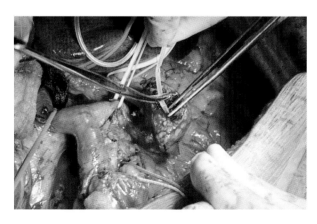

图 5-37　置入胰管支撑管

5. 游离胰腺残端完全拉入胃腔　应用血管钳通过胃前壁切口、胃后壁切口夹住胰腺残端线尾,将胰腺残端通过胃后壁切口拉入胃腔内。将胃后壁向背侧推送,使游离的胰腺残端完全送入胃腔内(图 5-39、图 5-40)。

6. 全层捆绑　在胃外抽紧预置的荷包线加以结扎;使胃后壁的浆肌层切口与穿过其中的胰腺紧密捆绑在一起,完成捆绑(图 5-41)。

7. 胃腔内加固　在胃腔内间断缝合胃黏膜肌层与胰腺 4 针予以加固。

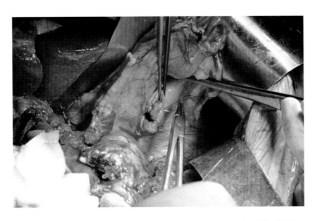

图 5-38　3-0 Prolene 线全层连续荷包缝合,留作捆绑线

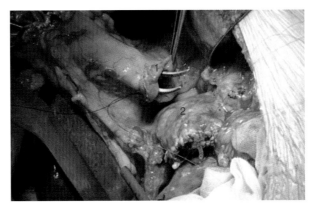

图 5-39　从胃残端或胃前壁切口伸入血管钳
1. 胃壁;2. 胰腺残端。

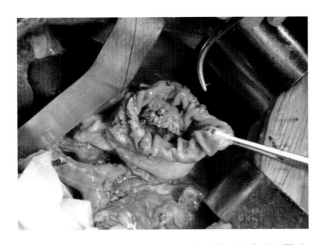

图 5-40　从胃残端再次检查,确定胰腺残端完全进入胃腔

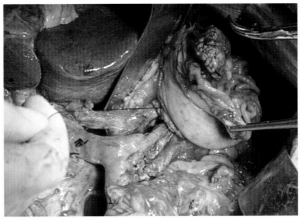

图 5-41　拉紧并结扎预置捆绑线,完成捆绑

七、胰液外引流术

(一) 适应证

对于少数脂性胰腺或高龄合并营养情况差、组织愈合能力不佳的患者,可以在主胰管放置胰液外引流管,经空肠盲端或胰肠吻合口对端穿出,将引流管放置在腹壁外,将主胰管胰液进行外引流。

(二) 手术步骤

1. 准备胰液外引流管,外引流管直径最好≥主胰管,插入端剪 2~3 个侧孔引流胰液,插入主胰管 3~5cm 后,洪氏一针法穿过胰管、胰液引流管固定;胰管 >5mm 者,也可荷包缝合胰管后插入胰液引流管,抽紧荷包缝线结扎以固定胰液引流管。

2. 将胰管对应的空肠壁电凝切开打一小孔,小孔对侧或小肠盲端再打一小孔,将胰液引流管穿过两个小孔,引出小肠外。

3. 采用洪氏胰肠吻合法连续缝合整层胰腺与空肠浆肌层 2 针。

4. 应用 4-0 薇乔线荷包缝合空肠两个小孔,抽紧荷包线打结固定。

5. 在胰管的尾侧,应用洪氏胰肠吻合法连续缝合整层胰腺与空肠浆肌层 2 针。

6. 依次抽紧缝合胰腺与空肠降肌层缝线打结。

第四节 预防胰腺断面被消化液腐蚀出血的建议

无论是捆绑式胰肠/胰胃吻合术,还是套入或置入式胰肠/胰胃吻合术,统称为消化液接触性吻合技术。该类吻合术最大的缺点是:胰腺残端断面直接接触胃液或肠液,容易受到消化液腐蚀,可能引起急性消化道大出血,往往需要再次手术。为预防胰腺残端接触消化液,笔者提出如下解决方案。

一、胰腺断面缝合封闭法

将胰腺残端游离 3cm 左右,在胰管内放置支撑管一根,残端断面用 4-0 Prolene 线行间断或褥式缝合,可能减少术后胰腺残端出血的概率(图 5-42)。

二、胰腺断面避孕套封闭法

1. 将胰腺残端游离 3cm 左右,在胰管内放置支撑管一根,支撑管的胰外段剪 2~3 个侧孔,用于引流胰腺断面的胰液渗漏。

2. 将消毒的避孕套尖端剪一小孔,支撑管穿过小孔后避孕套即套入胰腺残端,将避孕套捆扎在胰腺上,避孕套头端应用细丝线结扎在支撑管上(图 5-43)。

3. 胰胃吻合术后患者口服或胃管注射碳酸氢钠以中和酸性胃液,预防胃酸腐蚀胰腺残端。

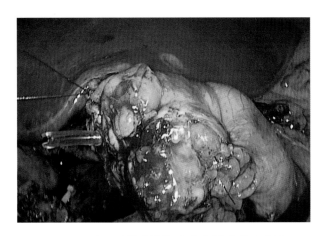

图 5-42 置入胰管支撑管后,间断缝合胰腺残端

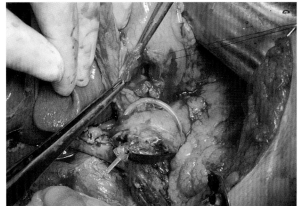

图 5-43 胰腺残端游离后以避孕套保护
箭头示胰液引流管。

第五节 胆肠吻合术

一、胆肠吻合术的基本原则和选择策略

1. 胆肠吻合口与胰肠吻合口距离适当,吻合口自然,无扭曲、无张力,远端无梗阻。

2. 空肠切口稍小于肝总管直径。

3. 肝总管直径 <6.0mm 时,可将肝总管前壁剪开,呈倒 V 形,以扩大胆肠吻合口(图 5-44)。

4. 缝线选择:可吸收线;4-0 倒刺线;4-0/5-0 PDS 线;4-0/5-0 薇乔线。

5. 吻合方式:肝总管直径≥8mm 时,应用 4-0 倒刺线或 4-0/5-0 PDS 线进行后壁连续缝合后,换针进行前壁连续缝合(图 5-45);肝总管直径 <8mm 时,后壁进行连续缝合,前壁进行间断缝合;或者前后壁都进行间断缝合。

6. 胆肠吻合口一般无须放置支撑管。术中置管的目的不是为了防止狭窄,而是为了防止缝合前壁时把后壁缝上。

7. 胆肠吻合口完成后一定要用干净白纱条包裹,检查是否有胆瘘,有胆瘘处要补针缝合。

8. 胆肠吻合口与胰肠吻合口可用肝圆韧带隔开,保护胃十二指肠动脉残端和 PV-SMV。

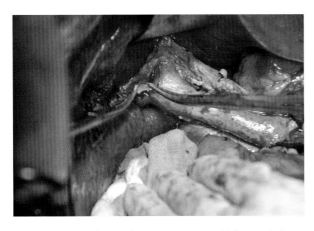 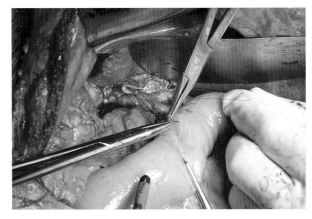

图 5-44 肝总管前壁剪开,呈倒 V 形,以扩大胆肠吻合口　　图 5-45 双头针 5-0 PDS 线胆肠连续吻合,吻合时不靠拢

二、腹腔镜胆肠吻合术

由于腹腔镜有筷子效应,因此操作孔布局非常重要;连续缝合时缝线一般以 20cm 长为宜,间断缝合时线长以 15cm 为宜;连续缝合时避免应用分离钳提线,以免损伤缝线;间断缝合时不能像开腹手术一样应用卵圆钳依次圈线,为避免混淆线头,最好缝一针打结一针;但腹腔镜有放大作用,对于细小肝管,无须 V 形剪开。

1. 肝总管直径≥8mm 时,应用 4-0 倒刺线或 PDS 线进行后壁连续缝合,每缝一针抽紧;转针方向进行前壁连续缝合(图 5-46)。

2. 肝总管直径 <8mm 时,应用 4-0 倒刺线或 4-0/5-0 PDS 线进行后壁连续缝合后,放置 3cm 长软管作为标志,避免缝合前壁时把后壁缝合。然后应用 5-0 PDS 或薇乔线进行前壁间断缝合。

三、开腹胆肠吻合术

1. 肝总管直径≥8mm 时,应用 4-0 倒刺线或 PDS 线进行后壁连续缝合,每缝一针抽紧;转针方向进行前壁连续缝合即可。或者应用 4-0 倒刺线或 PDS 线双头针先从术者对侧连续缝合后壁,抽紧缝线,然后换另一个针从术者对侧连续缝合前壁,抽紧缝线,再次抽紧前、后壁缝线打结,即完成胆肠吻合术。

2. 肝总管直径 <8mm 时,为显露好吻合口视野,可应用降落伞技术吻合法。将空肠袢和胆管开口保持足够距离,应用 4-0 PDS 线从术者对侧开始行后壁连续缝合,将空肠袢靠拢胆管开口,抽紧缝线,应用另一根 4-0 PDS 线缝合一针与连续缝合线打结。胆肠吻合口放置 3cm 长软管以作标志,避免缝合前壁时把后壁缝合,然后应用 5-0 PDS 或薇乔线进行胆肠吻合口前壁间断缝合,依次抽紧缝线打结,即完成胆肠吻合口。

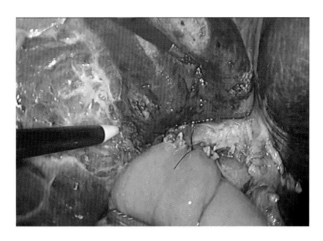

图 5-46 腹腔镜下胆肠吻合术

　　肝总管直径 <6mm 时,常需要前、后壁间断缝合。将空肠袢和胆管开口保持足够距离,应用 5-0 PDS 或 5-0 薇乔线依次间断缝合后壁,每一针线头用蚊式血管钳夹住,用卵圆钳圈起血管钳,避免混淆线头,后壁缝合完成后,将空肠袢靠拢胆管开口,依次抽紧每根缝线打结。胆肠吻合口放置 3cm 长软管以作标志,应用 5-0 PDS 或 5-0 薇乔线依次间断缝合胆肠吻合口前壁,每一针线头用蚊式血管钳夹住,用卵圆钳圈起血管钳,避免混淆线头,前壁缝合完成后,依次抽紧每根缝线打结,即完成胆肠吻合口。检查胆肠吻合口,不满意处可以补针。

第六节　胃肠吻合术

一、开腹胃肠吻合术

　　1. 手工吻合　空肠距肝肠吻合相距 50~60cm,将空肠与胃大弯靠拢,缝合胃、空肠浆肌层两针,距离约 5cm(吻合口大小)。纵向切开胃大弯及空肠系膜对侧。选择双头针 3-0 倒刺线(30cm 长)或 4-0 薇乔线,自外向内进针,对后壁进行连续缝合,每缝一针抽紧缝线。完成后壁后,需要置放鼻肠营养管的患者,将营养管远端拉入空肠远端超过 20cm。换另一针或线连续缝合前壁,直至会合打结。

　　2. 圆形吻合器法　距胆肠吻合口 60cm 处应用荷包钳预置空肠荷包缝线,放入吻合器锥子后打结。切开胃前壁后伸入圆形吻合器,与空肠进行吻合(图 5-47)。切割闭合器闭合胃远端(图 5-48)。需要置放鼻肠营养管的患者,将营养管远端拉入空肠远端超过 20cm。应用 4-0 薇乔线间断加固胃肠吻合口,避免吻合口出血。

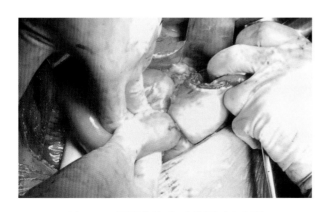

图 5-47　胃肠靠拢后,击发圆形吻合器

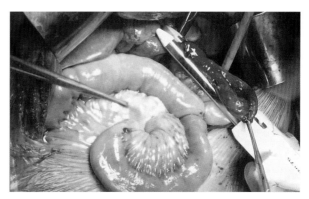

图 5-48　切割闭合器闭合胃远端

二、腹腔镜胃肠吻合术

1. 手工吻合法　以胆肠吻合口空肠为起点,应用肠钳测量空肠,距胆肠吻合口 50~60cm 处行胃肠侧侧吻合。胃大弯及空肠系膜对侧纵向切开约 5cm,3-0 倒刺线连续缝合,每缝一针抽紧缝线,完成后壁后再转针方向吻合前壁。需要置放鼻肠营养管时,完成胃肠吻合口后壁缝合,将营养管远端拉入空肠远端超过 20cm,换另一针连续缝合前壁,直至会合打结。

2. 直线切割闭合器吻合法　以胆肠吻合口空肠端为起点,应用肠钳测量空肠,距胆肠吻合口 50~60cm 处行胃肠侧侧吻合。胃大弯及空肠系膜对侧各切开小孔,分别插入直线切割闭合器(白色钉仓)叶片,吻合器闭紧吻合口,检查吻合口无扭曲后击发吻合器(图 5-49)。观察吻合口内腔无出血后,需要置放鼻肠营养管的患者,将营养管远端拉入空肠远端超过 20cm,应用 4-0 倒刺线或薇乔线缝合关闭切口(图 5-50)。

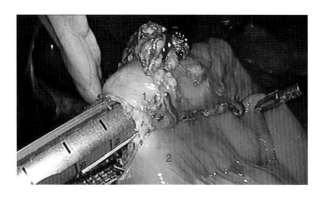

图 5-49　切割闭合器进行胃肠侧侧吻合
1. 胃;2. 空肠。

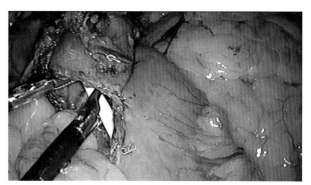

图 5-50　术中放置鼻肠管(白色)
1. 胃肠吻合口。

参考文献

［1］　ADAMS D B. The pancreatic anastomosis:the danger of a leak,which anastomotic technique is better? ［J］. J Gastrointest Surg, 2009,13(7):1182-1183.

［2］　BASSI C,DERVENIS C,BUTTURINI G,et al. International Study Group on Pancreatic Fistula Definition. Postoperative pancreatic fistula:an international study group(ISGPF)definition［J］. Surgery,2005,138(1):8-13.

［3］　PRATT W B,CALLERY M P,VOLLMER C M JR,et al. Risk predicition for development of pancreatic fistula using the ISGPF classification scheme［J］. World J Surg,2008,32(3):419-428.

［4］　KLEESPIES A,ALBERTSMEIER M,OBERDAT F,et al. The challenge of pancreatic anastomosis［J］. Langenbecks Arch Surg, 2008,393(4):459-471.

［5］　BARTOLI F G,ARNONE G B,RAVERA G,et al. Pancreatic fistula and relative mortality in malignant disease after pancreaticoduodenectomy. Review and statistical meta-analysis regarding 15 years of literature［J］. Anticancer Res,1991,11 (5):1831-1848.

［6］　BIRKMEYER J D,SIEMERS A E,FINLAYSON E V,et al. Hospital volume and surgical mortality in the United States［J］. N Engl J Med,2002,346(15):1128-1137.

［7］　REID-LOMBARDO K M,FARNELL M B,CRIPPA S,et al. Pancreatic anastomotic leakage after pancreaticoduodenectomy in 1507 patients:a report from the pancreatic anastomotic leak study group［J］. J Gastrointest Surg,2007,11(11):1451-1458.

［8］　MARCUS S G,COHEN H,RANSON J H C. Optimal management of the pancreatic remnant after pancreaticoduodenectomy［J］. Ann Surg,1995,221(6):635-648.

［9］　LEMAIRE E,TOOLE D O,SAUVANET A,et al. Functional and morphological changes in the pancreatic remant following pancreaticoduodenectomy with pancreaticogastric anastomosis［J］.Br J Surg,2000,87(4):434-438.

［10］BLUMGART L H,FONG Y. Surgery of the liver and biliary tract［M］. 3rd ed. New York:Saunders Co Ltd,2000.

［11］BASSI C,FALCONI M,MOLINARI E,et al.Reconstruction by pancreaticojejunostomy versus pancreaticogastrostomy following pancreatectomy:results of a comparative study［J］. Ann Surg,2005,242(6):767-773.

［12］YEO C J,CAMERON J L,MAHER M M,et al. A prospective randomized trial of pancreaticogastrostomy versus pancreaticojejunostomy after pancreaticoduodenectomy［J］. Ann Surg,1995,222(4):492-580.

［13］SHILITT H J,SCHMIDT U,SIMUNEC D,et al. Morbidity and mortality associated with pancreatogastrostomy and pancreatojejunostomy following partial pancreatoduodenectomy［J］. Br J Surg,2002,89(10):1245-1251.

［14］OUSSOULTZOGLOU E,BACHELLIER P,BIGOURDAN J M,et al. Pancreaticogastrostomy decreased relaparotomy caused by pancreatic fistula after pancreaticoduodenectomy compared with pancreaticojejunostomy［J］. Arch Surg,2004,139(3):327-335.

［15］PENG S Y,WANG J W,LAU W Y,et al. Conventional versus binding pancreatiacojejunostomy after pancreaticoduodenectomy［J］. Ann Surg,2007,245(5):692-698.

［16］BUC E,FLAMEIN R,GOLFIER C,et al. Peng's binding pancreaticojejunostomy after pancreaticoduodenectomy:a French prospective study［J］. J Gastrointest Surg,2010,14(4):705-710.

［17］彭淑牗,洪德飞,刘颖斌,等.捆绑式胰胃吻合术［J］.中华外科杂志,2009,47(2):139-142.

［18］彭淑牗,洪德飞,刘颖斌,等.Ⅱ型捆绑式胰胃吻合术的临床疗效［J］.中华外科杂志,2009,47(23):1764-1766.

［19］PENG S Y,WANG J W,HONG D F,et al. Binding pancreaticoenteric anastomosis:from binding pancreaticojejunostomy to pancreaticogastrostomy［J］. Updates in Surgery,2011,63(2):69-74.

［20］洪德飞,黄东胜,彭淑牗.胰肠吻合还是胰胃吻合——老概念还是新发现?［J］.中华普通外科杂志,2013,28(7):564-565.

［21］洪德飞,彭淑牗,沈国樑,等.全胰腺系膜切除理念应用于胰头癌根治术的初步体会［J］.中华普通外科杂志,2014,29(5):344-347.

［22］洪德飞,刘颖斌,彭淑牗.如何提高胰头癌根治的彻底性和安全性［J］.中华肝胆外科杂志,2010,16(2):88-91.

［23］黄从云,彭淑牗,朱剑华,等.捆绑式胰肠端侧吻合术［J］.外科理论与实践,2011,16(5):452-454.

［24］彭淑牗,李江涛,曹利平,等.捆绑式胰管对黏膜吻合术［J］.中华外科杂志,2011,49(9):834-838.

［25］彭淑牗,刘颖斌,王家骅,等.保留幽门胰十二指肠切除术后胃排空障碍的预防和治疗［J］.中国实用外科杂志,1999,19(6):344-345.

［26］PENG S Y,MOU Y P,CAI X J,et al. Binding pancreaticojejunostomy is a new technique to minimize leakage［J］. Am J Surg,2002,183(3):283-285.

［27］彭淑牗,吴育连,彭承宏,等.捆绑式胰肠吻合术(附28例报告)［J］.中华外科杂志,1997,35(3):158-159.

［28］PENG S Y,WANG J W,LI J T,et al. Binding pancreaticojejunostomy - a safe and reliable anastomosis procedure［J］. HPB,2004,6(3):154-160.

［29］MICHAEL J G,JARED T,JOHN A C. Pancreaticogastrostomy:A Novel Application after Central Pancreatectomy［J］. J Am Coll Surg,2004,198(6):871-876.

［30］MICHAEL W,SIYAMEK N M,FRANKLIN K,et al. Central pancreatectomy without anastomosis［J］. World J Surg Oncol,2009,7:67.

［31］H RAMESH. End-to-end anastomosis of pancreas［J］. Surgery,2002,131(6):691-693.

［32］WENTE M N,SHRIKHANDE S V,MULLER M W,et al. Pancreaticojejunostomy versus pancreaticogastrostomy:systematic review and meta-analysis［J］. Am J Surg,2007,193(2):171-183.

［33］HONG D E,XIN Y,CAI X J,et al. Application of binding pancreatogastrostomy in laparoscopic central pancreatectomy［J］. World J Surg Oncol,2012,10:223-226.

［34］洪德飞,彭淑牗.腹腔镜肝胆胰脾外科手术操作与技巧［M］.北京:人民卫生出版社,2008:134-138.

［35］洪德飞,彭淑牗,郑雪咏.完全腹腔镜胰十二指肠切除、胰空肠捆绑吻合术治疗十二指肠乳头癌一例［J］.中华外科杂志,2006,44(5):357-358.

［36］TOPAL B,FIEUWS S,AERTS R,et al. Pancreaticojejunostomy versus pancreaticogastrostomy reconstruction after pancreaticoduodenectomy for pancreatic or periampullary tumours：a multicentre randomised trial［J］. Lancet Oncol，2013，14（7）：655-662.

［37］MANAHEM B，GUITTET L，MULLIRI A，et al. Pancreaticogastrostomy is superior to pancreaticojejunostomy for prevention of pancreatic fistula after pancreaticoduodenectomy：an updated meta-analysis of randomized cotrolled trials［J］. Ann Surg，2015，261（5）：882-887.

［38］KECK T，WELLNER U F，BAHRA M，et al. Pancreaticogastrostomy versus pancreaticojejunostomy for reconstruction after pancreaticoduodenectomy：perioperative and long-term results of a multicenter randomized controlled trial［J］. Ann Surg，2016，263（3）：440-449.

［39］GRENDAR J，OUELLET J F，SUTHERLAND F R，et al. In search of the best reconstructive technique after pancreaticoduodenectomy：pancreaticojejunostomy versus pancreaticojejunostomy［J］. Can J Surg，2015，58（3）：154-159.

［40］CRIPPA S，CIROCCHI R，RANDOLPH J，et al. Pancreaticojejunostomy is comparable to pancreaticogastrostomy after pancreaticoduodenectomy：an updated meta-analysis of randomized controlled trials［J］. Langenbecks Arch Surg，2016，401（4）：427-437.

［41］SHARPE S M，TALAMONTI M S，WANG C E，et al. Early national experience with Laparoscopic pancreaticoduodenectomy for ductal adenocarcinoma：a comparison of laparoscopic pancreaticoduodenectomy and open pancreaticoduodenectomy from the national cancer data base［J］. J Am Coll Surg，2015，221（7）：175-184.

［42］CROOME K P，FARNELL M B，QUE F G，et al. Total laparoscopic pancreaticoduodenectomy for pancreatic ductal adenocarcinoma：oncologic advantages over open approaches？［J］. Ann Surg，2014，260（4）：633-638.

［43］SONG K B，KIM S C，HWANG D W，et al. Matched Case-Control Analysis Comparing Laparoscopic and Open Pylorus-preserving Pancreaticoduodenectomy in Patients with Periampullary Tumors［J］. Ann Surg，2015，262（1）：146-155.

［44］CROOME K P，FARNELL M B，QUE F G，et al. Total laparoscopic pancreaticoduodenectomy for pancreatic ductal adenocarcinoma：oncologic advantages over open approaches？［J］. Ann Surg，2014，260（4）：633-638.

［45］KANG C M，LEE S H，CHUNG M J，et al. Laparoscopic pancreatic reconstruction technique following laparoscopic pancreaticoduodenectomy［J］. J Hepatobiliary Pancreat Sci，2015，22（3）：202-210.

［46］BASSI C，MARCHEGIANI G，DERVENIS C，et al. The 2016 update of the International Study Group（ISGPS）definition and grading of postoperative pancreatic fistula：11 Years After［J］. Surgery，2016，161（3）：584-591.

［47］洪德飞，张宇华，沈国樑，等 . 联合血管切除重建的腹腔镜和达芬奇机器人根治性胰十二指肠切除术五例［J］.中华肝胆外科杂志，2016，22（7）：473-477.

［48］MCMILLAN M T，SOI S，ASBUN H J，et al. Risk-adjusted outcomes of clinically relevant pancreatic fistula following pancreatoduodenectomy：A model for performance evaluation［J］. Ann Surg，2016，264（2）：344-352.

［49］BERGER A C，HOWARD T J，KENNEDY E P，et al. Does type of pancreaticojejunostomy after pancreaticoduodenectomy decrease rate of pancreatic fistula？ A randomized，prospective，dual-institution trial［J］. J Am Coll Surg，2009，208（5）：728-747.

［50］BASSI C，FAKCONI M，MOLINARI E，et al. Duct-to-mucosa versus end-to-side pancreaticojujunostomy reconstruction after pancreaticoduodenectomy：Results of a prospective randomized trial［J］. Surgery，2003，134（5）：766-771.

［51］BAI X L，ZHANG Q，GAO S L，et al. Duct-to-mucosa vs invagination for pancreaticojejunostomy after pancreaticoduodenectomy：A prospective，randomized controlled trial from a single surgeon［J］. J Am Coll Surgeons，2016，222（1）：10-18.

［52］NAKEEB E L，HAMDY E，SULTAN A M，et al. Isolated Roux loop pancreaticojejunostomy versus pancreaticogastrostomy after pancreaticoduodenectomy：A prospective randomized study［J］. HPB，2014，16（8）：713-722.

［53］洪德飞，刘亚辉，张宇华，等 . 腹腔镜胰十二指肠切除术 80 例疗效分析［J］.中国实用外科杂志，2016，36（8）：885-888+893.

［54］POVES I，MORTO O，BURDIO F，et al. Laparoscopic Blumgart pancreaticojejunostomy in laparoscopic pancreaticoduodenectomy［J］. Surg Endosc，2017，31（7）：2837-2845.

［55］陈庆民，王英超，刘松阳，等 .洪氏胰肠吻合术应用于 184 例腹腔镜胰十二指肠切除的疗效评价［J］.中华肝胆外科杂志，2019，25（11）：842-845.

［56］洪德飞，刘亚辉，张宇华，等 . 腹腔镜胰十二指肠切除术中"洪氏一针法"胰管空肠吻合的临床应用［J］.中华外科杂

志,2017,55(2):136-140.

［57］洪德飞.腹腔镜胰十二指肠切除术关键问题[J].中国实用外科杂志,2017,37(1):21-25.

［58］洪德飞.常规开展腹腔镜胰十二指肠切除术的经验和技术创新[J].肝胆胰外科杂志,2017,29(2):89-92.

［59］HONG D F,LI H G,LIU X L,et al. Incidence of postoperative pancreatic fistula after using a defined pancreaticojejunostomy technique for laparoscopic pancreaticoduodenectomy:a prospective multicenter study on 1033 patients ［J］. Intern J Surg, 2022,101:106620.

第六章

术中并发症的预防与处理

第一节 概 述

胰十二指肠切除术的手术范围广、创伤大、时间长,术后并发症发生率为 20%~50%。术中并发症发生率虽然没有确切的统计数据,但其发生与术中手术操作有密切关系,也关系到术后并发症的发生。因此,熟悉解剖、精细操作可以有效减少,甚至避免严重并发症(表 6-1)。发生严重并发症时,应该及时呼叫有经验的外科医师一起处理。在手术切除原则方面应掌握:良性病变行胰十二指肠切除术时,尽可能减少分离和切除组织,保留血管鞘膜;恶性病变行胰十二指肠切除术时,应实施规范切除和骨骼化清扫淋巴神经结缔组织。

表 6-1 手术步骤与术中并发症的预防

手术步骤	预防的术中并发症
腹腔镜探查	损伤胃肠或血管,探查不全面
开腹探查	热损伤胃肠道,探查不全面
离断右半胃结肠韧带	损伤中结肠动脉
Kocher 切口	损伤 IVC 或左肾静脉、SMA 根部
游离 SMV	损伤 SMV 及分支
胆囊切除、肝总管离断	损伤肝固有动脉或替代肝右动脉、副肝管,离断肝右管
肝十二指肠韧带骨骼化清扫	损伤肝动脉或替代肝右动脉
肝动脉游离	损伤肝动脉、门静脉
GDA 离断	动脉弓结扎综合征,残支无双重结扎或缝扎
断胃或十二指肠	十二指肠缺血(PPPD)
离断近端空肠并游离	损伤肠系膜下静脉
切断胰颈	损伤 SMV 或脾静脉及分支
SMPV 360° 游离	损伤 SMPV、SV,未缝扎或结扎残支;损伤第一支空肠静脉
SMA 右侧 180° 游离	损伤或结扎 SMA、未缝扎残支
胰肠或胰胃吻合	胰腺残端出血,空肠袢梗阻
胆肠吻合	缺血、吻合口狭窄、胆漏

续表

手术步骤	预防的术中并发症
胃肠吻合或十二指肠空肠吻合	缺血,扭曲,梗阻
安置空肠营养管	输入袢、输出袢判断错误
安置腹腔引流管	紧贴血管,位置不恰当
关腹	误缝胃肠壁、切口裂开、切口疝

注:IVC. 下腔静脉;SMA. 肠系膜上动脉;SMV. 肠系膜上静脉;GDA. 胃十二指肠动脉;SMPV. 肠系膜上静脉 - 门静脉;SV. 脾静脉;PPPD. 保留幽门的胰十二指肠切除术。

第二节　术中并发症的预防与处理

一、腹腔镜探查或开腹探查

腹腔镜探查建立气腹时,应避免穿刺针或穿刺鞘管损伤胃肠和大血管。对于既往有腹部手术史者,建议腹腔镜探查孔直接切开进腹。开腹探查时,切开腹壁进入腹腔应从剑突下开始,应用大纱垫分开腹壁与肠管后再延长切口,以免电热传导损伤结肠等脏器。

应探查所有腹腔、盆腔脏器及腹膜、网膜、肠系膜根部、肝十二指肠韧带有无肿瘤种植转移和淋巴结转移(图 6-1)。探查腹主动脉、肝动脉、SMA、SMV 是否已被侵犯。准确选择手术方式(终止、姑息、根治性切除)。

无法明确病灶,或无法明确病灶与重要血管关系时,可联合术中超声进行仔细探查。

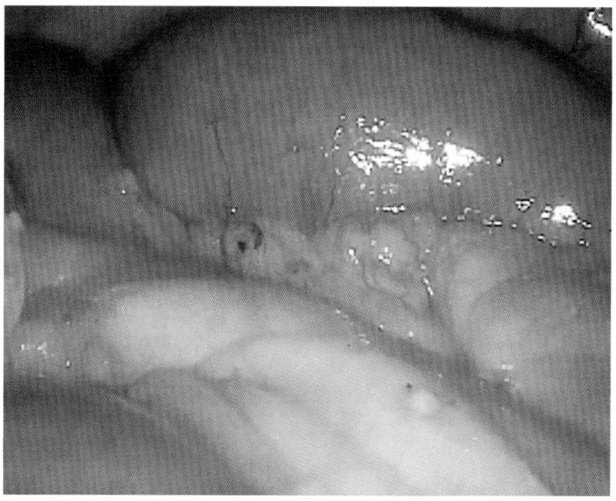

图 6-1　术前病理诊断十二指肠乳头癌,PET/CT 未见转移,术中腹腔镜探查见腹壁、肠系膜种植转移

二、手术操作并发症的预防及处理

(一) Kocher 切口

IVC 或左肾静脉:切开 Kocher 切口游离十二指肠时,易损伤 IVC 或左肾静脉、SMA 根部而造成大出血(图 6-2)。

处理:直视下止血,应用手指或花生米压迫出血点,或用无损伤镊夹住出血点;小破口可以直接应用 4-0 或 5-0 Prolene 线进行修补;大破口在压住出血点后,游离出血点的上、下端血管,应用血管阻断钳阻断上、下端血管,再应用 4-0 或 5-0 Prolene 线进行修补。

预防:明确解剖关系,避免盲目游离。在胰头肿块较大、手术视野不清时,应避免后径路显露 SMA 根部。

(二) 游离 SMV

SMV 损伤:在胰腺下缘游离 SMV,在胰颈后方损伤 SMV 造成出血(图 6-3)。

处理:使用静脉拉钩提起胰颈下缘显露出血点,或用无损伤钳夹闭出血点,应用 5-0 Prolene 线进行修补。无法修补时,可用纱条或花生米压住出血点,迅速分离出血点所在血管的上、下端,采用胰门三头阻断技术止血;腹腔镜胰十二指肠切除时肠系膜上静脉损伤出血时,可用吸引器头压迫、血管阻断夹或金属夹夹闭出血点,然后应用 5-0 Prolene 线进行修补。若出血凶猛,腹腔镜下无法修补血管,应中转开腹。

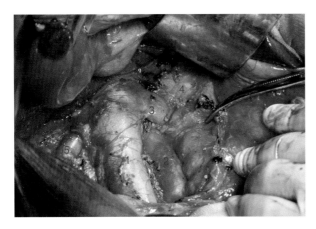

图 6-2 沿解剖层次打开 Kocher 切口

1. 下腔静脉;2. 腹主动脉;3. 左肾静脉;4.S 肠系膜上静脉;
5. 右肾静脉。

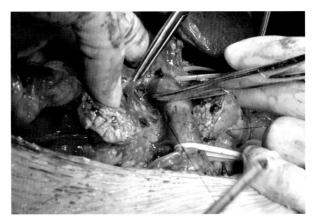

图 6-3 原位游离 SMV,残支要缝扎

1. 肠系膜上静脉;2. 胰头;3. Belcher 静脉。

预防:①胰颈与 SMV 粘连时,如慢性胰腺炎患者,应避免盲目从胰颈后方分离 SMV,可应用胰门三头阻断技术;②腹腔镜下应用吸引器头钝性分离 SMV;③不预先分离胰后隧道,可以边断胰颈边显露 SMV。

（三）胆囊切除、肝总管离断

肝动脉或替代肝右动脉损伤:起源于 SMA 的肝总动脉,在门静脉前方通过十二指肠和胰颈。正常情况下,肝右动脉在肝总管背侧进入右肝,20% 的患者肝右动脉起源于肠系膜上动脉(替代肝右动脉)或 GDA。替代肝右动脉沿胆总管、肝总管的侧后方抵达第一肝门部(图 6-4、图 6-5)。骨骼化清扫肝十二指肠韧带、离断肝总管或切断钩突时若损伤替代肝右动脉和起源于 SMA 的肝总动脉,可能导致术后并发肝脓肿或胆道长期狭窄引流不畅。

处理:应用 6-0 Prolene 线进行修补或吻合。

预防:术前,通过 CT 血管造影(CTA)明确是否有替代肝右动脉或异位起源的肝动脉;术中,清扫门静脉右后方淋巴结时要先触摸或观察是否有来自肠系膜上动脉的替代肝右动脉和肝总动脉(图 6-6)。

副肝管或肝右管汇入胆囊管时,离断肝总管时会离断副肝管或肝右管。术前 MRCP 检查可明确有无肝右管变异,变异时可离断胆总管(图 6-7)。

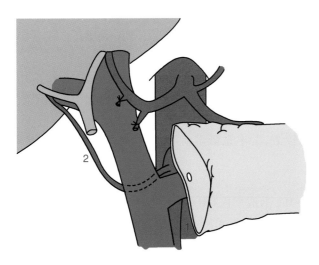

图 6-4 起源于 SMA 的替代肝右动脉

1. 肠系膜上动脉;2. 替代肝右动脉。

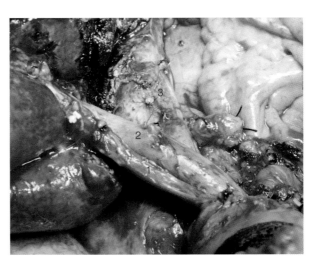

图 6-5 起源于 SMA 的替代肝右动脉

1. 替代肝右动脉;2. 门静脉;3. 下腔静脉。

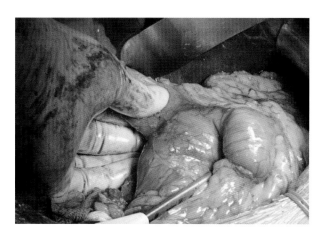

图 6-6　触摸有无异位的副肝右动脉，注意保护

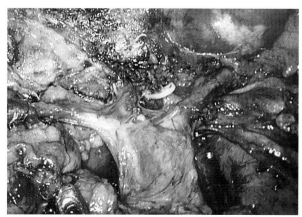

图 6-7　胆囊管与肝右管汇合时，应离断胆总管进行胆肠吻合术

（四）肝动脉游离、GDA 离断

肝坏死、前肠缺血：在少见情况下，当腹腔干因动脉粥样硬化或膈肌中角弓状韧带而造成部分或全部闭塞（arcuate ligament syndrome，动脉弓结扎综合征）时，肝动脉需要起源于 SMA 的胰头血管弓经 GDA 供血。若在这种情况下离断 GDA，将导致前肠缺血、肝坏死，甚至出现危及生命的并发症。

处理：应用 6-0 或 7-0 Prolene 线进行吻合。

预防：分离和结扎胃十二指肠动脉前，须用血管阻断夹阻断血管后，检查确保肝动脉搏动良好（图 6-8）。

罕见情况下，肝右动脉起源于 GDA，GDA 根部结扎离断时，将离断肝右动脉（图 6-9）。肝总动脉起源于 SMA（图 6-10），离断胆管时应避免损伤，术前 CTA 可明确，术中肝十二指肠韧带骨骼化清扫时明确肝总动脉及肝左、右动脉后再结扎离断GDA 和肝总管。

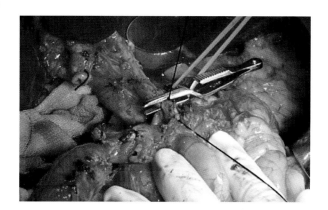

图 6-8　离断 GDA 前行夹闭试验，避免动脉弓结扎综合征
1. 肝总管；2. 门静脉；3. 肝固有动脉；4. 胃十二指肠动脉。

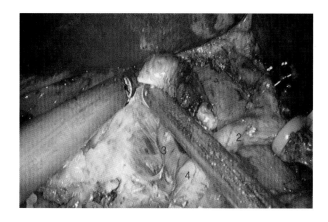

图 6-9　肝右动脉起源于 GDA
1. 肝固有动脉；2. 胃十二指肠动脉和肝右动脉共干；3. 肝右动脉；4. 胃十二指肠动脉。

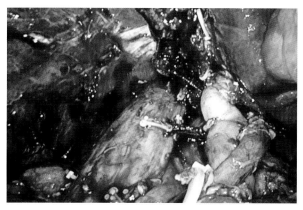

图 6-10　起源于 SMA 的肝总动脉
1. 肝总动脉。

开腹手术时 GDA 残支双重结扎后，缝扎封闭残端血管开口，或同腹腔镜手术一样处理；对于腹腔镜胰十二指肠切除术，笔者常规用 4-0 可吸收线对 GDA 残支结扎一道，5mm 血管夹双重结扎，远端双重结扎后离断，避免 GDA 残支结扎线或血管夹脱落引起大出血。远端单道结扎可能脱落引起大出血，尤其腹腔镜手术血管夹脱落后血管头回缩后很难找到。

（五）肠系膜上静脉、门静脉游离

PV-SMV 损伤：偶有一支冠状静脉（图 6-11）或胰十二指肠上静脉（superior pancreaticoduodenal vein, SPDV）自门静脉前方汇入。除胃结肠干（由胃网膜右静脉和右结肠静脉汇合成）外，肠系膜上静脉前方通常不发出较粗的静脉；当钩突与肠系膜上静脉 - 门静脉（superior mesenteric-portal vein, SMPV）有致密粘连或肿瘤侵犯时，勉强分离钩突与 SMPV 易损伤 SMPV。

处理：开腹手术时，术者用手掌托起胰十二指肠，拇指压迫止血。在直视下应用 5-0 Prolene 线修补破口。无法修补时，可用纱条或花生米压住出血点，迅速分离出血点所在血管的上、下端，应用胰门三头阻断技术止血。腹腔镜胰十二指肠切除肠系膜上静脉损伤出血时，可用吸引器头压迫，以及哈巴狗钳或金属夹夹闭出血点，然后应用 5-0 Prolene 线修补。若出血凶猛，腹腔镜下无法修补血管，应中转开腹。

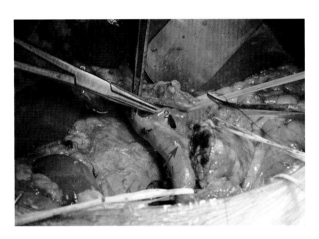

图 6-11　游离门静脉，冠状静脉残支缝扎或结扎
1. 肠系膜上静脉；2. 冠状静脉。

预防：①胰颈与 SMV 粘连时，如慢性胰腺炎患者，应避免盲目从胰颈后方分离 SMV，可应用胰门三头阻断技术；②腹腔镜下应用吸引器头钝性分离 SMV；③不预先分离胰后隧道，可以边断胰颈边显露 SMV；④ SMA 优先途径离断胰腺钩突系膜时，在血管阻断钳控制下或同标本一起切除门静脉或肠系膜上静脉，之后行 PV 或 SMV 血管重建。腹腔镜下游离 SMPV 时，应避免撕裂，离断 SMPV 分支近端应用双重血管夹夹闭。

当胰十二指肠下静脉汇入第一支空肠静脉，再注入肠系膜上静脉时，第一支空肠静脉容易被损伤引起大出血。开腹手术时，可用手指控制出血点后进行缝扎；腹腔镜手术时，可用金属夹夹闭出血点，然后仔细分离出血管根部，予以结扎。

（六）SMA 右侧 180° 游离

SMA 损伤或结扎：当钩突与 SMA 有致密粘连或肿瘤较大视野不清时，勉强分离钩突与 SMA 易致损伤。盲目结扎 SMA 主干将导致灾难性的肠缺血。应全程显露 SMA，沿 SMA 右侧离断钩突系膜，稳妥结扎 IPDA（图 6-12）和胰十二指肠后上动脉后，以超声刀离断（图 6-13）。

处理：开腹手术时，术者用手掌托起胰十二指肠，拇指压迫止血。在直视下应用 6-0 或 7-0 Prolene 线进行修补。腹腔镜手术时，游离 SMA，在 SMA 破口的上、下端应用钛夹阻断（钛夹不要过度夹闭），然后应用 6-0 或 7-0 Prolene 线进行吻合或修补。腹腔镜下无法止血时应中转开腹。

预防：全程游离并显露 SMA 走向。

（七）胰肠或胰胃吻合术

胰消化道吻合首选胰腺导管空肠黏膜吻合术，但对细小胰管实施胰管空肠黏膜吻合术是技术难题。笔者发明的洪氏胰肠吻合术不仅胰瘘发生率低，而且吻合简便，不受胰管直径大小限制。

胰腺残端术后出血和胰瘘：术中胰腺残端出血不要依赖电凝止血，应用 Prolene 线缝扎止血。

预防和处理：选择捆绑式或套入式胰肠或胰胃吻合等消化液接触性胰消化道重建术时，应用 4-0 Prolene 线间断或褥式适度缝合胰腺残端（图 6-14）；避免胰腺残端过度游离或缝扎，导致缺血；也可选择除胰管外用生物膜或避孕套进行包裹隔绝胰腺断面与消化液的接触（图 6-15），笔者不建议选用消化液接触性胰消化道重建术。选用胰管对空肠黏膜吻合术或 I 型洪氏胰肠吻合术时，空肠浆肌层与胰腺残端一定要靠近。

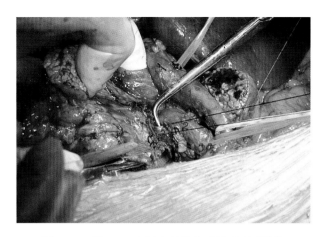

图 6-12　沿 SMA 右侧离断钩突系膜残支要缝扎
1.肠系膜上静脉;2.肠系膜上动脉;3.胰十二指肠下动脉。

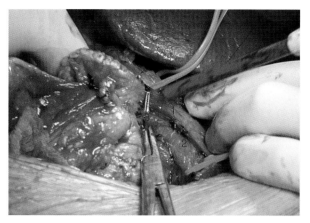

图 6-13　沿 SMA 右侧离断钩突系膜
1.肠系膜上静脉;2.肠系膜上动脉;3.胰十二指肠后上动脉。

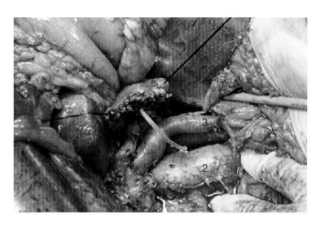

图 6-14　应用 4-0 Prolene 线间断精细缝合胰腺残端
1.胰腺残端;2.下腔静脉;3.肠系膜上静脉;4.肠系膜上动脉。

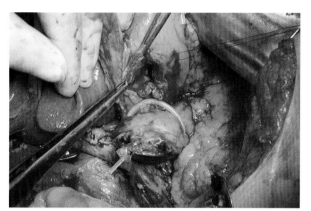

图 6-15　游离胰腺残端,并以避孕套保护
箭头示胰液引流管。

　　发现胰腺残端有细小副胰管时,可缝扎,避免副胰管开放在腹腔内引起术后胰瘘。

（八）胆肠吻合

胆肠吻合口漏或狭窄:吻合口距离肝左、右管分叉过长,肝管骨骼化清扫后缺血。肝总管直径 <8mm 时,连续缝合远期胆肠吻合口容易引起狭窄。

预防:吻合口距离肝左、右管分叉处 2cm 以内,注意保留肝门部血供,避免损伤肝固有动脉及肝左、右动脉。肝总管直径 <8mm 时,避免连续缝合,腹腔镜下可应用后壁连续缝合,前壁间断缝合;开腹重建时,前、后壁可用间断缝合。

（九）术后假性动脉瘤等破裂出血

动脉内膜或鞘膜损伤:应用可损伤组织的血管钳钳夹血管损伤血管内膜,术后易形成假性动脉瘤等破裂出血;剥离血管时损伤血管鞘膜;超声刀或电刀等热损伤血管;腹腔镜血管夹锁扣损伤血管等。

预防和处理:血管保留侧应先套扎后离断或血管夹双重结扎,腹腔镜下血管保留侧可采用线结扎 + 血管夹双重结扎;避免医源性损伤血管;避免损伤血管鞘膜和热损伤血管。

（十）术后血管结扎线或血管夹松脱出血

血管结扎线松脱:肝动脉、门静脉、肠系膜上静脉、肠系膜上动脉分支保留侧血管未双重结扎,或未缝扎加固。

预防和处理:保留侧血管蒂过短,结扎后必须应用血管缝合线(笔者通常用 4-0 或 5-0 Prolene 线)再加一道缝扎。腹腔镜下血管保留侧可用血管夹或可吸收线双重结扎或缝扎。离断时应用超声刀慢挡离断，其作用等于结扎一道。

参考文献

［1］ JOHN L C,CORINNE S. 消化外科手术图谱［M］.陈规划,译.2版.北京:人民卫生出版社,2010.

［2］ STEPHEN R T EVANS. 外科失误和处理的预防［M］.李非,译.北京:北京大学医学出版社,2012.

［3］ MASATOSHI M,WATARU K. 胰脾外科要点与盲点［M］.董家鸿,译.北京:人民卫生出版社,2010.

［4］ 洪德飞,彭淑牖.腹腔镜肝胆胰脾外科手术操作与技巧［M］.北京:人民卫生出版社,2008:134-138.

［5］ 洪德飞,刘颖斌,彭淑牖.如何提高胰头癌根治的彻底性和安全性［J］.中华肝胆外科杂志,2010,16(2):88-91.

［6］ 洪德飞,彭淑牖.胰腺癌根治术联合血管切除术中血管切除的指征探讨［J］.外科理论与实践,2007,12(3):268-270.

［7］ 彭淑牖,洪德飞,许斌,等.简易胰门三头控制技术在困难型胰十二指肠切除术中的应用［J］.中华外科杂志,2007,45(21):1466-1468.

［8］ 彭淑牖,洪德飞,许斌,等.肠系膜上动、静脉交叉提拉技术在胰头癌根治切除术中的应用［J］.中华普通外科杂志,2008,23(5):391-392.

［9］ HONG D E,XIN Y,CAI X J,et al. Application of binding pancreatogastrostomy in laparoscopic central pancreatectomy［J］. World Journal of Surgical Oncology,2012,10:223-226.

［10］ 洪德飞,黄东胜,彭淑牖.胰肠吻合还是胰胃吻合——老概念还是新发现?［J］.中华普通外科杂志,2013,28(7):564-565.

［11］ 洪德飞,彭淑牖,沈国樑,等.全胰腺系膜切除理念应用于胰头癌根治术的初步体会［J］.中华普通外科杂志,2014,29(5):344-347.

［12］ WILLIAM C W,CHARLES A S,JOHN E S,et al. Anatomic Basis of Tumor Surgery［M］. New York:Springer-Verlag,2010.

［13］ 洪德飞.腹腔镜胰十二指肠切除术关键问题［J］.中国实用外科杂志,2017,37(1):21-25.

［14］ 洪德飞,刘亚辉,张宇华,等.腹腔镜胰十二指肠切除术中"洪氏一针法"胰管空肠吻合的临床应用［J］.中华外科杂志,2017,55(2):136-140.

［15］ 洪德飞.常规开展腹腔镜胰十二指肠切除术的经验和技术创新［J］.肝胆胰外科杂志,2017,29(2):89-92.

［16］ 洪德飞,刘建华,刘亚辉,等.一针法胰肠吻合用于腹腔镜胰十二指肠切除术多中心研究［J］.中国实用外科杂志,2018,38(7):792-795.

［17］ 张太平,洪德飞.胰十二指肠切除术后出血并发症处理［J］.中国实用外科杂志,2018,38(7):775-776.

［18］ 洪德飞.学习曲线期安全开展腹腔镜胰十二指肠切除术经验［J］.中国实用外科杂志,2018,38(7):820-823.

［19］ 洪德飞.腹腔镜胰腺切除术发展机遇与挑战［J］.浙江医学,2017,39(22):1943-1947+2069.

第七章

胰头癌根治术新理念与新技术

当壶腹部周围巨大肿瘤、肿瘤侵犯或累及 PV-SMV,或因反复炎症发作导致胰腺组织与 PV-SMV 有致密粘连时,游离 PV-SMV 或切除肿瘤有可能引起大出血。PD 术中大出血时如何控制出血、实施修补或缝扎,关系到手术的安全性、肿瘤的根治性能否得到保障,以及术后严重并发症和死亡是否发生。笔者在长期的胰十二指肠切除术的临床实践中,积累了安全实施这些高危复杂的胰十二指肠切除术的丰富经验。本章结合文献,介绍几种在高危复杂胰十二指肠切除术中应用的预防和控制出血的技术,以及确保 R_0 切除的技术。

第一节　简易胰门血管三头控制技术

较大的壶腹部周围肿瘤或胰头癌伴发慢性胰腺炎时,癌组织或胰腺组织与胰门血管紧密粘连或接触性生长,采用常规方法分离肠系膜上静脉(先分离 SMV,然后离断胰颈)可能引起难以控制的大出血;或误判为肿瘤侵犯血管,行联合血管切除重建的胰十二指肠切除术,因为研究表明约 50% 联合血管切除重建的胰十二指肠切除术术后病理报告证实并非肿瘤侵犯,而是慢性炎症。为提高该类困难型壶腹周围癌的手术安全性和切除率,避免不必要的血管切除重建而增加手术风险,笔者探索了简易胰门血管三头控制技术,即在分离 SMV 以前控制门静脉、肠系膜上血管和系膜组织、脾静脉和胰体尾。

笔者定义胰门的概念:脾静脉、肠系膜上静脉汇入门静脉的部位称为"胰门"。

一、适应证

当术中探查发现应用常规方法游离 SMV 很困难、较大的壶腹部周围肿瘤压迫胰门血管或壶腹部周围肿瘤伴慢性胰腺炎与胰门血管粘连时,应用该技术可以预防分离 SMV 引起的大出血。

当分离胰后隧道损伤 PV-SMV 或脾静脉根部引起出血时,可用该技术先控制出血,然后分离胰后隧道显露 PV-SMV 或脾静脉根部,应用 5-0 或 6-0 Prolene 线进行血管修补。

二、技术要点

1. 在胰颈上缘分离出门静脉穿过血管控制带(图 7-1)。

2. 游离十二指肠至腹主动脉左侧,在钩突下缘分离出肠系膜血管后方间隙,穿过血管控制带,从肠系膜血管后方间隙穿出,连同系膜一起控制 SMA 和 SMV(图 7-2)。

3. 从肠系膜血管后方间隙穿过血管控制带,从胰头后方绕过,然后从切开的肝胃韧带穿出,连同胰体、胰尾一起控制脾动、静脉,即完成简易胰门血管控制带的放置(图 7-3)。

4. 应用电刀或超声刀断离胰颈部,直至完全离断而游离出肠系膜上静脉前壁(图 7-4)。显露血管活

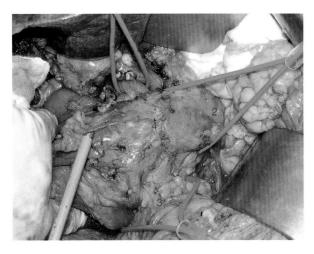

图 7-1　在胰颈上缘分离出门静脉穿过血管控制带
1. 门静脉控制带；2. 脾静脉及胰腺体尾控制带；3. 肠系膜上血管系膜控制带；4. 胰颈部。

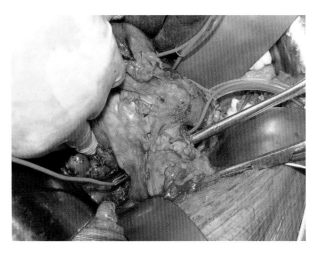

图 7-2　在钩突下缘分离出系膜间隙，穿过血管控制带
1. 门静脉控制带；2. 脾静脉及胰腺体尾控制带；3. 肠系膜上动脉和肠系膜上静脉控制带。

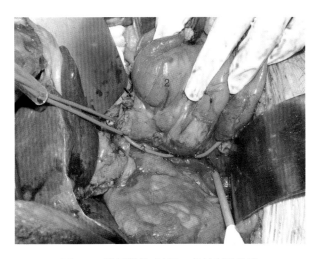

图 7-3　连同胰体、胰尾一起控制脾静脉
1. 门静脉控制带；2. 十二指肠；3. 脾静脉及胰腺体尾控制带；4. 肠系膜上动脉、肠系膜上静脉及系膜控制带。

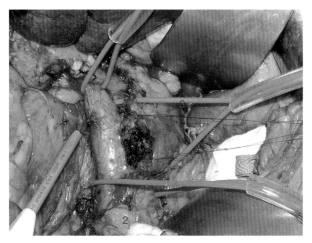

图 7-4　离断胰颈
1. 门静脉控制带；2. 肠系膜上动脉、肠系膜上静脉及系膜控制带；3. 脾静脉及胰腺体尾控制带；4. 胰腺残端。

动性出血点进行修补。

三、优点

1. 不需要在离断胰颈前先分离 SMV，而是边离断胰颈边显露 SMV，避免传统方法分离 SMV 引起的大出血。

2. 在游离 SMV 和切除钩突时，若血管壁破裂、分支断裂或创面有明显渗血时，可阻断胰门汇合之血管，以减少术中出血量。

3. 在游离肠系膜上静脉和切除钩突时，若血管损伤引起大出血可随时阻断胰门汇合之血管，用 5-0 Prolene 线从容修补血管。

4. 显露胰门血管后，可更为直观地判断血管是否受肿瘤浸润，必要时可切取可疑的"病灶或血管鞘组织"行术中快速病理切片检查，以减少血管误切重建。

第二节　SMV、SMA 交叉提拉技术

根治性胰十二指肠切除术要求完整切除胰腺钩突,清扫 SMA 右侧的淋巴结、受累软组织及神经丛。SMV、SMA 交叉提拉技术可以提高困难型壶腹周围癌根治性切除术的手术安全性和 R_0 切除率,避免钩突残留,避免 SMV、SMA 的医源性损伤,避免不必要的血管切除重建,往往与 SMA 优先技术结合应用。

一、适应证

胰头癌根治性胰十二指肠切除术;壶腹部周围肿瘤较大压迫 SMV、SMA;壶腹部周围肿瘤伴慢性胰腺炎与肠系膜上静脉紧密粘连。

二、技术要点

1. 游离 SMA 和 SMV,分别用血管吊带悬吊　胰十二指肠切除术进行到切除钩突时,在胰腺下缘相对疏松处分离出 SMV 和 SMA,分别穿过血管吊带(图 7-5)。

2. 360°游离 SMV　提起 SMV,小心地将胰腺钩突部从 SMV 分离,结扎其分支。若 SMV 破损出血,可提起静脉阻断带,进行止血或应用 5-0 Prolene 线修补血管。

3. SMA 和 SMV 交叉提拉　当钩突部完全从 SMV 分离后,将 SMA 牵拉至 SMV 右侧,SMV 自然被牵拉至 SMA 左侧(图 7-6)。沿 SMA 右侧离断胰腺钩突系膜。在此过程中,往往需要结扎该动脉发出的如 IPDA 等各分支动脉,并注意尽可能保留肠系膜上动脉左侧的神经结缔组织,以避免术后重度腹泻的发生。

4. SMA 和 SMV 复位　完整切除胰十二指肠标本后复位 SMV/SMA 后继续清扫腹腔神经丛(图 7-7)。在脾静脉根部穿过血管牵引带提起脾静脉,在胃左动脉、肝总动脉和脾动脉主干分别穿过血管牵引带,将 SMV 和 SMA 分别向左右牵开,清扫 SMA 根部与腹主动脉夹角之间的淋巴结以及腹主动脉、下腔静脉和左肾静脉之间的淋巴结和神经丛(图 7-8)。

三、优点

1. 有效保护肠系膜上动、静脉,避免术中损伤。

2. 在游离肠系膜上静脉和切除钩突时,若血管壁破裂或分支断裂可随时提起血管吊带,用 Prolene 线从容修补血管。

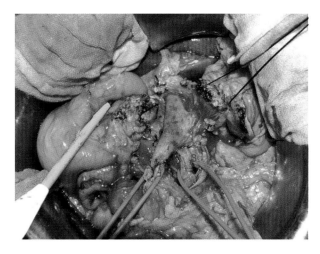

图 7-5　肠系膜上动脉、肠系膜上静脉原位提拉
1. 胰腺钩突;2. 肠系膜上静脉;3. 肠系膜上动脉;4. 胰腺远端切缘。

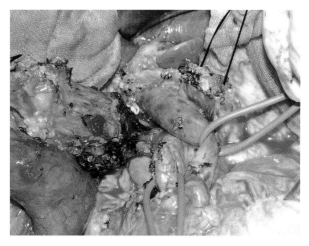

图 7-6　SMA 和 SMV 交叉提拉,SMA 牵拉至 SMV 右侧
1. 胰腺钩突;2. 胰腺远断;3. 肠系膜上静脉;4. 肠系膜上动脉。

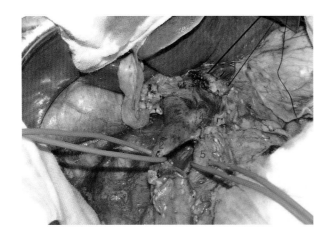

图 7-7　SMA 和 SMV 复位复位

1. 门静脉；2. 肠系膜上静脉；3. 胰腺远端切缘；4. 脾静脉；
5. 肠系膜上动脉。

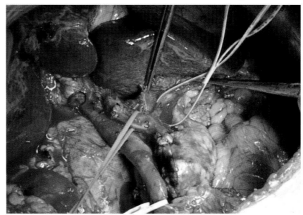

图 7-8　清扫腹腔干周围淋巴结和神经丛

1. 肝固有动脉；2. 胃十二指肠动脉；3. 肝总动脉；4. 胃左
动脉。

3. 将 SMA 牵拉至 SMV 左侧，可使胰腺钩突系膜完全从 SMA 离断。

4. 将 SMA\SMV 牵开后，使该夹角变大，有利于 SMA 周围的骨骼化清扫。

第三节　SMA 优先技术

20 世纪 80 年代，系列研究表明 PV、SMV 被侵犯的主要原因是胰头癌（导管腺癌）的解剖位置特殊，而非预后不良，联合 PV-SMV 切除使 PD 的 R_0 切除率上升至 40%~50%；联合动脉切除的 Fortner II 型术式不能提高患者的远期生存率，反而增加手术病死率和并发症发生率。因此，胰头癌根治性切除术从动脉时代步入了静脉时代。2003 年法国 Pessaux 等提出了"动脉优先"入路 PD，动脉优先探查包括 SMA、腹腔干、肝总动脉。

胰头癌是否可根治性切除取决于 SMA 是否受肿瘤侵犯，术中最先需判断的是 SMA，而不是 SMV，为此推动了动脉优先技术的发展。至今有 6 种不同的动脉优先入路，即上入路、前入路、后入路、左后入路、右 / 中钩突入路和肠系膜入路（图 7-9）。在 6 种动脉优先入路中，理论上，前入路最符合"no-touch"肿瘤无接触技术，当肿瘤位于钩突部时，应用前入路显露 SMA 比较容易。后入路的优点是早期可确定 SMA 和 SMV 侵犯程度，有助于胰腺后方清扫和整块切除，有助于异位肝右动脉的保护（发生率 15%~17%）；缺点是胰腺后方组织炎症较重或胰头部肿瘤较大时分离比较困难。

"动脉优先技术"对于提高切除率、改善预后方面的优势还未得到前瞻性随机研究结果的证实。在两项病例对照研究中，一项研究表明，采用悬吊法的"动脉优先"PD 和标准 PD 相比，切除率显著提高，达 94%；另一项研究表明，采用"动脉优先"的 PD 和标准 PD 相比，术后平均生存时间分别为 (19.9 ± 11.93) 个月和 (20.8 ± 14.56) 个月，两者差异无统计学意义。Kurosaki 等应用左后入路"动脉优

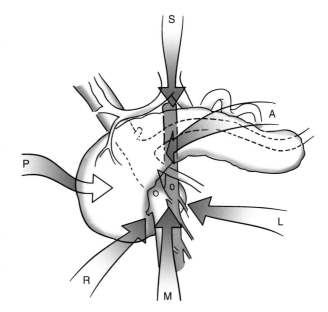

图 7-9　动脉优先入路的 6 种方式

S. 上入路；A. 前入路；P. 后入路；L. 左后入路；R. 右 / 中钩突入路；M. 肠系膜入路。

先"PD与标准PD相比,3年生存率分别为52.8%、17.1%,复发率分别为10%、37.1%,两者差异有统计学意义。

一、优点

1. 对于术前影像学检查判断为可能切除的胰头癌(CT血管受侵 Loyer 分级标准为 C 型或 D 型),可以早期进一步确定是否可切除,避免无退路不可切除。

2. 可以规范壶腹部癌胰十二指肠切除的根治标准,以利于钩突完整切除。

3. 有助于避免 SMA 和副肝右动脉的医源性损伤。

4. 有助于胰腺全系膜切除。

5. 腹腔镜下应用于钩突困难切除病例,可以提高手术安全性,减少出血和降低中转开腹率。

二、手术要点

笔者常规应用"前入路"或"后入路"动脉优先技术。

1. "前入路"动脉优先技术。打开胃结肠韧带,游离结肠系膜前叶直至胰腺下缘,根据 SMA 的搏动,切开 SMA 腹面鞘膜,充分显露 SMA 2~3cm。探查肝总动脉和腹腔干(图7-10)。

2. 扩大 Kocher 切口的"后入路"动脉优先技术(图7-11、图7-12)。

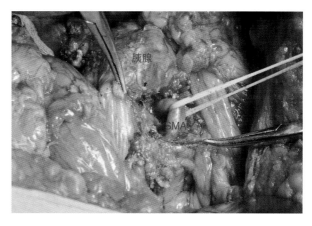

图 7-10　前入路游离 SMA
SMA.肠系膜上动脉。

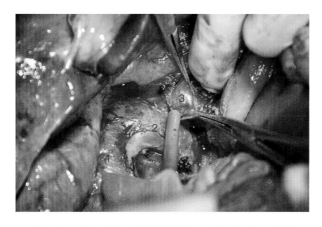

图 7-11　后入路沿左肾静脉根部上方游离 SMA 根部
1.下腔静脉;2.左肾静脉;3.肠系膜上动脉。

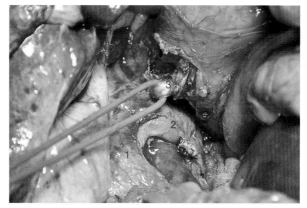

图 7-12　悬吊 SMA
1.下腔静脉;2.左肾静脉;3.肠系膜上动脉。

第四节　动脉血供优先离断技术

十二指肠和胰头部主要由肝总动脉发出的胃十二指肠动脉(GDA)和 SMA 发出的胰十二指肠下动脉供血。胰十二指肠上前动脉(ASPDA)和胰十二指肠下前动脉(AIPDA)组成胰十二指肠前动脉弓,胰头后面主要是胰十二指肠上后动脉(PSPDA)和胰十二指肠下后动脉(PIPDA)组成的胰十二指肠后动脉弓,主要来源于胃十二指肠动脉(GDA)、腹腔干(CA)和肠系膜上动脉(SMA)。因此,在切除钩突前预先离断区域动脉可能减少术中出血,提升手术质量。该技术常与动脉优先技术、全胰腺系膜切除互相结合应用。

一、适应证

1. 较大的壶腹部周围肿瘤压迫胰门血管。
2. 壶腹部周围肿瘤伴慢性胰腺炎与胰门血管粘连。
3. 联合 PV-SMV 切除重建的胰十二指肠切除术。

二、技术要点

1. GDA 结扎离断　距肝左、右管汇合处约 1cm 离断肝总管，自肝门板自头侧向足侧骨骼化清扫肝十二指肠韧带时；后首先游离出肝总动脉，自肝总动脉起始部向肝门部游离就可以非常容易地游离出 GDA，并进行离断、缝扎（图 7-13）。

2. 离断 SMA 或腹腔干发出的分支　游离 SMA、SMV 和脾静脉，SMA 和 SMV 应用血管吊带向左右分别牵开，并提起脾静脉。在 SMA 的右侧自足侧向头侧离断钩突系膜，游离并结扎 IPDA，或起源于 SMA 的胰十二指肠上动脉及其他变异动脉，形成穿越脾静脉的孤立隧道，至此胰头十二指肠的动脉血供基本离断（图 7-14）。当术前影像学检查明确脾静脉汇入门静脉处受肿瘤侵犯，可直接离断脾静脉根部，更容易牵开 SMV 和 SMA。然后再游离 SMV-PV 并切除标本。

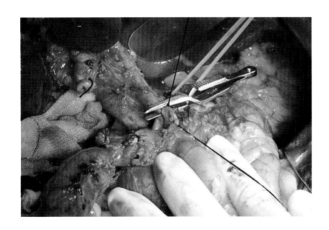

图 7-13　离断肝总管后向下清扫，能自然显露 GDA，予以离断缝扎

　1. 肝总管；2. 门静脉；3. 肝固有动脉；4. 胃十二指肠动脉。

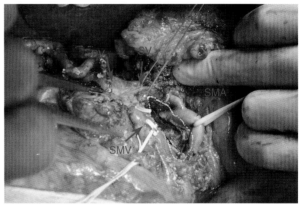

图 7-14　向左、右牵开 SMA、SMV 后，自 SMA 右侧自足侧向头侧离断钩突系膜

PV. 门静脉；SV. 脾静脉；SMV. 肠系膜上静脉 . SMA：肠系膜上动脉。

第五节　全胰腺系膜切除和海德堡三角清扫理念与技术

不同于其他壶腹部周围实性肿瘤，胰腺癌具有嗜神经侵犯的特点，易侵犯胰内及胰周神经组织，而且可发生在胰腺癌早期，其总体发生率为 70%~98%。经典 PD 术后，残留于肠系膜上动脉（SMA）、腹腔干（CA）和肝总动脉（CHA）周围的神经淋巴组织中的少量癌细胞可导致早期局部复发，甚至远处转移。这使胰腺外科专家和病理专家对 R_0 切除提出了质疑。全直肠系膜切除（total mesorectal excision，TME）和全结肠系膜切除（complete mesocolic excision，CME）的理念点燃了胰腺外科专家对"胰腺系膜"的遐想。2006 年 Verbeke 等首先指出胰腺系膜为腹膜后切缘最重要的部分，根据此标准，胰腺癌的 R_1 切除率达到 85%。2007 年 Gockel 等首先提出了"胰腺系膜"的概念，将其定义为：胰头后、SMA 右侧环胰腺周围富含神经丛、血管、淋巴管，以及引流胰头和钩突的淋巴结脂肪结缔组织。全胰腺系膜切除（total mesopancreas excision，TMpE）可能会提高胰头癌 R_0 切除率，给患者带来生存获益，但对全胰腺系膜是否存在、范围，学术界至今仍有争议。Adham、Pessaux 等报告应用TMpE 理念进行胰头癌根治术，R$_0$ 切除率分别高达80.7% 和 94%，但 Dumitrascu 等应用 TMpE 与传统胰十二指肠切除术相比，生存率无影响。

2017 年德国海德堡欧洲胰腺中心 Büchler 教授提出的海德堡三角清扫，即彻底清扫由 SMA、CA、CHA 和 PV-SMV 所构成的三角形区域内神经纤维淋巴组织(图 7-15)，同全胰腺系膜切除理念与技术一样，旨在获得更彻底的局部切除并降低术后局部复发率。由于"海德堡三角"清扫过程中对 SMA 和 CA 周围腹腔自主神经的切除，术后患者可能发生腹泻，若胰头癌根治术保留 SMA 和CA 左半周神经组织可以避免患者术后出现严重腹泻。

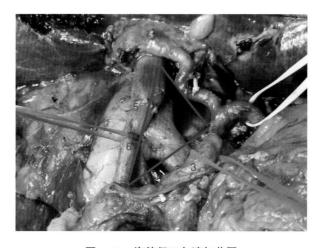

图 7-15　海德堡三角清扫范围
1. 肝总动脉;2. 腹腔干;3. 肠系膜上动脉;4. 门静脉;5. 门静脉重建处;6. 肠系膜上静脉。

一、优点

胰腺全系膜整块切除或海德堡三角清扫技术能否提高 R$_0$ 切除率，是否给患者带来生存获益，虽然仍需大样本或前瞻性多中心临床随机对照研究加以论证，但笔者认为，至少可以统一和规范腹膜后切缘的标准，进而推动胰十二指肠切除术 R$_0$ 切除的标准化和规范化。这种标准，不仅适用于胰头癌，而且也适用于其他局部晚期的壶腹部恶性肿瘤需行胰十二指肠切除术的患者。在具体操作技术上需要联合动脉血供优先离断技术。

二、全胰腺系膜切除技术要点

1. 扩大的 Kocher 切口　游离肝结肠韧带、十二指肠结肠韧带和右半结肠侧腹膜，将右半结肠推向下腹部。扩大的 Kocher 切口使十二指肠、胰头向左上侧翻转直至显露下腔静脉(IVC)、左肾静脉(left renal vein，LRV)和腹主动脉左侧(图 7-16)。

2. 肝十二指肠韧带骨骼化清扫　游离肝总动脉并用血管吊带牵拉，沿肝动脉自起始部向肝门部骨骼化清扫，结扎离断胃右动脉和 GDA。离断肝总管，逆行切除胆囊，自肝门部向足侧骨骼化清扫肝十二指肠韧带。游离 SMA、SMV 和 SV 根部(若汇合部受肿瘤侵犯，可缝扎离断 SV 根部)，分别应用血管吊带悬吊。主刀医师左手四指垫在胰头后以保护腹主动脉和下腔静脉，将 SMA 和 SMV 应用血管吊带分别向右和左侧牵拉，应用血管钳在

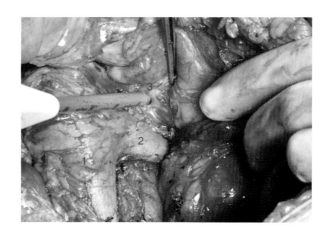

图 7-16　扩大的 Kocher 切口游离
1. 下腔静脉;2. 左肾静脉;3. 肠系膜上动脉。

SMA 的右侧自上而下贯通，应用超声刀自尾侧向头侧离断胰腺系膜，可见胰腺系膜从 SMA 右缘分离后形成的沟壑。沿 SMA 右侧自肠系膜下动脉起始部水平向头侧离断钩突系膜，直至腹腔干。游离 SMA 右半周时，可根部结扎、离断起源于 SMA 或第一空肠动脉的胰十二指肠下动脉，用精细三角钳游离、清扫 SMA和腹腔神经丛(图 7-17)。

3. 360° 游离 PV-SMV　距屈氏韧带 15cm 处离断空肠。360° 游离自足侧向头侧 PV-SMV，结扎离断钩突回流的静脉，从而完成连同胰腺系膜、胰十二指肠的整块切除(图 7-18)。若肿瘤侵犯 SMV-PV，可连同 SMV-PV 一起整块切除并重建。

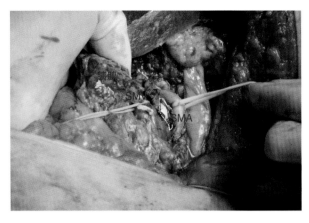

图 7-17　沿 SMA 右侧离断钩突系膜,直至 CA 根部,即为 TMpE 左界

黄色虚线区域为术者从后方伸出的示指。SMA. 肠系膜上动脉;SMV. 肠系膜上静脉。

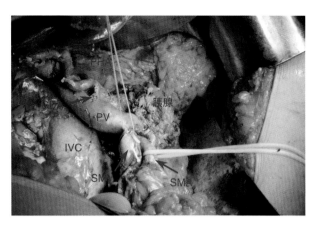

图 7-18　全胰腺系膜切除的胰十二指肠切除术后

PHA. 肝固有动脉;PV. 门静脉;GDA.胃十二指肠动脉;IVC.下腔静脉;SMV.肠系膜上静脉;SMA. 肠系膜上动脉。

参考文献

[1] TSENG J F,RAUT C P,LEE J E,et al. Pancreaticoduodenectomy with vascular resection:margin status and survival duration [J]. J Gastrointest Surg,2004,8(8):935-949.

[2] 陈福真,戈小虎,赵大健,等. 联合血管重建的胰十二指肠切除(附 42 例报告)[J]. 中国实用外科杂志,2002,22(5):273-275.

[3] 洪德飞,刘颖斌,彭淑牖. 如何提高胰头癌根治的彻底性和安全性[J]. 中华肝胆外科杂志,2010,16(2):88-91.

[4] 洪德飞,彭淑牖.胰腺癌根治术联合血管切除术中血管切除的指征探讨[J]. 外科理论与实践,2007,12(3):268-270.

[5] 彭淑牖,洪德飞,许斌,等. 简易胰门三头控制技术在困难型胰十二指肠切除术中的应用[J]. 中华外科杂志,2007,45(21):1466-1468.

[6] 彭淑牖,洪德飞,刘颖斌,等. Ⅱ型捆绑式胰胃吻合术的临床疗效[J]. 中华外科杂志,2009,47(23):1764-1766.

[7] 彭淑牖,洪德飞,许斌,等. 肠系膜上动、静脉交叉提拉技术在胰头癌根治切除术中的应用[J]. 中华普通外科杂志,2008,23(5):391-392.

[8] 洪德飞,黄东胜,彭淑牖. 胰肠吻合还是胰胃吻合——老概念还是新发现?[J]. 中华普通外科杂志,2013,28(7):564-565.

[9] 洪德飞,彭淑牖,沈国樑,等. 全胰腺系膜切除理念应用于胰头癌根治术的初步体会[J]. 中华普通外科杂志,2014,29(5):344-347.

[10] MARTIN R C,SCOGGINS C R,EGNATASHVILI V. Arterial and venous resection for pancreatic adenocarcinoma:operative and long term outcomes [J]. Arch Surg,2009,144(2):154-159.

[11] MULLER S A,HARTEL M,MEHRABI A,et al. Vascular resection in pancreatic cancer surgery:survival determinants [J]. J Gastrointest Surg,2009,13(4):784-792.

[12] PESSAUX_P,REGENET N,ARNAUD J P,et al. Resection of the retroportal pancreatic lamina during a cephalic pancreaticoduodenectomy:first dissection of the superior mesenteric artery [J]. Ann Chir,2003,128(9):633-636.

[13] GOCKEL I,DOMEYER M,WOLLOSCHECK T,et al. Resection of the mesopancreas(RMP):a new surgical classification of a known anatomical space [J]. World J Surg Oncol,2007,5:44.

[14] SANJAY P,TAKAORI K,GOVIL S,et al. "Artery-first" approaches to pancreaticoduodenectomy [J]. Br J Surg,2012,99(8):1027-1035.

[15] PESSAUX P,ROSSO E,PANARO F,et al. Preliminary experience with the hanging maneuver for pancreaticoduodenectomy [J]. Eur J Surg Oncol,2009,35(9):1006-1010.

［16］DUMITRASCU T,DAVID L,POPESCU I. Posterior versus standard approach in pancreatoduodenectomy：a case-match study［J］. Langenbecks Arch Surg,2010,395(6)：677-684.

［17］KUROSAKI I,MINAGAWA M,TAKANO K,et al. Left posterior approach to the superior mesenteric vascular pedicle in pancreaticoduodenectomy for cancer of the pancreatic head［J］. JOP,2011,12(3)：220-229.

［18］VERBEKE C S,LEITCH D,MENON K V,et al. Redefining the R1 resection in pancreatic cancer［J］. Br J Surg,2006,93(10)：1232-1237.

［19］GAEDCKE J B,GUNAWAN M,GRADE R,et al. The mesopancreas is the primary site for R1 resection in pancreatic head cancer：relevance for clinical trials［J］. Langenbecks Arch Surg,2010,395(4)：451-458.

［20］ESPOSITO I,KLEEFF J,BERGMANN F,et al. Most pancreatic cancer resections are R1 resections［J］. Ann Surg Oncol,2008,15(6)：1651-1660.

［21］POPESCU I,DUMITRASCU T. Total meso-pancreas excision：key point of resection in pancreatic head adenocarcinoma［J］. Hepatogastroenterology,2011,58(105)：202-207.

［22］ADHAM M,SINGHIRUNNUSORN J. Surgical technique and results of total mesopancreas excision(TMpE)in pancreatic tumors［J］. Eur J Surg Oncol,2012,38(4)：340-345.

［23］洪德飞,刘亚辉,张宇华,等. 腹腔镜胰十二指肠切除术 80 例疗效分析[J]. 中国实用外科杂志,2016,36(8)：885-888+893.

［24］洪德飞,张宇华,沈国樑,等. 联合血管切除重建的腹腔镜和达芬奇机器人根治性胰十二指肠切除术五例[J]. 中华肝胆外科杂志,2016,22(7)：473-477.

［25］洪德飞. 腹腔镜胰十二指肠切除术关键问题[J]. 中国实用外科杂志,2017,37(1)：21-25.

［26］HACKERT T,STROBEL O,MICHALSKI C W et al. The TRIANGLE operation-radical surgery after neoadjuvant treatment for advanced pancreatic cancer：a single arm observational study［J］. HPB(Oxford)2017,19(11)：1001-1007.

第八章

术后常见外科并发症

德国海德堡大学附属医院 Büchler 教授提出专业的胰腺外科中心手术质量标准:并发症发生率低于40%,病死率低于 3%,甚至低于 1%。胰十二指肠切除术后常见的外科并发症有胰瘘、胆瘘、吻合口瘘、腹腔感染、术后出血、胃排空延迟、乳糜漏等。

目前,对外科术后并发症的严重度评估常使用 2005 年 Clavien-Dindo 修改版术后并发症分级标准(表8-1)。

表 8-1 Clavien-Dindo 术后并发症分级

分级	标准
I	不需要药物、外科、内镜和放射手段的介入,但允许使用一些基本药物,如止吐药、退热药、镇痛药和利尿药,以及电解质调节、理疗,也包括切口感染的床边切开
II	需要使用除 I 级并发症以外的药物治疗,包括输血和全肠外营养
III	需要外科、内镜、放射手段的介入
IIIa	介入治疗不需要在全身麻醉下进行
IIIb	介入治疗需要在全身麻醉下进行
IV	威胁生命的并发症(包括中枢神经系统并发症),需要间断监护或 ICU 处理
IVa	一个器官功能不全(包括透析)
IVb	MOF(多器官功能衰竭)
V	死亡

第一节 胰 瘘

一、定义及分级

术后胰瘘的定义:胰腺导管系统和另一个上皮表面之间形成的富含胰腺来源酶液体的异常通道。文献关于"胰瘘"的描述有胰瘘、胰漏、吻合失败等不同的名称。David 等认为,胰漏是指急性期胰液的渗漏,被控制后转为慢性者则称为胰瘘,二者是同一并发症的不同发展阶段。由于二者很难区分,因此文献所指二者的概念相同。2005 年以前,国际尚未统一胰瘘的定义,因此文献报告的胰瘘发生率不一致,一般为10%~35%。

2005 年,国际胰腺外科研究小组(International Study Group on Pancreatic Surgery,ISGPS)认为,胰瘘更

能描述这个并发症,把其命名为术后胰瘘(postoperative pancreatic fistula,POPF)。ISGPF 将术后胰瘘定义为:术后 3 天起从术中或术后放置的腹腔引流管引出淀粉酶大于正常血清淀粉酶水平 3 倍的液体且引流量可计;并根据对患者的临床影响,将胰瘘分为 A、B、C 三级。该定义诊断 POPF 的灵敏度高,且其分级具有临床意义,得到了国际上的普遍采用,解决了 2005 年前因定义不统一引起胰瘘发生率统计存在显著性差异的问题(表 8-2)。

表 8-2 2005 年 ISGPF 术后胰瘘临床分级

级别	A 级	B 级	C 级
临床表现	良好	多数良好	病态面容,差
特殊治疗	无	有或无	有
超声/CT 检查(如果有)	阴性	阴性或阳性	阳性
持续引流(大于 3 周)	不需要	通常需要	需要
再次手术	不需要	不需要	需要
与胰瘘相关的死亡	无	无	可能有
感染征象	无	有	有
败血症	无	无	有
再次入院	无	有或无	有

在随后 11 年中,该定义和分级系统在临床实践和科学研究中得到了广泛应用。至 2015 年 12 月,其引用次数超过 1 700 次,应用于 32 万余例患者的临床研究分析。越来越多的研究发现 2005 版分级存在问题和不足:如"没有胰瘘"和"A 级胰瘘"间并不存在明显的预后差异。同时,虽然胰瘘相关的危险因素已被认知,但 A 级胰瘘的发生却无法被危险因素所预测。因此,文献报告对于胰瘘发生率的计算是否纳入 A 级胰瘘存在不一致的情况。在一项研究中,纳入与不纳入 A 级胰瘘的术后胰瘘发生率分别为 19.2% 和 11.1%,故是否纳入 A 级胰瘘会使胰瘘发生率存在较大差别,等等。基于上述原因,ISGPS 根据新的证据和意见,组织专家对术后胰瘘的定义和分级系统做了更新,建立了 2016 版 ISGPS 术后胰瘘定义和分级系统(表 8-3)。

表 8-3 2016 版 ISGPS 术后胰瘘分级临床评估表

	引流液淀粉酶含量大于血清淀粉酶正常值上限的 3 倍	胰周持续引流 >3 周	临床相关的胰瘘治疗措施改变[2]	经皮或内镜下穿刺引流	血管造影介入治疗术后胰瘘相关出血
BL(生化漏)	是	否	否	否	否
B 级术后胰瘘[1]	是	是	是	是	是
C 级术后胰瘘[1]	是	是	是	是	是

	二次手术	术后胰瘘相关感染征象	术后胰瘘相关器官衰竭[3]	术后胰瘘相关死亡
BL(生化漏)	否	否	否	否
B 级术后胰瘘[1]	否	是,但未出现器官衰竭	否	否
C 级术后胰瘘[1]	是	是,出现器官功能衰竭	是	是

注:[1] 临床相关的术后胰瘘被定义为引流液淀粉酶含量大于血清淀粉酶正常值上限的 3 倍且发生了与术后胰瘘直接相关的临床状态及预后改变;[2] 表示住院或重症监护室停留时间延长,包括采取治疗胰瘘的一些相关措施,如使用生长抑素类似物、完全肠内或肠外营养、输注血制品或其他药物治疗;[3] 术后器官衰竭被定义为呼吸功能障碍发展到需要气管插管,肾功能不全发展到需要血液透析,心功能不全发展到需要使用强心药物。BL(biochemistry leakage,BL):生化漏,不计入术后胰瘘。

二、来源分类

1. 吻合口瘘或混合瘘　源于胰肠或胰胃吻合口的胰瘘,或源于紧邻胰肠吻合口的胆肠吻合口瘘。由于受胆汁或小肠液激活的胰酶漏入腹腔,腐蚀和消化周围组织,如吻合口、血管、脏器等,引起一系列炎性反应,导致腹腔内或伴消化道出血、腹腔感染、胃排空障碍等,进一步导致脓毒血症、感染性休克、多器官功能衰竭,甚至死亡。

2. 单纯漏或胰创面漏　胰腺断面或缝合针眼等原因引起的生化漏,往往没有临床症状,少数情况下也会腐蚀血管引起出血。应保持引流通畅,预防继发感染,防止向临床级胰瘘转化。

三、发生胰瘘的危险因素

1. 患者相关危险因素　如性别、年龄、种族及白蛋白低、黄疸、体重指数(body mass index,BMI)等,研究表明 BMI 指数高明显增加胰瘘发生率。

2. 手术相关危险因素　如手术时间、出血量、输血量、胰消化道吻合方式、胰管支架及手术医师经验等。在对比胰肠吻合术(pancreaticojejunostomy,PJ)和胰胃吻合术(pancreaticogastrostomy,PG)的 10 项前瞻性随机对照研究中,有 3 项研究表明胰胃吻合术后胰瘘发生率显著低于胰肠吻合术,7 项研究表明二者的术后胰瘘发生率无显著差异,9 项研究表明二者的总并发症发生率无差异,二者的术后住院病死率均没有显著性差异。文献报道,每年开展胰十二指肠切除术超过 20 例的外科医师,其术后并发症发生率和病死率明显下降。

3. 胰腺或疾病相关因素　胰腺质地、胰管直径、病理类型等。

Mark 等研究认为,胰腺组织质地软(脂肪性胰腺);主胰管 <3mm;病理类型为壶腹部、十二指肠来源、囊性、胰岛细胞瘤等;术中出血≥1 000ml 是胰十二指肠切除术后胰瘘的四种主要危险因素。将至少包含其中之一的患者列为 POPF 的高危组。据统计,胰管直径≥3mm 的患者胰瘘发生率为 4.8%,而 <3mm 者,胰瘘发生率为38.1%(P=0.002);胰腺质地硬的患者胰瘘发生率为 2.9%,而胰腺质地软者,胰瘘发生率为 32.1%(P=0.004)。

Callery 等于 2013 年总结出一套术后胰瘘风险评分系统(表 8-4),是目前较为准确和具有临床操作性的术后胰瘘预测工具。但该评分系统是基于 2005 年胰瘘的定义标准及传统胰消化道重建方式建立的,有待于临床进一步研究。

表 8-4　术后胰瘘风险评分量表

风险因素	参数	分值
胰腺质地	质地硬	0
	质地软	2
病理学诊断	胰腺癌或胰腺炎	0
	壶腹部、十二指肠、胰岛细胞病变或囊肿	1
胰管直径 /mm	≥5	0
	4~<5	1
	3~<4	2
	2~<3	3
	≤1	4
出血量 /ml	≤400	0
	401~700	1
	701~1 000	2
	>1 000	3

注:更多研究表明:胰腺质地、胰管直径、BMI 指数显著影响术后胰瘘的发生。总分 0~10 分,进一步根据总分进行风险分层,0 分为无风险,1~2 分为低风险,3~6 分为中风险,7~10 分为高风险。

基于文献分析,胰腺质地软、胰管直径细小(≤3mm)、患者肥胖是明确的显著增加术后胰瘘发生率的危险因素。为便于统计临床资料,ISGPS 将胰管直径分为Ⅰ、Ⅱ、Ⅲ型,胰腺质地分为 A、B 型,胰腺残端游离度分为 PM_1、PM_2、PM_3 型(表 8-5)。

表 8-5 胰腺残端描述

类型	标准	类型	标准
Ⅰ	胰管直径 <3mm	胰腺残端游离长度	
Ⅱ	胰管直径 3~8mm	PM_1	<1cm
Ⅲ	胰管直径 >8mm	PM_2	1~2cm
附加		PM_3	>2cm
A	软或正常胰腺		
B	硬或纤维化胰腺		

四、预防

1. 胰肠/胰胃吻合术　见第六章。

2. 主胰管封闭　胰管结扎或应用氯丁二烯橡胶封闭等。术后胰瘘发生率仍可达 50%,且伴随胰腺内、外分泌功能障碍,现已弃用。

3. 胰腺全切除　术后因胰腺内、外分泌功能丧失,患者的并发症发生率和病死率与胰十二指肠切除术相当。近几年,由于胰腺功能药物替代治疗及胰岛细胞移植技术的日益完善,开展病例数有增多趋势,但仍应严格掌握适应证。

4. 胰管支架　可分为内引流支架和外引流支架。放置内引流支架主要是避免胰肠吻合时吻合口前、后唇封闭,对预防术后胰瘘无益;外引流支架可引流胰液,避免其在肠道内激活及减少肠道的压力。至今没有研究证据表明胰管支架可预防或降低 POPF 率,如 Jian 等报告的多中心前瞻性随机对照研究,将 328 例胰十二指肠切除术或保留幽门的胰十二指肠切除术随机分为外支架引流组(164 例)和内引流支架组(164 例),两组的临床胰瘘发生率分别为 24.4% 和 18.9%(P>0.05)。笔者认为,外引流支架的作用不同于内引流支架,主要在于引流胰液,应用于肠功能恢复慢的患者理论上应该有益于预防胰瘘。

5. 纤维蛋白胶　在胰腺创面喷洒纤维蛋白胶可封闭毛细胰管,但没有研究证据表明可预防或降低 POPF 率。

6. 预防性生长抑素　Mark 等将患者分为高危组(含有上述四个危险因素之一者)和不加区分的所有患者进行研究,结果表明:预防性应用奥曲肽,能明显降低高危组患者的 POPF 率,而且对高危险组预防性使用奥曲肽可将其 POPF 由临床型(B 级或 C 级)转为生化漏,因此建议对高危患者预防性应用生长抑素。

7. 尽早拔除腹腔引流管　腹腔引流管放置时间长不仅影响组织愈合,而且可能增加腹腔感染机会,因此应尽可能尽早拔除腹腔引流管。笔者中心拔除标准:单根腹腔引流管的引流量≤100ml/d,且腹腔引流液淀粉酶≤2 000U/ml 时,即可拔除。

因此手术医师应该在手术记录上详细描述胰消化道的具体吻合术式,如洪氏胰肠吻合术、传统胰管对空肠黏膜吻合术,是否放置内、外支架,缝线种类等信息,有利术后分析研究(表 8-6)。

表 8-6　胰消化道吻合术的记录

类型	标准	类型	标准
Ⅰ	胰肠吻合	吻合方式	
Ⅱ	胰胃吻合	缝线种类	Polypropylene,PDSⅡ等
Ⅲ	其他方式(需描述细节)	缝线规格	3-0、4-0 等
附加		缝合方式	连续缝合、间断缝合等
A	洪氏胰肠吻合术(Ⅰ型)	备注	需额外说明是否预防性应用生长抑素、蛋白
B	套入法		胶或是否将网膜缝合 / 覆盖在吻合口等
S_0	无支架		
S_1	胰管内支架内引流		
S_2	胰管内支架外引流		
S_3	其他类型支架		

五、诊断

POPF 缺乏特异性的症状、体征,大部分患者早期无症状或者仅有腹痛、呕吐、发热、白细胞升高等非特异性临床表现,其诊断主要依赖于对临床表现及生化指标的密切观察,特别是每日腹腔引流量、引流液颜色及淀粉酶含量、C 反应蛋白等。POPF 的颜色可为咖啡色(感染性)、绿色(混有胆汁)、牛奶样、清亮(纯胰液)。密切监测腹腔引流液对早期诊断 POPF 至关重要,有研究表明术后第一天腹腔引流液淀粉酶含量>5 000U/ml 是发生 POPF 的危险因素。

CT 或彩超等影像学检查有助于明确有无腹水及脓肿,当显示胰腺残端吻合处或胰床积液混有气泡时,高度提示胰瘘伴感染或胰肠吻合口瘘。

六、治疗

胰十二指肠切除术后胰瘘是不可避免的,需要避免的是:生化漏引流不畅升级为 B 级胰瘘,B 级胰瘘不及时治疗升级为 C 级瘘,C 级胰瘘可导致腹腔感染、出血,而形成胰瘘死亡三角(图 8-1),致死率可达 30% 以上,因此应力争避免 C 级胰瘘。只有及时处理,80% 胰瘘可经保守治疗而治愈,10%~15% 胰瘘可经皮穿刺引流而治愈,只有 5% 需再次手术。

根据 ISGPF 的 POPF 定义,生化漏不需特殊治疗可自愈;B 级胰瘘经保守治疗、引流通畅多可治愈;C 级胰瘘并发腹腔脓肿、脓毒血症或器官功能衰竭者,常需外科手术干预。C 级胰瘘重在预防。

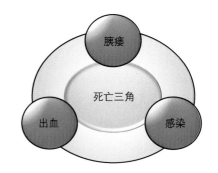

图 8-1　腹腔感染、出血、胰瘘死亡三角

保守治疗措施为禁食、胃肠减压、维持水、电解质平衡、肠内或肠外营养支持、使用抗生素及根据病情选择性使用生长抑素。

介入治疗:B 超或 CT 引导胰周积液或腹腔脓肿经皮穿刺引流、持续冲洗吸引等(图 8-2)。

对具有胰瘘高危因素的 PD 患者,建议术中在胰肠吻合口前方或后方预防性放置双套负压冲洗腹腔引流管。若术后腹腔引流液淀粉酶 >5 000U/L,可应用生理盐水进行 24 小时冲洗,冲洗速度 100~150ml/h,冲洗时间 1~2 周。

存在下列情况的胰瘘需考虑手术:①胰瘘持续 3 个月以上,引流量无减少趋势;②引流不畅,反复感染,穿刺引流无效;③腹腔大出血;④胰管因瘢痕狭窄或堵塞,反复引起胰腺炎。

外科手术干预方法:①胰腺周围的广泛引流、术后持续冲洗吸引;②吻合方式的改变(如将胰肠吻合改为胰胃吻合);③胰管置管外引流或内外引流;④残余胰腺切除。再次手术难度大,且易并发脓肿、脓毒血症、再次胰瘘、出血及病死率高。胰瘘、腹腔感染、出血可以形成恶性循环,形成死亡三角。

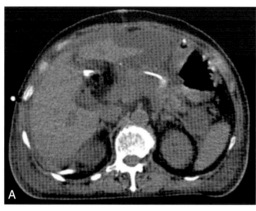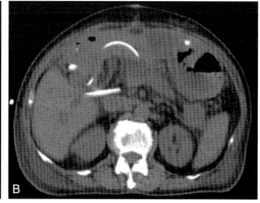

图 8-2　胰瘘介入治疗

A. 患者,女,85 岁。十二指肠癌胰十二指肠切除术后 8 天,CT 复查示腹腔局部积液,腹腔引流液淀粉酶超过 25 000U/L;B. CT 引导下腹腔置管冲洗引流后痊愈出院。

第二节　胆　　瘘

一、定义与分级

胆瘘是指胆汁通过胆道系统的破口或胆肠吻合口流出胆道系统至腹腔或体外的异常通道。胰十二指肠切除术后胆瘘发生率为 2%~8%,以胆肠吻合口瘘最常见,也可见于胆道损伤、胆囊床迷走胆管瘘等。2011 年国际肝脏外科研究学组(International Study Group of Liver Surgery,ISGLS)将肝胆胰术后胆瘘定义为:术后 3 天或 3 天后,腹腔引流液或腹腔穿刺液的胆汁浓度超过同期血清中胆汁浓度的 3 倍。该组织对胆瘘的严重程度进行了分级和处理(表 8-7)。胆瘘是否引起临床症状取决于胆瘘的量、持续时间,以及是否混有胰液、是否合并感染、是否留置腹腔引流管和有效引流。胆瘘量大且无有效引流者,可出现局限性或弥漫性腹膜炎症状和体征。

表 8-7　胆瘘分级及治疗

	分级		
	A	B	C
诊断标准	胆瘘不影响或极小影响术后患者临床处理	胆瘘影响患者术后临床处理,如进一步诊断或介入治疗,但不需要再次手术;或者 A 级胆瘘持续超过 1 周	胆瘘需要再次手术治疗
处理方法	持续腹腔引流即可良好控制。若引流时间超过 1 周,则为 B 级胆瘘	胆瘘无法充分引流,常有发热、腹胀,需影像学检查、穿刺引流、使用敏感抗生素	可能有发热、胆汁性腹膜炎或多脏器衰竭。手术目的:清洗、充分引流、转流、空肠造瘘(肠内营养)、抗炎,早期胆瘘可修补胆管或进行胆肠吻合

有 5 项 RCT 研究对胰肠吻合术与胰胃吻合术进行了比较,其中 4 项研究表明术后胆瘘发生率无显著性差异,1 项研究表明胰胃吻合术后胆瘘发生率较低(表 8-8)。应该引起重视的是:在胰肠吻合术中,由于胆肠吻合口距胰肠吻合口仅 10cm 左右,因此一旦发生胆肠吻合口瘘,其性质和潜在危害等同于胰肠吻合口瘘。

表 8-8 胰胃吻合术和胰肠吻合术后胆瘘发生率比较

年份	作者	病例数		胆瘘发生率 /%		P 值
		PG	PJ	PG	PJ	
1995	Yeo	73	72	1.4	4.2	>0.05
2005	Bassi	69	82	0	8.5	0.01
2005	Duffas	81	68	7.4	2.9	>0.05
2008	Fernandez-Cruz	53	55	0	1.8	>0.05
2013	Figueras	65	58	1.5	10.3	0.05

注:PG.胰胃吻合术;PJ.胰肠吻合术。

二、诊断

腹腔引流管引流出胆汁性液体即可诊断为胆瘘;对于未放置腹腔引流管或引流不畅者,应结合临床表现、体征和影像学检查、经皮穿刺或置管观察引流液,进一步明确诊断。

三、治疗

局限性胆瘘可通过多次 B 超引导下穿刺引流而治愈(图 8-3)。

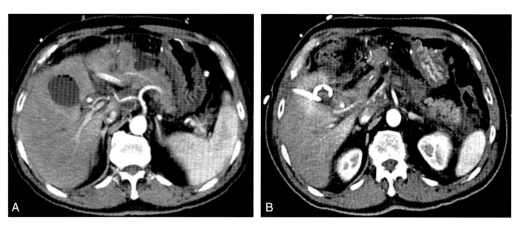

图 8-3 胆瘘介入治疗

A. LPD 术后 5 天,CT 复查见胆囊窝局部积液,腹腔引流管引流出胆汁性液体;B. CT 引导下置管引流,引流出胆汁性液体,引流后治愈出院。

四、预防

1. 高质量的胆肠吻合口:缝线选择正确,吻合口对合好、无张力、血供好、远端无梗阻。
2. 避免迷走胆管损伤。
3. 胆肠吻合口完成后,用干纱条反复检查吻合口是否存在胆漏。
4. 在胆肠吻合口放置有效引流。
5. 围手术期注意营养改善。
6. 避免在局部感染期进行手术。
7. 对有梗阻性黄疸术前安置 PTCD 管者,术后可继续引流、减压。

第三节 术后出血

一、定义、诊断和治疗原则

(一)定义与分级、处理原则

胰十二指肠切除术后需要急诊再次手术探查的首位并发症是出血,其发生率为5%~16%,且具有较高的病死率,占各种术后死亡原因的11%~38%。2007年国际胰腺外科研究学组(International Study Group of Pancreatic Surgery,ISGPS)将胰腺术后出血(postpancreatectomy hemorrhage,PPH)进行了分类,根据发生时间分为早期出血(24小时内)及迟发性出血(24小时后);根据出血部位分为消化道出血和腹腔出血(笔者补充:混合型出血);根据出血严重度分为轻度出血和重度出血。2017年中华医学会外科学分会胰腺外科学组制订了PPH的中国分类标准(表8-9)。笔者建议将术后出血分为非腹腔感染性出血和继发腹腔感染性出血,因二者的处理原则和预后不一样,前者的处理重点在控制出血,预后好;后者的处理重点在控制感染,预后差,病死率超过1/3,往往需要一次以上的再次手术。

表8-9 PPH分级标准(2017年中国)

分级	严重程度	临床表现	诊断策略	治疗
A	轻度	腹腔或消化道出血,无血红蛋白浓度改变,无相关临床表现	血常规、超声或CT等	不需要特殊针对性治疗
B	中度	腹腔或消化道出血,出现血容量下降相关的临床表现,血红蛋白浓度下降<30g/L,未达到休克状态	血常规、超声、血管造影、CT及内镜等	需要血管介入、内镜或再次手术等针对性治疗,输血量≤3个单位红细胞
C	重度	腹腔或消化道出血,血红蛋白浓度下降>30g/L,表现为低血容量性休克	血常规、超声、血管造影、CT及内镜等	需要血管介入、内镜或再次手术等针对性治疗,输血量≥3个单位红细胞

(二)诊断

胰十二指肠切除术后出血的诊断主要根据症状、体征、实验室检查及影像学辅助检查,诊断并不困难。困难之处在于早期出血的诊断,以及明确出血的原因、部位、性质(血管性、渗血性)及是否需要再次手术探查。

1. 症状与体征 根据出血部位、出血速度、出血量及患者代偿能力的差异,出现的症状和体征不同。起初为腹腔引流管或胃肠减压管内出现血性液体,速度快、量大时可表现为呕血、便血、腹痛、腹胀、腹部压痛、反跳痛,可伴有心率、血压等生命体征的改变和血红蛋白浓度的下降;重度出血时(血红蛋白下降超过30g/L)出现明显低血容量表现,如心动过速、低血压、少尿、气急等;发展为失血性休克时,可出现神志淡漠、反应迟钝、昏迷等,体征可见脸色苍白、四肢厥冷、血压测不出等。当继发于胰瘘、胆瘘或腹腔内感染时,可伴有畏寒、发热等脓毒症表现。

2. 辅助检查 血常规、出凝血时间、血气分析。

3. 影像学检查 腹腔内或混合型出血时,B超、CT可见腹水或腹腔积血,增强CT及血管造影还可明确有无假性动脉瘤、活动性出血灶。若初次介入检查未发现明显出血点,可保留股动脉鞘管24小时,当发生再次出血时,迅速进行血管造影。

4. 内镜 消化道出血时应急诊行胃镜检查,不仅可以明确病因、出血部位,还可以进行止血治疗。笔者诊治过1例LPD术后消化道出血的罕见病例,患者术后7天、9天、10天出现呕血、黑粪,三次行急诊胃镜检查,二次血管造影未发现活动性出血灶,后经保守治疗治愈。

(三)治疗原则

边治疗边检查。进行生命体征检测,建立静脉通道,输血、输液积极补充血容量,通过辅助检查或手术探查明确出血部位和原因,处理出血灶和原发病。

(四)潜在出血部位(图8-4,表8-10)

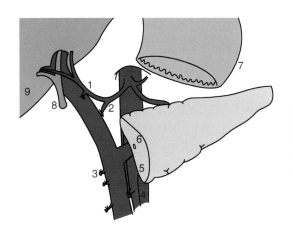

图 8-4　PD 术后潜在出血部位
1. 胆囊动脉残支;2. 胃十二指肠动脉残支;3. 门静脉分支、肠系膜上静脉分支;4. 肠系膜上动脉各分支;5. 胰腺断面;6. 胰肠吻合口或胰胃吻合口;7. 胃肠吻合口或十二指肠空肠吻合口;8. 胆肠吻合口;9. 胆囊床或肝断面。

表 8-10　胰十二指肠切除术后潜在出血部位

消化道出血	腹腔内出血
胰腺吻合口	胃十二指肠动脉残支
胰肠吻合	肝动脉分支、胆囊动脉、脾动脉残支
胰胃吻合	胰十二指肠上、下动脉残支、SMA
胃空肠吻合/十二指肠空肠吻合	胰腺钩突边缘、胰腺残端
胆肠吻合口	SMV/PV/结肠静脉分支
胃十二指肠溃疡	胆囊床
应激性溃疡	吻合口破裂(可合并消化道出血)

注:SMA. 肠系膜上动脉;SMV. 肠系膜上静脉;PV. 门静脉。

(五)胰消化道重建方式对出血的影响

6 项 RCT 研究结果表明,胰肠吻合术和胰胃吻合术对术后出血的发生率无显著影响(表 8-11)。2016 年 Keck 等报告德国 14 个高流量 PD 中心开展的 149 例胰肠吻合术与 171 例胰胃吻合术 RCT 研究结果表明:两者在术后相关临床胰瘘(B+C 级)发生率和术后病死率方面差异无统计学意义,但胰胃吻合术后出血的发生率高于胰肠吻合术(20% vs. 12%,$P=0.02$)。

表 8-11　胰胃吻合术和胰肠吻合术后出血发生率比较

年份	作者	病例数		出血发生率/%		P 值
		PG	PJ	PG	PJ	
2005	Bassi	69	82	4.3	7.3	>0.05
2005	Duffas	81	68	16.0	13.2	>0.05
2008	Fernandez-Cruz	53	55	1.9	1.9	>0.05
2012	Wellner	59	57	10.2	7.0	0.74
2013	Figueras	65	58	20.0	12.1	0.23
2013	Topal	162	167	13.0	10.2	0.49

注:PG. 胰胃吻合术;PJ. 胰肠吻合术。

二、早期出血的发生机制和处理

（一）发生机制

常与术中操作有关，如大血管分支残支未可靠缝扎或结扎（如肝动脉、GDA、SMA、SMV 或门静脉等）、缝合针距、边距过宽，胃壁或肠壁没有全层缝合，结扎线滑脱，缝线打结前未抽紧，血管夹滑脱，胃肠吻合口或肠肠吻合口切割闭合器或圆形吻合器吻合钉之间小动脉出血等。

（二）诊断和处理流程

边诊边治，常需及时再次手术。

1. 保守治疗　监护患者、监测患者生命体征和中心静脉压；监测腹腔引流液、胃管引流液的颜色和容量；实验室检查监测血红蛋白、红细胞比容、凝血功能、酸碱电解质平衡；B 超、CT 急诊检查；怀疑消化道出血时应行急诊胃镜检查。开通中心静脉通道，液体复苏，严密监护下保守治疗。

2. 介入或内镜止血　对血流动力学稳定的患者，考虑腹腔出血时，可选择血管造影、导管动脉栓塞术；消化道出血者，首选内镜止血。

3. 手术治疗　掌握宜早不宜迟为原则。患者复苏效果不理想，生命体征无改善，并出现以下情况时进行手术治疗。

（1）术后混合性出血可见于吻合口破裂。进行性腹胀有假性腹膜炎征象，同时合并腹腔引流管引流出血液。手术时可应用 Prolene 线进行缝扎止血，重建吻合口。

（2）胰肠吻合术后，行内镜检查发现空肠吻合输入袢有活动性出血，几乎可以明确来自胰肠吻合口胰腺断面或肠袢吻合口处。手术探查时应在胰腺空肠吻合口处切开空肠进行缝扎止血，重建吻合口。

（3）胰胃吻合术后，患者出现呕血、腹胀，CT 或内镜检查可发现胃腔内积血。手术时，应切开胃前壁进行探查，多见胰腺残端出血，应用 Prolene 线进行缝扎止血。

（三）预防

精细操作，术中彻底止血，术毕仔细检查是关键。

1. 腹腔内出血的预防　如对大血管残支或血管分支进行双道结扎；在消化道重建前，对结扎或缝扎的血管残支、离断的胃肠系膜以及清扫的术野要再仔细检查。

2. 消化道出血的预防　首选消化液非接触性胰肠吻合术；选择消化液接触性吻合术时，对胰腺切面，应精细缝合或应用避孕套进行保护，应缝扎胰腺断端上、下缘；应用切割闭合器进行胃肠吻合时，一般选择白色钉仓，击发吻合器后要观察胃肠吻合口是否有活动性出血点。手工缝合时，切开的胃、空肠壁要仔细止血，全层缝合。术后应用质子泵抑制剂预防应激性溃疡；术后控制高血压。

3. 混合性出血　胰腺断面处理得当，保证高质量的消化道吻合口。

三、晚期出血的发生机制和处理

（一）定义

有学者将晚期出血定义为术后 5 天、7 天发生的出血。ISGPS 将其定义为术后 24 小时发生的出血。笔者认为 72 小时更合理，因为 72 小时后腹腔出血的原因更多考虑是继发于胰瘘、胆瘘和腹腔感染，消化道出血继发于胰腺残端被消化液腐蚀、吻合口溃疡等。

（二）机制

1. "前哨性出血"　表现为胃管或腹腔引流管的间断性出血，呕血、黑便，血红蛋白下降不明显。经积极的非手术治疗后多能缓解，出血自行停止，但部分患者在几小时至几天内可发展为大出血，是大出血的先兆。被腐蚀的动脉出血或假性动脉瘤破裂出血的常见部位为 GDA 残支、肝动脉、肠系膜上动脉、脾动脉或其分支。胰肠吻合口瘘导致的出血是 PD 术后死亡的重要原因。因此必须重视"前哨性出血"，及时进行辅助检查，明确出血原因和部位，采取针对性措施预防大出血的发生。

2. 晚期腹腔内出血　常因胰瘘或胆瘘后、腹腔严重感染引起消化液腐蚀周围血管，或 GDA、胆囊动脉残支假性动脉瘤破裂所致，往往是大出血，容易反复出血。漏出的胰酶，特别是弹性蛋白酶，激活后会引起周围动脉壁的损伤及缝扎线的脱落。

3. 晚期消化道出血 胃液或肠液腐蚀胰腺切面引起的胃肠吻合口出血,或者消化道吻合口溃疡、边缘溃疡,胃溃疡。

4. 晚期出血特点 常发生在术后 1 周,可反复出血。少数病例可迟发于术后 85~206 天。Dutch 中心的一项研究结果显示晚期出血的平均时间间隔为术后 18 天。

(三) 诊断和处理

边诊断边治疗。处理的重点是判断出血部位及血流动力学是否稳定,便于迅速制订治疗方案。

1. 消化道出血 除了监测生命体征和血液学指标外,对血流动力学稳定的患者,行内镜检查(和治疗)对消化道出血是必须的。来源于吻合口边缘溃疡或腐蚀血管的消化道出血能通过硬化剂注射或电极凝固止血。胰腺断面出血引起的消化道出血者往往需要手术,胰胃吻合者需纵向切开胃前壁,胰肠吻合者需切开空肠袢,进行探查。应用 Prolene 线贯穿缝扎胰腺或直接缝扎出血血管的远、近端,一般都能达到止血目的。尽可能行胃造瘘、空肠造瘘(肠内营养)。

其他治疗措施:鼻胃管引流、术前黄疸者应用维生素 K_1、术后应用止血药物及新鲜血浆等,应用制酸药物、生长抑素,以及去甲肾上腺素冰盐水洗胃等。

2. 腹腔内出血 控制出血和有效引流胰液、胆汁、腹腔脓肿缺一不可;建立持续冲洗、负压吸引非常重要,可避免因胰瘘或胆瘘引起血管腐蚀导致的反复腹腔内大出血。

对于血流动力学稳定的腹腔内出血患者,超声检查、CT 增强扫描有助于诊断腹腔积液(积血)、腹腔脓肿、假性动脉瘤等。数字减影血管造影(digital subtraction angiography,DSA)是明确出血部位和原因的最好检查方法,造影范围应该包括腹腔干、肝动脉、脾动脉、肠系膜上动脉及其分支。血管造影检查能够通过栓塞或放置血管内膜支架而达到止血的目的,应该作为首选。对 GDA 等假性动脉瘤破裂出血者,可栓塞 GDA 或放置肝动脉血管内膜支架,力争避免栓塞肝总动脉,避免术后发生肝功能衰竭;同时需经皮穿刺引流或手术引流控制感染。有学者认为,对所有"前哨性"出血都应进行血管造影检查。血管造影对间歇性动脉性小量出血和静脉性出血可能是阴性结果。

经导管动脉栓塞术(transcatheter arterial embolization,TAE)创伤小且能快速止血,但可能引起缺血,导致脏器功能不全,还可能再出血。

栓塞后可能发生再出血,原因如下:由于侧支循环导致的假性动脉瘤再次形成,胰瘘或胆瘘、腹腔感染未有效冲洗、引流,导致原来的血管或其他血管进一步被腐蚀。

手术指征:①大出血及与大出血有关的严重腹腔内感染;②对于出血和感染持续存在、血管造影阴性的患者,最好采取手术止血加引流的方式。

手术目的:控制出血、引流感染灶、建立肠内营养。

应用 Prolene 线在远离感染灶的位置从远端和近端缝扎出血血管;引流感染灶,放置双套管引流冲洗十分必要;尽可能行胃造瘘、空肠造瘘。有效转流胆汁,分开胆汁和胰液非常重要。胰胃吻合术中,胃肠吻合输入袢和输出袢行侧侧吻合;或胰肠吻合胰液改外引流或内外序贯引流术,或采用洪氏胰肠吻合术重建胰肠吻合术,国内已有多位专家报告应用洪氏胰肠吻合术二次重建胰肠吻合术的成功案例。残余胰腺全切除是最后选择,虽然术后无胰瘘,但术后并发症发生率和病死率较高,且术后生活质量低,应慎重选择。

疗效比较:动脉栓塞止血与手术止血由于样本量小,无法比较疗效。一系列研究表明,TAE 止血的成功率为 63%~85%,成功率最高的是假性动脉瘤破裂出血。

(四) 预后

PD 术后晚期出血的病死率高达 14%~56%。胰肠吻合口瘘引起的出血是预测预后和死亡的重要指标。重要的致死原因:大出血、菌血症、多器官功能衰竭、肝缺血及肝功能衰竭(栓塞或手术阻断肝动脉血流后引起)。

(五) 预防

避免胰肠/胰胃吻合口瘘、胆肠吻合口瘘;一旦有胰瘘或积液,应及时冲洗引流,预防和控制腹腔感染。经皮穿刺引流无效时,应该在发生大出血前及时再次手术引流。

四、PD 术后出血的预防和治疗案例

例 1：PD 术后预防假性动脉瘤破裂出血。

笔者中心，PD 患者术后 3~5 天常规行腹部增强 CT 检查；对有腹胀、发热、腹腔引流管有出血等症状者，急诊行腹部增强 CT 检查。腹部增强 CT 检查不仅能及时发现局限性积液，便于采取经皮穿刺引流，避免发展为腹腔脓肿或腹腔感染，还能发现假性动脉瘤，以便及时栓塞，预防出血（图 8-5）。

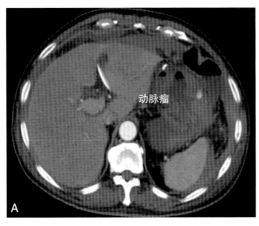
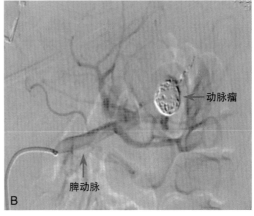

图 8-5　PD 术后出血行 DSA 治疗
A. 患者，男，72 岁，胰头癌腹腔镜胰十二指肠切除术术后第 5 天，腹部增强 CT 检查提示胃大弯侧假性动脉瘤（红色箭头所指）；B. 使用微导管经脾动脉超选至动脉分支内进行 TAE，再次造影未见明确假性动脉瘤染色。

例 2：患者 80 岁，女性，胰头癌 PD 术后第 5 天，腹腔引流管突然引出血性液体约 500ml，患者血压、脉搏正常，急诊行 DSA 检查。送入 DSA 室时患者出现低血压，DSA 造影示右结肠动脉分支小血管出现造影剂外溢，考虑活动性出血。TAE 应用微导管超选至出血血管远段，注入适量明胶海绵颗粒，并向出血动脉内注入弹簧钢圈覆盖出血部位，再次造影显示活动性出血消失（图 8-6）。DSA 止血后患者腹胀，体温38.2℃，CT 检查示腹腔内积血块，急诊行开腹血块清除术。术后 1 周治愈出院。

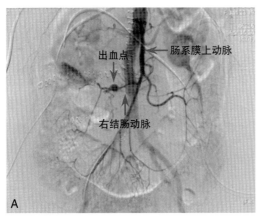
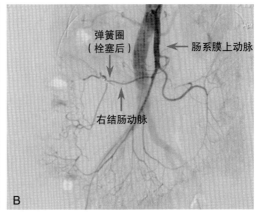

图 8-6　PD 术后出血行 DSA 治疗
A. DSA 明确活动性出血灶；B. TAE 止血。

例3:患者,女,69 岁。十二指肠乳头癌行腹腔镜胰十二指肠切除术后 7 天。患者胃管内引出 150ml 暗血性液体。查体:呼吸 18 次 /min,心率 79 次 /min,血压 117/74mmHg,腹部查体阴性。急查血红蛋白 104g/L。腹部增强 CT 示:胃肠吻合口旁小片动脉期明显强化影,少许出血? 急诊行胃镜下止血,冲洗吸引出胃腔内大量血块后,找到胃肠吻合口出血血管,钛夹夹闭后出血停止,治愈出院(图 8-7)。

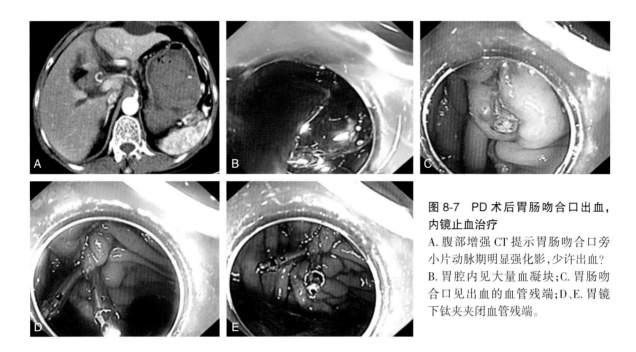

图 8-7　PD 术后胃肠吻合口出血,内镜止血治疗

A. 腹部增强 CT 提示胃肠吻合口旁小片动脉期明显强化影,少许出血?
B. 胃腔内见大量血凝块;C. 胃肠吻合口见出血的血管残端;D、E. 胃镜下钛夹夹闭血管残端。

第四节　胃排空延迟

一、定义与分类

(一) 胃排空延迟的定义及分级标准(表 8-12)

胃排空延迟(delayed gastric emptying,DGE)是腹部外科术后常见的近期并发症,发生率为 10%~30%。PD 术后 DGE 的发生率比其他腹部外科手术更高。诊断胃排空延迟应排除:①肠梗阻、吻合口狭窄、吻合口水肿等机械性因素;②由于二次手术需重新放置胃管;③术后 3 天因仍需要气管插管而留置胃管等其他非胃排空功能减弱的情况。同时,上消化道造影证实未见胃蠕动波并伴有胃扩张,且出现以下情况者,可诊断为 DGE:①术后留置胃管超过 3 天;②拔管后因呕吐等原因再次留置胃管;③术后 1 周仍不能进食固体食物。DGE 也称胃排空障碍、胃麻痹、胃无力症、胃瘫等。

笔者认为 DGE 的国际定义太宽,如术后 1 周不能进固体食物。国内患者术后一般习惯半流质饮食,有些中心术后已不常规留置胃管。因此笔者建议将胃排空延迟定义为:术中未留置胃管者,术后 3 天患者有呕吐或上腹胀,上消化道造影未见胃蠕动波,并需放置胃肠减压管治疗;术中留置胃管者,术后 3 天夹闭胃管,患者有呕吐或上腹胀,上消化道造影未见胃蠕动波,并需继续胃肠减压管治疗者。

表 8-12　术后胃排空延迟的定义和分级标准

分级	临床表现
A	术后置胃管 4~7 天,或术后 3 天拔管后需再次置管;术后 7 天不能进食固体食物,可伴呕吐,可能需应用促胃肠动力药物
B	术后置胃管 8~14 天,或术后 7 天拔管后需再次置管;术后 14 天不能进食固体食物,伴呕吐,需应用促胃肠动力药物
C	术后置胃管 >14 天,或术后 14 天拔管后需再次置管;术后 21 天不能进食固体食物,伴呕吐,需应用促胃肠动力药物

（二）病因分类

胃排空延迟可分为原发性和继发性。当出现胰瘘、腹腔感染、出血等并发症时,可能会加重手术区炎症反应,导致继发性胃排空延迟。

PPPD 是否增加胃排空延迟:1 项回顾性研究和 2 项 RCT 研究结果表明,PPPD 与经典 PD 的胰十二指肠切除术后延迟性胃排空延迟发生率方面无显著性差异($P>0.05$)(表 8-13);关于胰肠吻合术与胰胃吻合术对胃排空延迟发生率的影响,各项研究的结果不一致(表 8-14)。

表 8-13 保留幽门胰十二指肠切除术与标准胰十二指肠切除术的比较

作者	年份	研究类型	病例数		DGE 发生率 /%	
			PPPD	PD	PPPD	PD
Van Berge HMI 等	1997	回顾性	100	100	37	34
Seiler 等	2000	RCT	37	40	32	45
Tran 等	2004	RCT	87	83	32	23

资料来源:SHAILEH V S,HELMUT F,MARKUS W B. 胰腺肿瘤外科学[M]. 王春友,译 . 北京:人民卫生出版社,2011.
注:PPPD. 保留幽门的胰十二指肠切除术;PD. 胰十二指肠切除术;DGE. 胃排空延迟。

表 8-14 胰胃吻合术和胰肠吻合术后胃排空障碍发生率对比

年份	作者	病例数		胃排空障碍发生率 /%		P 值
		PG	PJ	PG	PJ	
1995	Yeo	73	72	21.9	22.2	>0.05
2005	Bassi	69	82	2.9	12.2	0.03
2008	Fernandez-Cruz	53	55	3.8	14.5	0.05
2012	Wellner	59	57	26.9	17.0	0.25
2013	Figueras	65	58	25.9	29.2	0.24
2013	Topal	162	167	15.4	7.8	0.04

注:PG. 胰胃吻合术;PJ. 胰肠吻合术。

（三）发生相关因素(表 8-15)

表 8-15 与胃排空延迟相关的因素

术前影响因素	胰腺癌
	胰腺纤维化
	门静脉高压
术中影响因素	十二指肠切除:胃动素产生丧失
	重建类型:结肠前低于结肠后
	毕Ⅱ式低于毕Ⅰ式
	吻合口水肿
	扩大淋巴结清扫:引起神经血管损伤
	血管性(缺血 / 出血)
	神经性(迷走神经损伤)
术后影响因素	腹腔内感染
	肠内营养:周期性营养低于连续性营养
	生长抑素的使用

资料来源:SHAILEH V S,HELMUT F,MARKUS W B. 胰腺肿瘤外科学[M]. 王春友,译 . 北京:人民卫生出版社,2011.

二、治疗

1. 一般治疗 鼻胃管引流,纠正水电解质失衡,肠内营养,早期活动,有效引流腹腔积液和控制感染。
2. 特殊治疗 红霉素,促胃肠动力药,针灸等。

三、预防

1. 避免扩大根治性手术,避免超长的手术时间,如 LPD≥8 小时。
2. 结肠前胃肠吻合。
3. 有效引流,避免腹腔积液、感染。

第五节 乳 糜 漏

一、定义与分级

乳糜漏、淋巴漏(lymphorrhagia)是胰腺术后常见并发症,发生率为 1.3%~10.8%。往往出现在胰腺术后患者恢复饮食后 1~2 天。表现为腹腔引流液突然增加,颜色常为白色乳糜样或淡黄色,浑浊,乳糜定性试验呈阳性。多数患者为轻症,常无症状。部分患者可表现为腹胀、腹痛、腹泻等,腹压明显增加时可表现为呼吸困难,严重者继发感染、营养障碍、低蛋白血症,甚至死亡。既往乳糜漏的诊断和治疗并未规范和引起足够重视。2016 年国际胰腺外科研究学组(the International Study Group on Pancreatic Surgery, ISGPS)规范了胰腺术后乳糜漏的定义及分级(表 8-16)。

（一）定义

术后≥3 天从引流管、引流管口、切口或腹水经皮穿刺引出乳糜样液体,无论引流液量的大小,只要三酰甘油浓度 >110mg/L(1.2mmol/L)即可诊断为乳糜漏。目前临床很少用 X 线淋巴管造影或放射性核素淋巴管显影技术来诊断乳糜漏。

（二）分级和治疗(表 8-16)

A 级,自限性,不需特殊处理或仅需限制饮食,不延长住院时间。B 级,需以下治疗:①限制肠内营养,改用全肠外营养,静脉营养应限制长链脂肪酸的摄入;②需长时间保留外引流管或经皮穿刺引流;③药物治疗(生长抑素类似物)。C 级,症状严重,需介入、手术等侵入性治疗。术中经胃管注入牛奶或长链脂肪酸有助于找到淋巴漏的部位,可结扎或缝扎淋巴管,或行淋巴管栓塞治疗。若 B 级淋巴漏再次入院需介入、手术等侵入性治疗,也划为 C 级。临床胰腺术后乳糜漏 C 级罕见,B 级少见,A 级多见。

表 8-16 胰腺术后乳糜漏诊断标准及分级系统

分级	治疗方法	带管出院或再入院	住院时间延长
A 级	不需要治疗	否	否
B 级	鼻肠营养 /TPN/ 经皮穿刺引流 / 延长留置引流管 / 药物治疗(如奥曲肽)	可能	是
C 级	其他院内的有创干预措施或再次手术 / 病情需要入住 ICU/ 由此直接导致的死亡	可能	是

二、治疗

1. 饮食和药物治疗 建议低脂饮食,不主张长期禁食和全肠外营养治疗。如给予静脉营养应限制长链脂肪酸的摄入。对于流量 <300ml/d 者,可以给予富含中链脂肪酸饮食,联合生长抑素类似物治疗;对于流量≥300ml/d 者,可禁食,改为肠内营养后,流量仍无减少,可改为静脉营养支持。对于单纯淋巴漏,引

流 1~2 周后可尝试夹闭腹腔引流管。夹闭引流管观察 3 天,患者无不适症状和体征后,可以拔除腹腔引流管,缝合引流管口。

2. 介入及手术治疗　包括穿刺引流、淋巴管硬化剂栓塞、腹腔静脉转流术及淋巴管造影结合手术结扎等方法。手术治疗前行 X 线淋巴管造影或放射性核素淋巴管显影检查,确定淋巴液渗漏和淋巴管瘘的位置后,针对性行结扎瘘口或淋巴管栓塞治疗。

三、预防

胰腺术后并发乳糜漏的高危因素主要包括:慢性胰腺炎;接受新辅助化疗;肿瘤侵犯后腹膜或主要淋巴管;术中淋巴结清扫术,尤其肠系膜上动脉根部及腹腔干根部清扫淋巴结和神经丛,容易损伤肠干、乳糜池;术后门静脉或肠系膜上静脉血栓形成可能诱发淋巴漏;术后早期进食或肠内营养等。

预防的措施主要是:术中观察到淋巴管或淋巴液渗出时应结扎或缝扎,避免电刀或超声刀凝固;术后避免高脂饮食,静脉营养应限制长链脂肪酸的摄入。进食后并发淋巴漏,每天超过 200ml 者,应该调整营养结构,每天超过 500ml 者,应该停止肠内营养和饮食,改为肠外营养支持;预防 PV-SMV 血栓形成。

第六节　其他并发症

一、腹腔内感染

(一)发生机制

腹腔内感染常继发于术后胰瘘、胆瘘、肠瘘、乳糜漏、腹腔积液引流不畅等,也与术中消化液污染腹腔、术前黄疸或胆管炎、患者营养差及免疫功能低等因素有关,发生率为 4%~16%。与其他外科并发症相比,腹腔感染与脓肿通常会延长患者住院时间,增加医疗费用;重者可诱发脓毒血症、多器官功能衰竭,甚至导致死亡。

(二)定义与诊断

术后 3 天后,患者出现高热、畏寒、腹胀、腹痛、肠麻痹、气急、心率加快等,并持续 24 小时以上。实验室检查结果显示白细胞计数、C 反应蛋白显著升高,同时影像学检查可见腹腔内液体积聚,可伴有积气,可以基本明确腹腔感染诊断,穿刺抽出液为脓性或液体中检出细菌可以确定诊断。感染局限并包裹,在影像学检查中可见边缘清晰、含或不含气体的积液灶,则为脓肿。

(三)风险评估

PD 术后腹腔感染多属于复杂性腹腔感染,其严重程度主要根据患者的年龄、生理状况和疾病情况进行综合评估。预后因素主要包括:初始干预滞后(≥24 小时),急性生理和慢性健康评分Ⅱ级≥10 分,脓毒症或感染性休克,高龄,合并严重的基础疾病,营养情况差,恶性肿瘤,弥漫性腹膜炎,感染源无法有效控制,耐药致病菌感染。存在两项及以上预后因素的患者,应列为危重,容易出现治疗失败和死亡。

(四)治疗

1. 非手术治疗　①确诊腹腔感染 1 小时内即应开始抗感染治疗,并根据细菌流行病学资料选择抗菌药物,推荐使用广谱抗菌药物作为初始的经验性治疗;②对感染患者的引流液、感染组织、血液、痰液、小便、大便等进行细菌培养,建议多次采样送检,确定可能的致病菌,并进行药物敏感试验以指导抗菌治疗;③动态监测体温、白细胞计数、C 反应蛋白等指标观察抗感染治疗效果;④加强营养(尤其肠内营养);⑤提高机体免疫力。

2. 介入和外科治疗　确诊 24 小时内,尽快启动介入或外科干预手段:①对于积液或脓肿,可行 B 超或 CT 引导穿刺置管引流、冲洗或灌洗;②介入引流无效或引流效果不佳,应及时手术引流,第一次术中无造瘘者可行胃造瘘、空肠造瘘,建立肠内营养通道。对弥漫性腹膜炎或多发肠间隙脓肿,建议开腹手术。

3. 预防　①充分术前准备,如改善患者营养状况和有效减黄。②有效降低胰瘘、胆瘘发生率,避免肠瘘。③预防性应用广谱抗生素,术中重视无菌操作。④有效引流:术中引流管放置重点区域包括胰肠吻合口后方、胆肠吻合口前方,在介入技术不成熟的中心,可于右肝下、盆腔加放引流管。胰肠吻合口后方、胆肠吻合口后方预置双套管引流管,一旦有胆瘘或胰瘘,应持续冲洗加负压吸引。⑤早期应用肠内营养。对患者年龄大、术前营养欠佳或术前重度黄疸者应预置肠内营养管。营养管选择和方式:①经鼻放置三腔管;②空肠造瘘管。

二、肝脓肿

(一)病因

胰十二指肠切除术后肝脓肿形成原因复杂。患者术前并发胆道感染或鼻胆管引流引起反流性胆管炎;术中肝十二指肠韧带骨骼化清扫时,变异的肝动脉或肝右动脉、肝左动脉损伤,术后导致肝血供障碍导致局部肝组织坏死,胆汁湖形成继而发展为肝脓肿;胆肠吻合引起反流性胆管炎;术后术区以外感染病灶通过动脉途径、门静脉途径播散至肝脏,也可导致肝脓肿形成;此外,还与恶性肿瘤、糖尿病、PD创伤大导致患者营养状况差、免疫功能低下等相关。

术后肝脓肿最常见的致病菌主要包括大肠埃希菌、金黄色葡萄球菌和厌氧菌。胆源性肝脓肿多为多种细菌,特别是需氧菌和厌氧菌的混合感染。

(二)临床表现

患者起病较急,常见症状为上腹部疼痛,可放射至肩背部,伴高热、寒战,热型多为弛张热,同时部分患者可出现乏力、食欲缺乏、恶心、呕吐等全身症状。并发胸腔积液、脓胸等并发症时,胸部症状可能更为明显,可出现气急、心率加快、胸痛等症状。查体:呼吸、心率加快,体温不同程度升高,肝大,局部压痛,局部体温高。少数患者可出现局部腹肌紧张及压痛、反跳痛。

(三)诊断

实验室检查可见白细胞计数明显升高,中性粒细胞比例升高,C反应蛋白升高。可伴有不同程度的肝功能异常、血白蛋白降低。X线片可见右侧膈肌抬高,可伴有反应性胸腔积液。超声表现为回声强度减低的暗区,形态不规则。增强CT对肝脓肿的诊断较为敏感,表现为脓肿环形强化伴有周围水肿带。超声和CT均可进行引导下穿刺引流协助诊断。

(四)治疗

肝脓肿治疗主要包括脓肿引流、抗菌药物的应用及支持治疗。超声或CT引导下穿刺置管引流最为常用,主要针对液化完全的脓腔(图8-8)。对于合并腹水、穿刺路径有重要器官、严重凝血功能障碍的患者,操作需谨慎。置管后可根据病情进行脓腔的冲洗。对于脓肿穿破合并腹膜炎、厚壁脓肿、穿刺引流治疗效果不佳者,则需考虑手术治疗。当引起脓肿的原发病需要手术治疗时也可一并处理。

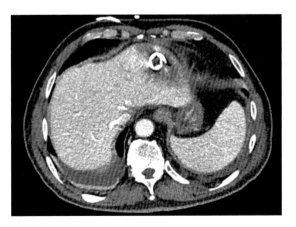

图8-8 LPD术后12天增强CT

患者发热,最高体温39.2℃。增强CT示:左肝脓肿。
CT引导下穿刺置管引流后,患者治愈出院。

对伴有糖尿病的患者要控制好血糖。对没有完全液化的肝脓肿,抗菌药物治疗是重要措施。抗菌药物的使用应覆盖革兰氏阴性杆菌、革兰氏阳性球菌和厌氧菌,可依据腹腔引流液、胆汁、脓肿穿刺液或血液的病原学培养结果选择敏感性高的抗生素。抗菌药物的治疗时间尚无统一标准,一般不少于2~4周。

肝脓肿患者病程较长,食欲差,消耗严重,多伴有贫血、低蛋白血症、水电解质平衡紊乱,不及时处理会影响胰肠吻合口、胆肠吻合口的愈合,继发胰瘘、胆瘘。因此除了及时经皮穿刺引流外,要重视全身支持治疗,包括提升免疫力(应用胸腺肽等),营养支持、补充白蛋白、维生素,纠正水、电解质、酸碱平衡等。对长期无法进食的患者,应该置放鼻肠管进行肠内营养支持。

三、输入袢梗阻

(一) 病因与诊断

术后近期发生输入袢梗阻的原因多为发生肠粘连、内疝,术后远期的原因以肿瘤复发多见,可急性发作,也可以反复慢性发作后加重。患者可表现为腹痛、呕吐、发热、黄疸、肝功能异常(反流性胆管炎引起)。腹部增强 CT 或腹部 X 线片可见右上腹明显扩张肠管,典型输入袢扩张如 C 形或 U 形扩张(图 8-9)。若不及时治疗,可引起肠扭转、肠缺血坏死,后果极严重。输入袢坏死肠段过长时,切除后无法行肠肠吻合术,只能外引流。

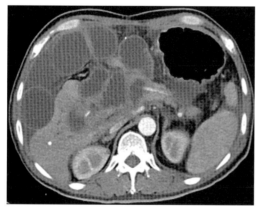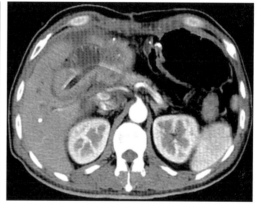

图 8-9　PD 术后 9 个月肿瘤复发,CT 提示肠梗阻

(二) 治疗

多数需要急诊行手术治疗。输入袢无坏死者,可松解粘连;无法松解者,可行输入袢(梗阻以上扩张肠管)与空肠侧侧吻合术;肠扭转要复位,无法行肠吻合术时,可置管外引流;术中可行空肠造瘘或放置鼻肠管,术后进行肠内营养支持。

保守治疗包括禁食、胃肠减压、输液、应用抗生素和生长抑素等。患者一般情况差,无法耐受手术者,可穿刺置管于输入袢内减压引流。

Song 等回顾性分析了 3 223 例 PD,其中 OPD 2 771 例、LPD 452 例(14%)。术后共发生 67 例(2.1%)输入袢梗阻。近期原因为肠粘连和内疝(41.8%),远期最常见原因是肿瘤复发(46.3%)、放疗性肠炎。LPD与 OPD 相比,输入袢梗阻的发生率和原因无差别,与是否行 Braun 吻合、空肠袢从结肠后还是结肠前进行胰肠/胆肠吻合术均无关系。但 LPD 组的输入袢梗阻发生时间更早(60 天内占比 46.2% vs. 4.7%)、外科手术率更高(79.6% vs. 18.9%)。

四、腹腔引流管并发症

少见情况下,腹腔引流管可导致严重并发症。因此当引流管无法有效引流积液时,应及时调整引流管的深度和位置,或拔除后在 B 超或 CT 引导下重新置管引流。

腹腔引流管相关并发症包括以下方面。

1. 引流管滑脱或落入腹腔　多因腹腔引流管与腹壁固定不牢、引流管固定于床架或患者意识不清，而无意或有意拔除。

2. 肠粘连、肠梗阻　异物刺激肠道或腹腔，引流管压迫引起。

3. 腹腔感染　细菌沿腹腔引流管逆行进入腹腔。

4. 腹腔内出血　腹腔引流管头端未修剪光滑、直接接触血管或伴感染。

5. 消化道瘘或肠瘘　引流管直接接触或压迫吻合口。

6. 切口疝　引流管孔撑开太大，患者腹壁薄；腹腔镜胰十二指肠切除术戳孔未有效缝合；患者营养情况差、长期服用激素类药物等原因引起。

第七节　远期并发症

胆肠吻合术后可出现胆肠吻合口狭窄、胆管结石、反流性胆管炎、肝脓肿等远期并发症；胃肠吻合术后可出现营养不良、吻合口溃疡、消化道出血等远期并发症；胰腺切除及胰肠吻合术后可出现胰腺内、外分泌功能不全，胰肠吻合口狭窄，慢性胰腺炎，胰管结石等。

胆肠吻合口狭窄可表现为反复发作的胆管炎症状，患者可出现发热、黄疸、腹痛，CT或MRCP可确诊。治疗可选择超声引导下经皮穿刺胆管支架或球囊扩张，也有行超声引导下肝胃内引流术的报道。在排除肿瘤复发的情况下，可再次行胆肠吻合术，效果确切。急性胆管炎发作时可行经皮穿刺置管胆道引流术。

胰肠吻合口狭窄时可表现为反复发作的胰腺炎症状，以及不同程度的胰腺内、外分泌功能障碍。增强CT可表现为残余胰腺实质变薄，胰管明显扩张，严重者可扩张至肠管大小。在排除肿瘤复发的情况下，一般需再次手术，可实施胰管与胃或胰管与空肠连续全层吻合术，效果显著（图8-10）。

文献报道，PD术后胆肠吻合口狭窄发生率为2.6%~8%，胰肠吻合口狭窄发生率为2%~11%。Song等回顾性分析了500例LPD的后期并发症，平均随访29.3个月，胆肠吻合口狭窄发生率25.5%，92%的患者发生于胆管直径<7mm；有症状的胰肠吻合口狭窄发生率2.4%，92%发生于套入胰肠吻合术，胰管对空肠黏膜吻合术罕见；吻合口溃疡发生率1%，输入袢梗阻发生率2.4%。

对于慢性胰腺炎患者，行胰十二指肠切除术后必须补充胰酶，如复方阿嗪米特肠溶片或胰酶肠溶胶囊等。复方阿嗪米特肠溶片不仅含有利胆成分阿嗪米特，能高效促进胆汁分泌，利于脂肪类食物的消化和吸收，还含有3种胰酶及二甲硅油，能促进消化、快速消除腹胀。

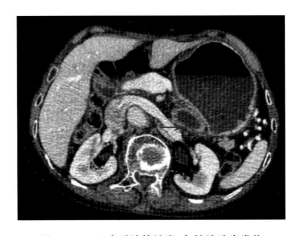

图8-10　PD术后胰管扩张，急性胰腺炎发作
PD术后10年，急性胰腺炎反复发作入院。CT示（箭头）：
残余胰腺实质萎缩，胰管扩张明显。行胰管胃吻合术
后治愈。

参考文献

［1］ BASSI C,DERVENIS C,BUTTURINI G,et al. Postoperative pancreatic fistula:an international study group(ISGPF)definition ［J］. Surgery,2005,138(1):8-13.

［2］ DINDO D,DEMARTINES N,CLAVIEN P A. Classification of surgical complications:a new proposal with evaluation in a cohort of 6336 patients and results of a survey ［J］. Ann Surg,2004,240(2):205-213.

［3］ TIEN Y W,LEE P H,YANG C Y,et al. Risk factors of massive bleeding related to pancreatic leak after pancreaticoduodenectomy ［J］. J Am Coll Surg,2005,201(4):554-559.

［4］ DE CASTRO S M,KUHLMANN K F,BUSCH O R,et al. Delayed massive hemorrhage after pancreatic and biliary surgery: embolization or surgery ［J］. Ann Surg,2005,241(1):85-91.

［5］ RUMSTADT B,SCHWAB M,KORTH P,et al. Hemorrhage after pancreatoduodenectomy ［J］. Ann Surg,1998,227(2):236-241.

［6］ VAN BERGE HENEGOUWEN M I,ALLEMA J H,et al. Delayed massive haemorrhage after pancreatic and biliary surgery ［J］. Br J Surg,1995,82(11):1527-1531.

［7］ YEO C J,BARRY M K,SAUTER P K,et al. Erythromycin accelerates gastric emptying after pancreaticoduodenectomy. A prospective,randomized,placebo-controlled trial ［J］. Ann Surg,1993,218(3):229-237.

［8］ VAN BERGE HENEGOUWEN M I,VAN GULIK T M,et al. Delayed gastric emptying after standard pancreaticoduodenectomy versus pylorus-preserving pancreaticoduodenectomy:an analysis of 200 consecutive patients ［J］. J Am Coll Surg,1997,185(4): 373-379.

［9］ MIYAGAWA S,MAKUUCHI M,LYGIDAKIS N J,et al. A retrospective comparative study of reconstructive methods following pancreaticoduodenectomy:pancreaticojejunostomy vs. pancreaticogastrostomy ［J］. Hepatogastroenterology,1992,39(5):381-384.

［10］ OHWADA S,OGAWA T,KAWATE S,et al. Results of duct-to-mucosa pancreaticojejunostomy for pancreaticoduodenectomy Billroth I type reconstruction in 100 consecutive patients ［J］. J Am Coll Surg,2001,193(1):29-35.

［11］ BUCHLER M W,FRIESS H,WAGNER M,et al. Pancreatic fistula after pancreatic head resection［J］. Br J Surg,2000,87(7): 883-889.

［12］ STRASBERG S M,DREBIN J A,MOKADAM N A,et al. Prospective trial of a blood supply-based technique of pancreaticojejunostomy:effect on anastomotic failure in the Whipple procedure ［J］. J Am Coll Surg,2002,194(6):746-60.

［13］ KOCH M,GARDEN O J,PADBURY R,et al. Bile leakage after hepatobiliary and pancreatic surgery:A definition and grading of severity by the International Study Group of Liver Surgery ［J］. Surgery,2011,149(5):680-688.

［14］ WENTE M N,VEIT J A,BASSI C,et al. Postpancreatectomy hemorrhage(PPH):an International Study Group of Pancreatic Surgery(ISGPS)definition ［J］. Surgery,2007,142(1):20-25.

［15］ BASSI C,FALCONI M,MOLINARI E,et al. Reconstruction by pancreaticojejunostomy versus pancreaticogastrostomy following pancreatectomy:results of a comparative study ［J］. Ann Surg,2005,242(6):767-773.

［16］ DUFFAS J P,SUC B,MSIKA S,et al. A controlled randomized multicenter trial of pancreatogastrostomy or pancreatojejunostomy after pancreatoduodenectomy ［J］. Am J Surg,2005,189(6):720-729.

［17］ FERNANDEZ-CRUZ L,COSA R,BLANCO L,et al. Pancreatogastrostomy with gastric partition after pylorus-preserving pancreatoduodenectomy versus conventional pancreatojejunostomy:a prospective randomized study ［J］. Ann Surg,2008,248 (6):930-938.

［18］ FIGUERAS J,SABATER L,PLANELLAS P,et al. Randomized clinical trial of pancreaticogastrostomy versus pancreaticojejunostomy on the rate and severity of pancreatic fistula after pancreaticoduodenectomy ［J］. Br J Surg,2013,100(12):1597-1605.

［19］ TOPAL B,FIEUWS S,AERTS R,et al. Pancreaticojejunostomy versus pancreaticogastrostomy reconstruction after pancreaticoduodenectomy for pancreatic or periampullary tumours:a multicentre randomised trial ［J］. Lancet Oncol,2013, 14(7):655-662.

［20］ TRAN K T,SMEENK H G,VAN EIJCK C H,et al. Pylorus preserving pancreaticoduodenectomy versus standard Whipple procedure:a prospective,randomized,multicenter analysis of 170 patients with pancreatic and periampullary tumors ［J］. Ann

Surg,2004,240(5):738-745.

[21] FABRICE M,BERTRAND S,SYLVAIN K,et al. Risk factors for mortality and intraabdominal complications after pancreaticoduodenectomy:multivariate analysis in 300 patients [J]. Surgery,2005,139(5):591-598.

[22] PENG S Y,WANG J W,LAU W Y,et al. Conventional versus binding pancreaticojujunostomy after pancreaticoduodenectomy [J]. Ann Surg,2007,245(5):692-698.

[23] PENG S Y,WANG J W,HONG D F,et al. Binding pancreaticoenteric anastomosis:from binding pancreaticojejunostomy to pancreaticogastrostomy [J]. Updates Surg,2011,63(2):69-74.

[24] SHAILESH V S,SAJID S Q,NANDA R,et al. Pancreatic anastomoses after pancreaticoduodenectomy:do we need further studies？ [J]World J Surg,2005,29(12):1642-1649.

[25] LI-LING J,IRVING M. Somatostatin and octreotide in the prevention of postoperative pancreatic complications and the treatment of enterocutaneous pancreatic fistulas:a systematic review of randomized controlled trials [J]. Br J Surg,2001,88(2):190-199.

[26] KEVIN C C,DANIEL L,DENNIS L. Prospective randomized clinical trial of the value of intraperitoneal drainage after pancreatic resection [J]. Ann Surg,2001,234(4):487-494.

[27] ENRICO M,CLAUDIO B,ROBERTO S. Amylase value in drains after pancreatic resection as predictive factor of postoperative pancreatic fistula.results of a prospective study in 137 patients [J]. Ann Surg,2007,246(2):281-287.

[28] MANABU H,MAKOTO K,KOICHI I,et al. CT features of pancreatic fistula after pancreaticoduodenectomy [J]. AJR,2007,188(4):323-327.

[29] OTAH E,CUSHIN B J,ROZENBLIT G N,et al. Visceral artery pseudoaneurysms following pancreaticoduodenectomy [J]. Arch Surg,2002,137(1):55-59.

[30] OKUNO A,MIYAZAKI M,ITO H et al. Nonsurgical management of reptured pseudoaneurysm in patients with hepatobiliary pancreatic diseases [J]. Am J Gastroenterol,2001,96(4):1067-1071.

[31] RIEDIGER H,MAKOWIEC F,SCHARECK W D,et al. Delayed gastric emptying after pylorus-preserving pancreaticoduodenectomy is strongly related to other postoperative complications [J]. J Gastrointest Surg,2003,7(6):758-765.

[32] MANAHEM B,GUITTET L,MULLIRI A,et al. Pancreaticogastrostomy is superior to pancreaticojejunostomy for prevention of pancreatico fistula after pancreaticoduodenectomy. An updated meta-analysis of randomized cotrolled trials [J]. Ann Surg,2015,261(5):882-887.

[33] 施思,项金峰,徐近,等. 2016版国际胰腺外科研究组术后胰瘘定义和分级系统更新内容介绍和解析[J]. 中国实用外科杂志,2017,37(2):149-152.

[34] MCMILLAN M T,SOI S,ASBUN H J,et al. Risk-adjusted outcomes of clinically relevant pancreatic fistula following pancreatoduodenectomy:A model for performance evaluation [J]. Ann Surg,2016,264(2):344-352.

[35] BASSI C,MARCHEGIANI G,DERVENIS C,et al. The 2016 update of the International Study Group(ISGPS) definition and grading of postoperative pancreatic fistula:11 Years After [J]. Surgery,2017,161(3):584-591.

[36] 中华医学会外科学分会胰腺外科学组,中国研究型医院学会胰腺病专业委员会,中华外科杂志编辑部. 胰腺术后外科常见并发症诊治及预防的专家共识(2017)[J]. 中华外科杂志,2017,55(5):328-334.

[37] JIAN J Y,CHANG Y R,KIM S W,et al.Randomized multicentre trial comparing external and internal pancreatic stenting during pancreaticoduodenectomy [J]. BJS,2016,103(6):668-675.

[38] 洪德飞. 腹腔镜胰十二指肠切除术关键问题[J].中国实用外科杂志,2017,37(1):21-25.

[39] 洪德飞. 常规开展腹腔镜胰十二指肠切除术的经验和技术创新[J].肝胆胰外科杂志,2017,29(2):89-92.

[40] BESSELINK M G,VAN RIJSSEN L B,BASSI C,et al.Definition and classification of chyle leak after operation:a consensus statement by the International Study Group on Pancreatic Surgery [J]. Surgery,2017,161(2):365-372.

[41] 张太平,洪德飞. 胰十二指肠切除术后出血并发症处理[J].中国实用外科杂志,2018,38(7):775-776.

[42] 洪德飞,刘建华,刘亚辉,等. 一针法胰肠吻合术用于腹腔镜胰十二指肠切除术多中心研究[J].中国实用外科杂志,2018,38(7):792-795.

[43] 陈庆民,王英超,刘松阳,等. 洪氏胰肠吻合术应用于184例腹腔镜胰十二指肠切除术的疗效评价[J].中华肝胆外科

杂志,2019,25(11):842-845.

[44] SONG K B,KIM S C,LEE W,et al. Laparoscopic pancreaticoduodenectomy for periampullary tumors:Lessons learned for 500 consecutive patients in a single center [J]. Surg Endosc,2019,34(3):1343-1352.

[45] SONG K B,YOO D,HWANG D W,et al. Comparative analysis of afferent loop obstruction between laparoscopic and open approach in pancreaticoduodenectomy [J]. J Hepatobiliary Pancreat Sci,2019,26(10):459-466.

第九章

标准胰十二指肠切除术

第一节 概　　述

一、适应证

1. 原发性壶腹部周围恶性肿瘤,如壶腹癌、胆总管下端癌、十二指肠癌、十二指肠乳头癌、胰头癌。对于不明组织来源的壶腹周围癌和胰头癌,应该实施根治性胰十二指肠切除术(见第十章)。

2. 继发性壶腹部周围恶性肿瘤:胰头或周围淋巴结继发于邻近或远处脏器恶性肿瘤的局部侵犯或转移,如恶性黑色素瘤、胃癌侵犯胰头等。

3. 有手术切除指征的壶腹部周围良性或低度恶性肿瘤,如胰岛细胞瘤、神经内分泌肿瘤、IPMN、黏液性囊腺瘤、实性假乳头状瘤、浆液性囊腺瘤等。

4. 肿块性慢性胰腺炎不能排除癌变。

5. 保留十二指肠胰头切除术中转术式。

二、禁忌证

1. 患者情况

(1) 全身情况差,不能耐受手术。

(2) 胰腺弥漫性质硬病变。

(3) 恶性肿瘤有远处广泛转移。

(4) 胰头癌术前影像学检查有深部浸润。

2. 术者缺乏胰十二指肠切除术经验。

三、根治性切除范围

对于壶腹周围癌而言,理论上应根据组织来源及淋巴结分组行规范性 D2 根治术,但对局部进展期壶腹周围癌术前难以确定组织来源时,应该按胰头癌标准行 D2 根治术。为了规范胰头癌淋巴结清扫范围、澄清各种胰十二指肠切除术的手术名称,1998 年 5 月 Beger 等 29 位国际知名的胰腺外科和病理科专家在意大利召开了胰腺癌治疗规范性研讨会,制定了不同淋巴结清扫的标准定义,即采用日本胰腺学会(JPS)的淋巴结分组标准(1993 年第 4 版),提出了 PD 根治术的三个层次,即根据术中清扫淋巴结和神经软组织的范围不同分别命名为标准式、根治式和扩大根治术(见第三章)。

标准胰十二指肠切除术(standard pancreaticodudenectomy,SPD)要完整切除胰腺头部(包括胰腺钩突)、在胰颈部横断胰腺(距离肿瘤至少 1cm)、横断肝总管,在胃体、胃窦连接处离断胃,切除相关脏器(肝门以下胆管、十二指肠及部分空肠、部分胃）或受累结肠肝曲等邻近脏器,清扫区域内神经结缔组织和淋巴结（肠系膜上动脉右侧的淋巴结、神经结缔组织）。

清扫肝十二指肠韧带右侧的淋巴结（12b$_1$、12b$_2$、12c）、胰十二指肠前后淋巴结（13a、13b、17a、17b）、肝总动脉前组淋巴结（8a）、肠系膜上动脉右侧腹主动脉 SMA 起点到胰十二指肠下动脉起点（14a、14b）淋巴结。

第二节　手术步骤

一、SMV 游离手术技巧

不要刻意寻找和分离 SMV,循手术路径自然显露 SMV。

1. 胰上路径　循肝总动脉清扫时,显露 GDA,结扎离断 GDA 后,逆行切除胆囊,离断肝总管。自肝门板自上而下清扫肝十二指肠韧带,自然显露出胰颈上方门静脉。腹腔镜手术时根据门静脉定位打开胰颈下缘后腹膜,就能快速找到 SMV;开腹手术时术中用示指沿门静脉在胰颈后方稍加分离即可建立胰后隧道。该方法适用于胰颈与 SMV 没有致密粘连的患者。这是笔者常用的路径。

2. 胰下路径　沿 Kocher 切口游离,沿十二指肠水平部、升部离断十二指肠结肠韧带、胃结肠韧带,游离十二指肠第二、三段及胰头腹侧后,沿钩突腹侧游离自然显露 SMV 腹侧和右侧壁,直至胰颈下缘。该路径受壶腹部周围肿瘤大小、慢性胰腺炎组织粘连及肿瘤侵犯 SMV 的限制。

3. 断胰路径　胰颈部 SMV 有致密粘连或肿瘤局部侵犯时,游离出胰颈上方门静脉后用电钩边断胰颈边分离 SMV。

二、术中探查要求

1. 首先,探查排除肝、腹腔和盆腔种植转移。探查横结肠系膜根部、小肠系膜根部有无淋巴结转移或肿瘤侵犯,若发现有"癌脐",已无根治性切除术指征。腹腔镜探查可使 10% 胰腺癌患者免于非治疗性剖腹探查。因此,对术前诊断壶腹周围癌的患者,建议行腹腔镜探查,有助于发现 CT、MRI 及 PET/CT 无法诊断的腹膜、肠系膜及肝等微小转移灶,避免开腹探查。

2. 三步法探查腹主动脉、SMA 及腹腔干有无癌浸润。

3. 探查腹主动脉、下腔静脉、SMV 前壁有无癌浸润。

由于高分辨率 CT、MRI 及血管三维重建技术的普及应用,术中探查重点已经从肿瘤是否侵犯血管转变为探查腹腔、盆腔脏器和系膜、腹壁是否有微小转移灶,因为术前影像学检查一般都能明确肿瘤是否侵犯血管,但很难发现微小转移灶。

三、手术步骤

1. 开腹探查或腹腔镜探查,决定手术方式（终止、姑息、根治性切除）　上腹正中小切口进腹或腹腔镜探查。腹腔镜探查可联合术中腹腔镜超声检查。决定行根治性切除手术者,反"L"或正中切口延长。对有梗阻性黄疸、术前未减黄的患者,应用电钩切开胆囊底部,应用吸引器伸入胆囊内吸尽黏稠的胆汁后,应用碘附冲洗干净,缝扎封闭切口。

2. Kocher 切口　游离至腹主动脉前方,显露下腔静脉、左肾静脉及 SMA 根部（图 9-1、图 9-2）。将十二指肠和胰头抬高至中线,再次探查肿块与腹主动脉、下腔静脉的关系。术前肿块性慢性胰腺炎质硬肿块与胰头癌难鉴别时,可经十二指肠对肿块进行多点穿刺,行快速病理切片检查。要警惕胆总管下端癌或壶腹癌、胰头癌合并胆总管结石。

3. 自足侧向头侧游离显露胰颈下缘 SMV　提起结肠肝曲,沿十二指肠水平部、升部自横结肠附着处离断十二指肠结肠韧带、右侧胃结肠韧带,显露十二指肠第二、三段及胰头腹侧,沿钩突游离自然显露胰颈下缘 SMV。继续沿途离断、缝扎胃结肠干、胃网膜右动静脉,建立胰后隧道,自然显露 SMV 右前腹侧壁（图 9-3、图 9-4）。

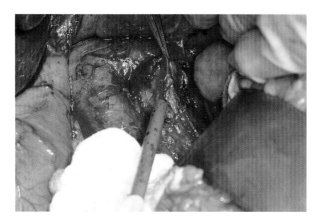

图 9-1 扩大的 Kocher 切口,活检 16a₂、16b₁ 淋巴结

1. 下腔静脉;2. 左肾静脉;3. 16 组淋巴结。

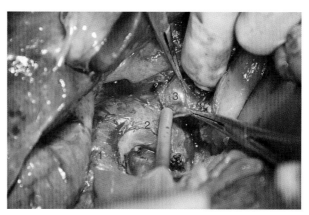

图 9-2 沿左肾静脉根部上方游离 SMA 根部

1. 下腔静脉;2. 左肾静脉;3. 肠系膜上动脉。

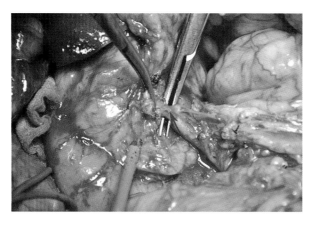

图 9-3 沿钩突腹侧自足侧向头侧游离 SMV

箭头示胃结肠干。

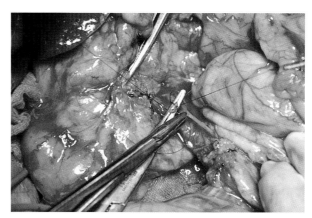

图 9-4 离断、缝扎胃结肠干残支

进一步探查胰头、钩突部及其与 SMV、SMA 的关系。术中 B 超检查有助于判断胰头部肿块与 PV-SMV 和 SMA 的关系。

4. 排除副肝右动脉 主刀医师用示指和拇指触摸肝十二指肠韧带右方,确定有无副肝右动脉或替代肝右动脉。

5. 肝动脉游离、GDA 离断 根据肝总动脉的搏动,游离肝总动脉、肝固有动脉、胃右动脉。结扎离断胃右动脉后,游离起源于肝总动脉向下走行的 GDA。近端双道递进式结扎 GDA,触摸肝固有动脉搏动良好后,远端结扎 GDA 后离断(图 9-5)。离断 GDA 后就自然显露出胰颈上方门静脉(图 9-6)。

注意点:分离和结扎胃十二指肠动脉前,用动脉血管夹预先夹闭血管(夹闭试验),检查并确保肝动脉搏动良好;避免损伤起源于胃十二指肠动脉的替代肝右动脉。

6. 胆囊切除、肝总管离断 结扎离断胆囊动脉。逆行切除胆囊(胆囊管不离断)、自肝门板开始行肝十二指肠韧带骨骼化清扫,并距肝总管分叉处 1~2cm 处离断肝总管。离断前两端结扎、避免胆汁污染,近端也可用血管夹夹闭(重度黄疸患者近端胆管可以开放,也可将引流管插入近端胆管进行引流,有利于胆道减压,同时避免胆汁污染术区)。提起离断的肝总管远端,继续骨骼化清扫,直至清晰显露胰颈上方门静脉。对于胰颈后方与 SMV 没有致密粘连的患者,术者可应用左手示指贯穿胰颈,建立胰颈后“隧道”。

肝十二指肠韧带骨骼化清扫的要点是分离、悬吊肝动脉和门静脉主干后,连同胆管一起,整块清扫除肝动脉和门静脉之外的肝十二指肠韧带内软组织。

7. 断胃 游离远端胃,在胃窦和胃体之间用切割闭合器离断胃(图 9-7)。

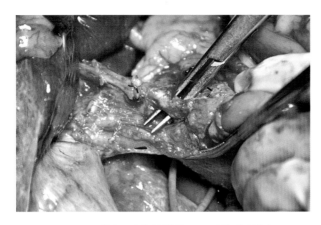

图 9-5　游离、结扎并缝扎 GDA（箭头所指）

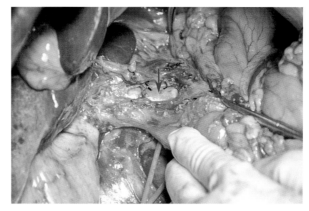

图 9-6　离断 GDA 后自然显露胰颈上方门静脉（箭头所指）

8. 离断近端空肠　向头侧牵拉横结肠,辨认屈氏韧带和近端空肠。应用超声刀离断近端空肠约 12cm 长的空肠系膜。将近端空肠自肠系膜血管后方牵拉至腹腔右侧,应用直线切割闭合器（白色钉仓）离断空肠。断端电凝止血。

9. 断胰　远端胰腺上、下缘各缝 1 针并结扎止血,线尾留作牵引线（图 9-8）。近端结扎。胰颈后方用刀柄或血管钳垫开,用超声刀或电刀离断胰颈部。对术前影像学提示胰管细小者,应避免超声刀离断主胰管,否则可能导致主胰管闭合而难以找出。可用超声刀夹碎胰腺组织后找到主胰管,应用剪刀离断胰管。离断后显露脾静脉、SMV 汇入 PV（图 9-9）。切取胰腺远端胰管和胰腺组织,送快速病理切片检查,以确保胰腺切缘阴性。胰颈部 SMV 有致密粘连或肿瘤局部侵犯时,不要游离胰后隧道,可以边断胰颈边分离 SMV,或胰门阻断,或 SMA 优先钩突系膜离断后再处理 SMV。

10. SMV 360° 游离　用血管吊带提起 SMV,用剥离子轻轻推剥 PV 和 SMV 的右侧壁、后壁,分离 PV-SMV 各分支,结扎或缝扎后依次离断,使胰腺钩突部完全脱开 PV 和 SMV。胰十二指肠上后静脉汇入门静脉,即 Belcher 静脉,作为一个固定的解剖标志;胰腺钩突下缘,SMV 远端分支是胰十二指肠下静脉或起源于肠系膜上静脉左侧缘的空肠静脉第一分支,也是一个相对固定的解剖标志,必须结扎后离断。

11. 沿 SMA 右侧 180° 离断钩突系膜　根据 SMA 的搏动或术者示指、拇指的触摸,应用超声刀打开 SMA 的腹侧鞘膜显露 SMA 全程。血管带牵开 SMV,沿 SMA 的右侧应用超声刀离断钩突系膜,胰十二指肠下动脉起始端可结扎（图 9-10）。移去标本后彻底冲洗手术野,对钩突系膜断端的活动性出血点应缝扎止血。

12. 标记组织　对切除的各个组织结构进行标记,如胆管切缘、钩突切缘、胰颈部切缘、血管后切缘,送快速病理切片检查。

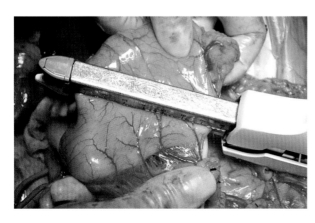

图 9-7　直线切割闭合器断胃（蓝色钉仓）

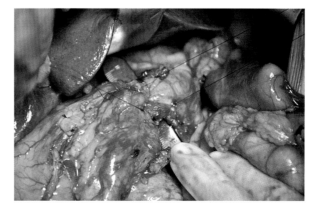

图 9-8　胰头侧结扎,胰体侧上、下缘缝扎边缘动脉

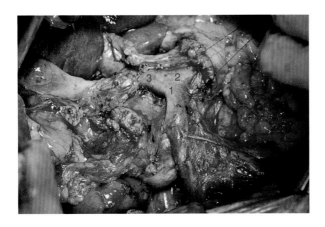

图 9-9 显露脾静脉及肠系膜上静脉汇合处
1. SMV；2. 脾静脉；3. 门静脉。

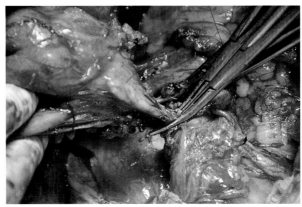

图 9-10 将 SMA 牵拉至 SMV 右侧，沿 SMA 右侧自足侧向头侧离断钩突系膜（箭头示胰十二指肠下动脉）

以上步骤可以根据每个胰腺中心经验调整，笔者中心行开腹胰十二指肠切除术时按腹腔镜胰十二指肠切除术流程进行切除。

13. 消化道重建

（1）胰消化道重建：目前，笔者中心对胰消化道重建的术式选择标准如下，腹腔镜手术：主胰管直径 <8mm 时选择 I 型洪氏胰肠吻合术，主胰管直径 ≥8mm 时选择 II 型洪氏胰肠吻合术；开腹手术：主胰管直径 <6mm 时选择 I 型洪氏胰肠吻合术，主胰管直径 ≥6mm 时选择 II 型洪氏胰肠吻合术（见第五章）。

（2）胆肠吻合术（见第五章）。

（3）胃肠或十二指肠空肠吻合术，鼻肠营养管放置（见第五章）。

14. 肝圆韧带分隔胰肠吻合口与胆肠吻合口　游离肝圆韧带，将韧带从胰肠、胆肠吻合口之间穿过至胰肠吻合口后方，将肝圆韧带与肠系膜缝扎一道固定。肝圆韧带覆盖 GDA 残端和 PV-SMV，隔开胰肠吻合口与胆肠吻合口，可避免术后胆肠吻合口漏渗液或胰液接触腐蚀 GDA、PV-SMV。

15. 安置腹腔引流管　使用大量 43℃蒸馏水彻底冲洗腹腔、盆腔后，在胆肠吻合口前方、胰肠吻合口后方各放置引流管一条。

16. 关腹　逐层关腹，冲洗切口。

参考文献

［1］JANG J Y，KANG M J，HEO J S，et al. A prospective randomized controlled study comparing outcomes of standard resection and extended resection，including dissection of the nerve plexus and various lymph nodes，in patients with pancreatic head cancer［J］. Ann Surg，2014，259（4）：656-664.

［2］LIN P W，SHAN Y S，LIN Y J，et al. Pancreaticoduodenectomy for pancreatic head cancer：PPPD versus Whipple procedure［J］. Hepatogastroenterology，2005，52（65）：1601-1604.

［3］PEDRAZZOLI S，DICARLO V，DIONIGI R. et al. Standard versus extended lymphadenectomy associated with pancreatoduodenectomy in the surgical treatment of adenocarcinoma of the head of the pancreas：a multicenter，prospective，randomized study. Lymphadenectomy Study Group［J］. Ann Surg，1998，228（4）：508-517.

［4］BASSI C，FALCONI M，MOLINARI E，et al. Reconstruction by pancreaticojejunostomy versus pancreaticogastrostomy following pancreatectomy：results of a comparative study［J］. Ann Surg，2005，242（6）：767-773.

［5］PENG S Y，WANG J W，LAU W Y，et al. Conventional versus binding pancreatiacojejunostomy after pancreaticoduodenectomy［J］. Ann Surg，2007，245（5）：692-698.

［6］彭淑牖，洪德飞，刘颖斌，等. II 型捆绑式胰胃吻合术的临床疗效［J］. 中华外科杂志，2009，47（23）：1764-1766.

［7］ 洪德飞,黄东胜,彭淑牖. 胰肠吻合还是胰胃吻合——老概念还是新发现?［J］. 中华普通外科杂志,2013,28(7): 564-565.

［8］ PENG S Y,WANG J W,LI J T,et al. Binding pancreaticojejunostomy- a safe and reliable anastomosis procedure［J］. HPB, 2004,6(3):154-160.

［9］ 洪德飞,彭淑牖,沈国樑,等. 全胰腺系膜切除理念应用于胰头癌根治术的初步体会[J]. 中华普通外科杂志,2014,29 (5):344-347.

［10］ SHAILEH V S,HELMUT F,MARKUS W B. 胰腺肿瘤外科学[M]. 王春友,译. 北京:人民卫生出版社,2011.

第十章

根治性胰十二指肠切除术

第一节 概 述

根治性胰十二指肠切除术（radical pancreaticoduodenectomy，RPD）作为超越标准胰十二指肠切除术切除范围的根治性手术，与标准胰十二指肠切除术相比，是否能提高壶腹周围癌的远期生存率仍有争议，因此根治性胰十二指肠切除术并不能作为壶腹周围癌的常规术式。随着胰腺外科技术水平的提高，根治性胰十二指肠切除术虽然扩大了淋巴结和神经软组织的清扫范围，但并没有增加并发症发生率和病死率，因此对于进展期壶腹周围癌，尤其胰头部导管腺癌建议实施根治性胰十二指肠切除术，以期望获得更好的生存预期。

一、适应证

1. Ⅰ、Ⅱ期胰头癌，部分Ⅲ期胰头癌。
2. 局部晚期壶腹周围癌（十二指肠癌、胆管中下端癌、壶腹癌或十二指肠乳头癌）。
3. 组织来源不明确的壶腹周围癌。
4. 胆囊癌累及胆管下端、侵犯胰头组织或胰头后淋巴结转移。
5. 壶腹周围转移性癌，如肾癌转移等。

二、禁忌证

1. 患者因素 全身情况差，不能耐受 RPD 手术；胰腺弥漫性质硬病变；恶性肿瘤有远处广泛转移；胰头癌侵犯 SMA 或腹腔干；壶腹周围癌术前影像学检查、或术中活检明确有超越 RPD 清扫范围的淋巴结转移或神经软组织侵犯。
2. 术者因素 术者缺乏 RPD 的经验。

三、切除和清扫范围

切除脏器：要完全切除胰腺头部（包括胰腺钩突），于 PV-SMV 左缘离断胰颈，横断肝总管，于胃体、胃窦连接处离断胃，切除相关脏器（肝门以下胆管、十二指肠及部分空肠、远端 1/3 胃）或受累的结肠肝曲等邻近脏器。沿胰头切除杰罗塔筋膜（Gerota fascia）。

清扫区域内淋巴结、神经、脂肪结缔组织，包括：肝动脉沿线所有淋巴结（8a、8p）、腹腔干周围淋巴结（9）、骨骼化清扫肝十二指肠韧带（12a、12b、12c、12h、12p）、肠系膜上动脉周围所有淋巴结（14a、14b、14c、14d、14v）、右肾门至腹主动脉左侧、腹腔干上缘到肠系膜下动脉上缘之间、腹主动脉和下腔静脉前所有淋巴结（$16a_2$、$16b_1$）及这些区域内的神经、脂肪结缔软组织。

中华医学会外科学分会胰腺外科学组制订的胰头癌根治性切除标准:①清除下腔静脉和腹主动脉之间的淋巴、结缔组织;②清除肝门部软组织(肝十二指肠韧带骨骼化);③在 PV-SMV 左侧断胰颈;④切除全部胰腺钩突;⑤将肠系膜上动脉右侧的软组织连同十二指肠系膜一并切除;⑥肿瘤局部侵犯门静脉和 / 或肠系膜上静脉时,在保证切缘阴性的情况下,将联合血管切除并血管重建。

切除范围:①肝总管中部以下的胆管及周围淋巴结;②肝总动脉和腹腔动脉旁淋巴结;③远端 1/2 胃、十二指肠和约 12cm 空肠;④在门静脉左侧 1.5cm 处切断胰腺颈部;⑤肠系膜上动脉右侧的软组织;⑥肠系膜及肠系膜根部淋巴结;⑦腹腔干上缘至肠系膜下动脉水平,下腔静脉和腹主动脉之间的淋巴结及软组织;⑧如肿瘤仅局部侵犯 PV-SMV,在保证切缘阴性的情况下,则将 PV-SMV 切除一段,进行血管重建。

第二节　手 术 步 骤

一、术中探查要求

1. 远处探查　排除肝、腹腔和盆腔种植转移。探查横结肠系膜根部、小肠系膜根部有无淋巴结转移或肿瘤侵犯。腹腔镜探查有助于发现 CT、MRI 及 PET/CT 无法诊断的腹膜、肠系膜及肝等微小转移灶,约 10% 胰腺癌患者免于非治疗性剖腹探查,因此对术前诊断为壶腹周围癌的患者,建议行腹腔镜探查。

2. 局部探查　腹主动脉、SMA 及腹腔干有无癌浸润。腹主动脉、下腔静脉、SMV 前壁有无浸润。由于高分辨率 CT、MRI 的普及应用,术中探查的重点已经从肿瘤是否侵犯血管转变为探查腹腔、盆腔脏器和系膜、腹壁是否有微小转移灶,因为肿瘤是否侵犯血管,术前影像学检查一般都能明确。

二、手术步骤

建议应用 SMA 优先入路途径进行钩突切除以提高手术安全性和肿瘤根治性。

1. 开腹探查或腹腔镜探查　上腹正中小切口进腹或腹腔镜探查。探查所有腹、盆腔脏器及腹膜、网膜、肠系膜根部,以及腹腔动脉、腹主动脉旁、肝十二指肠韧带有无肿瘤种植转移和淋巴结转移。提起横结肠,检查横结肠系膜根部、小肠系膜根部有无"癌脐征"。探查后选择手术方式:终止手术、姑息治疗、还是 RPD。选择 RPD 手术者,反 L 或正中切口延长。当胆囊压力高或有梗阻性黄疸时,在穿刺胆汁进行细菌培养后,将胆囊底部电凝切开,应用吸引器伸入胆囊吸尽胆汁后,碘附冲洗干净后缝扎胆囊切口。

2. 扩大的 Kocher 切口探查　超声刀打开升结肠右侧腹膜,离断肝结肠韧带,把右半结肠推向下腹部。扩大的 Kocher 切口清扫杰罗塔筋膜及活检 $16a_2$、$16b_1$ 淋巴结:沿右肾门清扫,向左侧翻起十二指肠、胰头清扫胰腺系膜后界及 $16a_2$、$16b_1$ 淋巴结,向左至腹主动脉前方,可显露下腔静脉、左肾静脉及 SMA 根部、左生殖腺静脉。游离十二指肠水平部、升部,显露 SMV 远端。切除杰罗塔筋膜、自右肾门向左清扫腹膜后脂肪结缔组织,显露右肾动、静脉,右输尿管(图 10-1)。

3. 断胃　超声刀自胃网膜左右交界处开始向右侧离断胃结肠韧带,结扎离断胃网膜右血管,自胃左动脉起自左向右离断小网膜,并清扫淋巴结。应用切割闭合器(蓝色钉仓)离断胃,切除远端约 40% 的胃。

4. 循肝动脉清扫　超声刀打开肝总动脉腹侧鞘膜,游离肝总动脉,并用血管吊带悬吊,清扫 8a 淋巴结。循肝动脉向肝门部清扫,游离肝固有动脉、胃右动脉,近端结扎胃右动脉后超声刀离断。游离胃十二指肠动脉(GDA),近端双重递进性结扎、远端双重结扎后离断(图 10-2、图 10-3)。

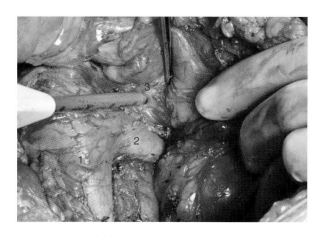

图 10-1　扩大的 Kocher 切口清扫 $16a_2$、$16b_1$ 淋巴结
1. 下腔静脉;2. 左肾静脉;3. 肠系膜上动脉根部。

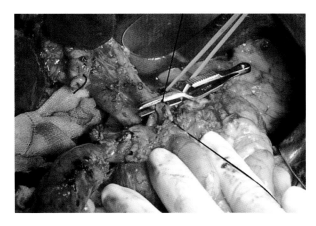

图 10-2　循肝动脉向肝门部清扫,游离 GDA
1. 肝总管;2. 门静脉;3. 肝固有动脉;4. 胃十二指肠动脉。

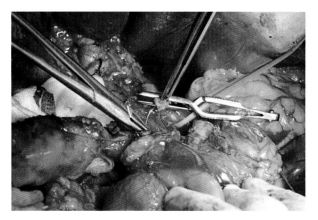

图 10-3　结扎、离断并缝扎 GDA

注意点:离断 GDA 前,触摸肝十二指肠韧带以确保肝动脉搏动良好;避免损伤起源于 GDA 的替代肝右动脉。

5. 胆囊切除、肝总管离断　结扎、离断胆囊动脉。逆行切除胆囊(胆囊管不离断)、自肝门板开始行肝十二指肠韧带骨骼化清扫。触摸肝十二指肠韧带右侧有无替代肝右动脉,注意保护(图 10-4)。距肝总管分叉 1~2cm 处剪刀离断肝总管,离断前两端结扎(近端侧也可用血管夹夹闭),避免胆汁污染(图 10-5)。重度黄疸患者的近端胆管插入引流管进行引流,有利于胆道减压,同时避免胆汁污染术区。整块清扫肝十二指肠韧带后方淋巴、神经丛、脂肪。提起离断的肝总管远端,继续骨骼化清扫直至显露胰颈上缘门静脉。

6. SMA 优先游离　根据胰颈上方门静脉定位,打开胰颈下缘后腹膜。根据 SMA 的搏动,切开 SMA 腹侧鞘膜,全程游离 SMA 并悬吊(图 10-6)。游离 SMV,结扎并缝扎胃结肠干(图 10-7)。在下腔静脉、腹主动脉前方,钩突部后方伸入左手示指,紧贴 SMA 右侧,应用超声刀离断 SMA、SMV 之间的钩突系膜,即见术者手指(图 10-8)。血管带牵开 SMV、SMA,从肠系膜下动脉根部起,应用超声刀沿 SMA 的右侧自足侧向头侧离断钩突系膜,直至腹腔干根部(图 10-9)。IPDA 和胰背动脉右侧支近端可结扎一道后,超声刀离断。

7. 离断近端空肠　向头侧牵拉横结肠辨认屈氏韧带和近端空肠。应用超声刀或 LigaSure 离断近端空肠约 12cm 长的空肠系膜(图 10-10)。将近端空肠自肠系膜血管的背侧移至腹腔右侧,应用直线切割闭合器(白色钉仓)离断空肠。断端电凝止血。

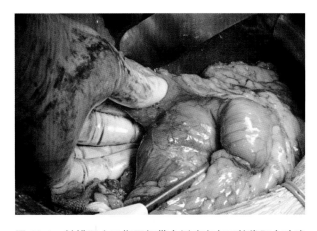

图 10-4　触摸肝十二指肠韧带右侧确定有无替代肝右动脉

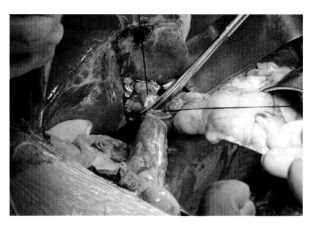

图 10-5　结扎并离断肝总管

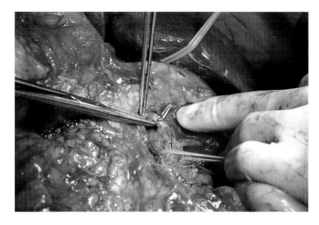

图 10-6 结扎离断胰背动脉右侧支

1. 肠系膜上动脉;2. 胰背动脉右侧支。

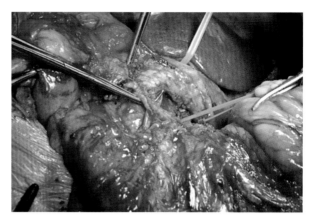

图 10-7 游离、结扎胃结肠干

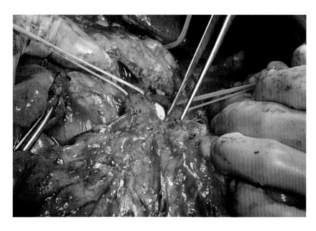

图 10-8 从 SMA 右侧离断钩突系膜(白色为术者示指)

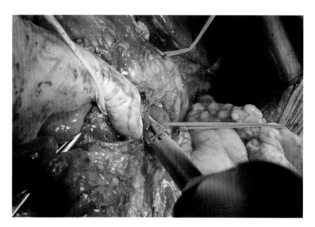

图 10-9 沿 SMA 右侧应用 Liagsure 离断钩突系膜

8. 断胰颈 应用钝血管钳自胰颈下缘向头侧游离 SMV,与胰颈上门静脉贯通,建立胰后隧道(图 10-11)。胰头侧结扎,远侧上、下缘各缝合一针(图 10-12)。胰颈与 SMV 有粘连时,可应用电刀边离断胰颈,边游离胰颈后方 SMV,并悬吊 SMV。术前影像学检查提示胰管细小者,应避免使用超声刀离断胰管,以免导致主胰管闭合而影响寻找胰管。胰腺切缘组织须送快速病理切片检查,以确保胰腺切缘阴性。胰颈离断一般放在第 6 步,放在第 8 步可以减少胰液溢出污染腹腔。

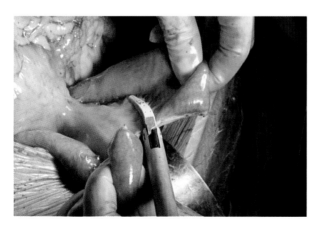

图 10-10 Liagsure 离断近端空肠系膜

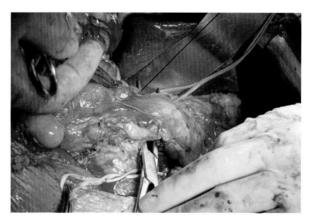

图 10-11 胰颈后方伸入血管钳

9. SMV 360° 游离　分离 SMV 各分支,结扎或缝扎后依次离断,使胰腺钩突部完全脱开 PV 和 SMV。若 SMV 有致密粘连或怀疑肿瘤局部侵犯,可以应用血管阻断钳阻断 PV、SMV、SV,再 360° 游离 SMV 后,并移除标本。若脾静脉与 SMV 汇合部受侵犯,可以结扎、离断脾静脉根部。

两个解剖标志:在胰腺钩突上缘,胰十二指肠上后静脉汇入门静脉,即 Belcher 静脉(图 10-13),作为一个固定的解剖标志;在胰腺钩突下缘,胰十二指肠下静脉或空肠静脉第一分支,也是一个相对固定的解剖标志,起源于肠系膜上静脉右侧缘,从 SMA 后方绕过,走行于肠系膜上静脉的左侧缘,必须结扎离断。对切除的各个组织结构应进行标记,即肝管、胰颈、胃肠、钩突系膜边界、血管根部、PV-SMV 沟。

10. 再次清扫　清扫 SMA 左侧淋巴结,保留 SMA 左侧的神经丛。再次清扫腹腔干、SMA 神经丛,清扫腹腔干至肠系膜下动脉起点水平(图 10-14)、腹主动脉和下腔静脉前所有淋巴结($16a_2$、$16b_1$)及这些区域内的神经、脂肪结缔组织(图 10-15)(视频 5)。应用 43℃ 蒸馏水冲洗腹腔,确保创面无渗血、无淋巴漏,显露各解剖标志(图 10-16、图 10-17)。

11. 消化道重建

(1) 目前,笔者中心对开腹手术胰消化道重建的术式选择原则如下:主胰管直径 <6mm 时,采用Ⅰ型洪氏胰肠吻合术;主胰管直径 ≥6mm 时,采用Ⅱ型洪氏胰肠吻合术(见第五章)。

(2) 胆肠吻合术(见第五章)。

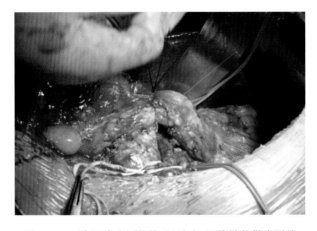

图 10-12　胰颈胰头侧结扎,远端上、下缘缝扎做牵引线

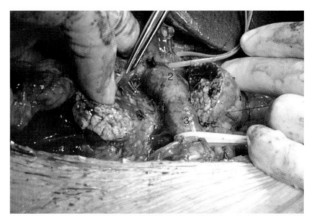

图 10-13　结扎并缝扎 Belcher 静脉
1. 胰十二指肠上后静脉(Belcher 静脉);2. 门静脉;3. 肠系膜上静脉。

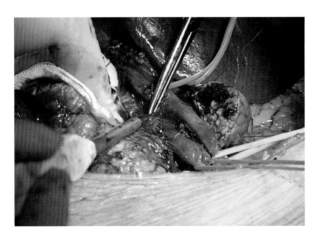

图 10-14　离断腹腔干神经丛(箭头示)

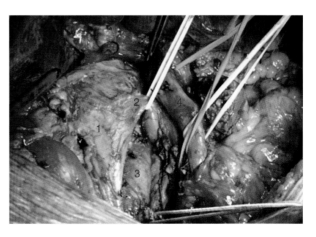

图 10-15　清扫 $16a_2$、$16b_1$ 组淋巴结
1. 下腔静脉;2. 左肾静脉;3. 腹主动脉;4. 门静脉。

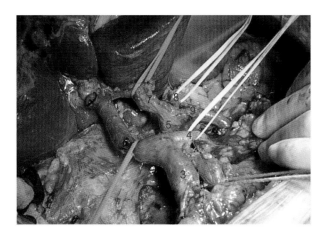

图 10-16　RPD 后显露解剖标志（腹侧面观）
1.肝总管；2.门静脉；3.肠系膜上静脉；4.脾静脉；5.腹腔干；
6.肝固有动脉；7.肝总动脉；8.胃左动脉；9.脾动脉。

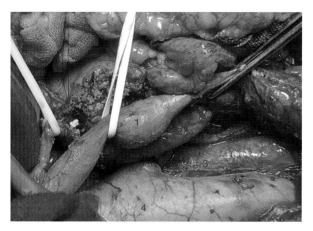

图 10-17　胰头癌 RPD 后（右侧面观）
1.肠系膜上静脉；2.肠系膜上动脉；3.腹主动脉；4.下腔静脉；5.肝动脉。

（3）胃肠空肠吻合术：距胆肠吻合口 50cm 处结肠前行胃肠吻合术，放置鼻肠营养管。胃肠吻合口远端肠肠行 Braun 侧侧吻合非必需的。

12. 分隔胰肠吻合口与胆肠吻合口　游离肝圆韧带，将韧带放置并固定在胰肠吻合口后方，覆盖 GDA 残端和 PV-SMV，隔开胰肠吻合口与胆肠吻合口。

13. 放置腹腔引流管　应用大量 43℃蒸馏水彻底冲洗腹腔、盆腔后，在胆肠吻合口前方、胰肠吻合口后方各放置一条引流管。逐层关腹，冲洗切口，结束手术。

视频 5　胰头癌
——后腹膜神经
丛清扫

参考文献

［1］　洪德飞,彭淑牖.胰腺癌根治术联合血管切除术中血管切除的指征探讨［J］.外科理论与实践,2007,12(3):268-270.

［2］　彭淑牖,洪德飞,许斌,等.简易胰门三头控制技术在困难型胰十二指肠切除术中的应用［J］.中华外科杂志,2007,45(21):1466-1468.

［3］　彭淑牖,洪德飞,许斌,等.肠系膜上动、静脉交叉提拉技术在胰头癌根治切除术中的应用［J］.中华普通外科杂志,2008,23(5):391-392.

［4］　洪德飞,刘颖斌,彭淑牖.如何提高胰头癌根治的彻底性和安全性［J］.中华肝胆外科杂志,2010,16(2):88-91.

［5］　JANG J Y,KANG M J,HEO J S,et al. A prospective randomized controlled study comparing outcomes of standard resection and extended resection,including dissection of the nerve plexus and various lymph nodes,in patients with pancreatic head cancer［J］. Ann Surg,2014,259(4):656-664.

［6］　YEO C J,CAMERON J L,LILLEMOE K D. Pancreaticoduodenectomy with or without distal gastrectomy and extended retroperitoneal lymphadenectomy for periampullary adenocarcinoma,part 2:randomized controlled trial evaluating survival, morbidity,and mortality［J］. Ann Surg,2002,236(3):355-366.

［7］　NIMURA Y,NAGINO M,KATO H,et al. Standard versus extended lymphadenectomy in radical pancreatoduodenectomy for ductal adenocarcinoma of the head of the pancreas:long-term results of a Japanese multicenter randomized controlled trial［J］. J Hepatobiliary Pancreat Sci,2012,19(3):230-241.

［8］　赵玉沛.作好胰头癌外科治疗的基本策略与思考［J］.中华肝胆外科杂志,2011,17(1):1-4.

［9］　中华医学会外科学分会胰腺外科学组.胰腺癌诊治指南［J］.中华普通外科杂志,2007,22(12):962-964.

［10］　SHAILEH V S,HELMUT F,MARKUS W B.胰腺肿瘤外科学［M］.王春友,译.北京:人民卫生出版社,2011.

第十一章

联合血管切除重建的胰十二指肠切除术

第一节 概　述

根据病变范围和分期,可以将胰腺癌分为四类:可切除的胰腺癌、临界可切除胰腺癌、不可切除的局部进展期胰腺癌和远处转移的晚期胰腺癌。15%~20% 的患者在诊断时能够接受根治性手术或新辅助治疗后根治性手术,40%~50% 的患者诊断时已发生远处转移,30%~40% 的患者为局部晚期,转化治疗后部分可根治性切除。为提高胰头癌的 R_0 切除率,联合血管切除的胰十二指肠切除术经过了探索、发展和成熟的历程。

1951 年 Moore 首先报道了联合 SMV 切除重建的胰十二指肠切除术。

1963 年日本学者首先报道了联合门静脉切除重建的胰十二指肠切除术。

1973 年 Fortner 提出区域性胰腺切除术治疗难以切除的胰头癌或胰十二指肠切除术后复发的病例,并提出了手术分型:① 0 型为全胰切除(包括半胃、胆囊胆管、脾及腹膜后淋巴结清除);② I 型为胰部分或全部切除 +SMV、PV 节段切除重建 + 后腹膜淋巴结清除;③ II 型分为 3 型,II a 为 I 型 +SMA 重建,II b 为 I 型 + 腹腔动脉(CA)和 / 或肝动脉(HA)重建,II c 为 I 型 +CA 重建 +SMA 重建。

目前的观点:①胰腺癌侵犯 SMA、HA 或 CA 常提示肿瘤已向周围广泛浸润,即使行联合动脉切除重建的 PD,后腹膜软组织的切缘阳性率仍然极高,难以达到根治性切除,疗效差,并且会显著增加术后并发症发生率和病死率。因此,一般不主张联合动脉(尤其 SMA 和 CA)切除的 PD。②SMV、PV 或脾静脉根部局部围管性浸润与胰腺癌生长的特殊部位有关,是肿瘤的局部蔓延。因此,对孤立的静脉腔外的 SMV、PV 或脾静脉受侵犯的胰头癌行联合相应静脉切除的 PD,不仅提高了切除率,而且术后并发症发生率、病死率和生存率与无血管侵犯的标准 PD 差异无统计学意义。与专业胰腺外科单中心研究结果不同的是:Castleberry 等回顾性分析了多中心胰头癌行胰十二指肠切除术病例 3 582 例,其中联合血管切除 281 例 (7.8%),切除血管组的手术时间、术中输血量、二次手术率、术后 30 天内病死率和并发症发生率均显著高于非血管切除组(表 11-1),因此建议在专业胰腺外科中心实施手术。

目前,对临界可切除的胰腺癌,多数专家建议新辅助治疗后再行根治性切除术,期望延长患者生存期。也有专家提倡:经新辅助或转化治疗后肿瘤仍局部侵犯动脉,若只有联合动脉切除重建才能达到 R_0

表 11-1　血管切除与非切除 PD 术后并发症发生率、病死率比较

	切除血管组	非切除血管组	P 值
术后 30 天内病死率	5.7%	2.9%	<0.05
术后 30 天并发症发生率	39.9%	33.3%	<0.05

切除，在评估手术团队外科技术和患者全身状态能够让患者获益的基础上，也可实施联合动脉切除重建的根治性胰十二指肠切除术。

20世纪70年代，PV-SMV等血管受到肿瘤浸润是手术禁忌，胰头癌手术切除率一直徘徊在15%以下。20世纪80年代，联合PV-SMV切除重建使手术切除率上升至40%~50%，R_0切除率上升至40%，患者5年生存率超过20%。Shy等比较了开腹和机器人PV-SMV切除重建与未切除重建的胰十二指肠切除术，PV-SMV组除手术时间显著长于未切除组外，其他临床指标差异无统计学意义（表11-2）。

因此，有丰富血管切除重建经验的胰腺外科医师对预期联合SMV、PV或PV-SMV切除能达到R_0切除时，应积极实施联合PV-SMV切除重建的PD。

表 11-2　开腹 / 机器人 PV-SMV 切除与未切除疗效比较

	病例数（比例 /%）	PV-SMV 切除组例数（比例 /%）	PV-SMV 未切除例数（比例 /%）	P 值
PD	391	43（11.9）	348（89.1）	>0.05
RPD	183（46.8）	11（25.6）	172（49.4）	>0.05
OPD	208（53.2）	32（14.4）	176（50.6）	>0.05
胰腺癌	149（38.1）	37（86.0）	112（32.2）	>0.05
手术时间	7（3.8~16.3）	8.0（4.0~15.3）	7.0（3.8~6.3）	<0.05
R_0 切除率	370（94.6）	40（93）	330（94.8）	>0.05
并发症（≥Ⅲ级）	35（8.9）	5（11.6%）	17（4.9）	>0.05
胰瘘（B+C）	36（9.2）	4（9.3）	32（9.2）	>0.05
出血（B+C）	12（3.1）	3（7.0）	9（2.0）	>0.05
胃潴留（B+C）	36（9.2）	4（9.3）	32（9.2）	>0.05
胆瘘	57（14.6）	6（14.0）	51（14.7）	>0.05
住院时间	24（7~130）	23（8~118）	24（7~136）	>0.05
病死率	4（1.0%）	0	4（1.19）	>0.05

注：PD. 胰十二指肠切除术；RPD. 机器人胰十二指肠切除术；OPD. 开腹胰十二指肠切除术。

第二节　影像学判断标准

影像学检查包括彩色 B 超、超声内镜、螺旋 CT、MRI、MRA（磁共振血管成像）、血管造影。

CT 血管重建仍是目前诊断胰腺癌的首选方法，判断血管是否受侵的准确率可达 80%~90%。

1. 血管受侵分级标准（CT Loyer 分级标准）

A 型：低密度肿瘤和正常胰腺与邻近血管之间有脂肪间隙。

B 型：低密度肿瘤和血管之间有正常胰腺组织。

C 型：低密度肿瘤和血管之间有凸面点状接触。

D 型：低密度肿瘤和血管之间有凹面接触，或者部分包绕。

E 型：低密度肿瘤完全包绕邻近血管，但尚未造成管腔变化。

F 型：低密度肿瘤阻塞血管或浸润血管致使管腔狭窄。

A~B：可切除；C~D：可能切除，需术中探查；E~F：不可切除。

2. 临界可切除　2008 年，美国肝胆胰外科协会提出了临界切除（borderline resectable）胰腺癌的概念，2009 版 NCCN 指南将其定义如下。

（1）单侧或双侧肠系膜上静脉（SMV）/门静脉（PV）受累。

（2）肿瘤紧贴肠系膜上动脉（SMA），范围 <180°。

（3）肿瘤紧邻或包绕肝动脉，但可切除后重建。

（4）短距离 SMV 阻塞，但可切除后重建。

术前 CT 三维重建有助于精准判断肿瘤是否侵犯血管及是否存在变异血管，有利于术中 PV-SMV 切除重建和避免损伤变异血管（图 11-1）。

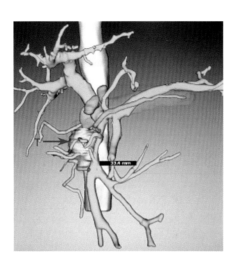

图 11-1　术前 CT 三维重建示胰头癌侵犯 SMV

精准测出侵犯长度，以及远端 SMV 直径；T. 胰头癌。

第三节　胰腺癌术前新辅助治疗

一、胰腺癌术前新辅助治疗的争议

胰腺癌术前辅助化疗或放化疗能否提高 R_0 切除率和改善生存期一直是胰腺外科讨论的焦点问题。近几年的临床研究结果取得以下倾向性意见：对可切除胰腺癌，若术前 CA19-9 高、原发灶大、局部淋巴结阳性、严重体重下降、明显疼痛或腹泻者，建议进行新辅助治疗；对临界可切除的胰腺癌，术前化疗可提高 R_0 切除率，从而给患者带来生存受益，建议行术前新辅助治疗；部分局部晚期不可切除的胰腺癌，通过转化治疗可获得 R_0 切除。Veldhuisen 等报告全球 100 余例局部进展期胰腺癌化疗联合其他治疗的前瞻性对照研究，通过吉西他滨（GEM）+ 白蛋白结合性紫杉醇或 FOLFIRINOX（mFOLFIRINOX）化疗 4~6 个月后，70%~80% 的患者治疗有效（其中部分缓解 10%~20%，稳定 60%），20%~30% 的患者肿瘤进展。新辅助或转化治疗后，12%~35% 的患者能够获得 R_0 切除，生存期达到 30~35 个月。对于新辅助或转化治疗后进展发生远处转移的患者，可以更改化疗方案，联合靶向治疗（对 BRCA 突变者，可联合应用 PARP 抑制剂奥拉帕利或免疫治疗）；对无法切除的局部晚期胰腺癌患者，可以考虑放疗（外放疗，^{125}I 内放疗）、局部消融（纳米刀、射频或聚焦超声等）等治疗，可以减轻患者症状，改善生存期。吉西他滨（GEM）+ 白蛋白结合性紫杉醇或 FOLFIRINOX（mFOLFIRINOX）系统化疗的总生存期为 14~16 个月。

二、新辅助治疗前胰腺癌的病理诊断及二代测序

胰腺癌术前新辅助治疗原则上要求获得病理诊断。获得病理诊断的途径可选择超声内镜下活检或 CT 引导下活检。建议对患者的肿瘤穿刺组织和血样做全基因检测或二代测序（包括术后胰腺癌组织），有利于筛选化疗药物、靶向药物和免疫治疗药物，例如，含铂化疗方案使 BRCA、PALB2 和 HR-DDR 突变的胰腺癌患者获益，BRCA 突变的转移性胰腺癌应用 PARP 抑制剂奥拉帕利显著延长生存期（7.4 个月 vs. 3.8 个月），NTRK 融合基因阳性的转移性胰腺癌患者可从拉罗替尼（larotrectinib）或恩曲替尼（entrectinib）治疗中显著获益，MSI-H/dMMR 突变的胰腺癌患者可从帕博利珠单抗治疗中获益。对确诊胰腺癌的患者，推荐采用适用于检查遗传性癌症综合征的综合性基因组合进行胚胎突变检测；对于致病性突变检测呈阳性的

患者或有胰腺癌家族史的患者,建议行遗传咨询。

术后禁食、禁饮 24 小时,术后 48 小时预防性应用抗生素、生长抑素。穿刺活检可能发生的并发症包括:术后出血、胰瘘、胰腺炎等,一般保守治疗均可治愈。

三、体力状况评估

在新辅助放化疗或转化治疗前,应该对胰腺癌患者的一般健康状态做出评估。一般健康状态的一个重要指标是活动状态(performance status,PS)。国际常用的有 Karnofsky 活动状态评分表。Karnofsky 活动状态评分在 40 分以下,治疗反应常不佳,且往往难以耐受化疗反应。美国东部肿瘤协作组(eastern cooperative oncology group,ECOG)制订了一个简化的活动状态评分表(表 11-3),将患者的活动状态分为 0~5 级共六级,一般认为活动状态 3、4 级的患者不适宜化疗。

表 11-3　ECOG 体力状态评分标准(ZPS,5 分法)

级别	体力状态
0	活动能力完全正常,与起病前活动能力无任何差异
1	能自由走动及从事轻体力活动,包括一般家务或办公室工作,但不能从事较重的体力活动
2	能自由走动及生活自理,但已丧失工作能力,日间不少于一半时间可以起床活动
3	生活仅能部分自理,日间一半以上时间卧床或坐轮椅
4	卧床不起,生活不能自理
5	死亡

四、化疗方案或放化疗方案的选择

(一)新辅助化疗方案

1. 吉西他滨(GEM)+白蛋白紫杉醇　每周期的第 1 天、第 8 天、第 15 天,给予白蛋白紫杉醇 125mg/m²,GEM 1 000mg/m²,静脉滴注,每 4 周重复 1 次。可调整方案:白蛋白紫杉醇 125mg/m²,第 1 天、第 8 天 + GEM 1 000mg/m²,第 1 天、第 8 天,休息 14 天,每 3 周重复 1 次。适用于体能较好的患者。

2. FOLFIRINOX 方案　每周期第 1 天,给予奥沙利铂 85mg/m² 静脉滴注 2 小时,随后给予亚叶酸钙 400mg/m² 静脉滴注,后给予伊立替康 180mg/m² 静脉滴注 90 分钟,静脉注射 5-FU 400mg/m²,之后 46 小时持续滴注 5-FU 2 400mg/m²,每 2 周重复 1 次。该方案毒副反应大,一般适用于体能状态良好的年轻患者。为了减轻患者毒副反应,国内学者建议使用改良 FOLFIRINOX(mFOLFIRINOX),伊立替康 180mg/m² 减量为 50% 或 75%,也有专家建议删除 5-FU。

3. GEM 单药　GEM 1 000mg/m²,每周 1 次,连续给药 7 周,休息 1 周;之后连续给药 3 周,休息 1 周,每 4 周重复 1 次。S-1(替吉奥)胶囊单药口服。适用于体能较差的患者。

4. GEM+S-1 方案　GEM 1 000mg/m²,第 1 天、第 8 天给药,替吉奥胶囊根据患者体表面积给药,一般 50mg 一次,每日 2 次,连续服用 2 周,休息 1 周,每 3 周为 1 个疗程。

5. 术前放化疗　含 5-FU、GEM 或替吉奥方案的同步放化疗。

6. 化疗联合靶向或免疫治疗　如 GEM+ 尼妥珠单抗、GEM+ 厄洛替尼、PD-1(PDL-1)联合 FOLFIRINOX 或 GEM+ 白蛋白结合性紫杉醇等,都有 RCT 注册研究。

笔者注:以上方案及给药剂量、频次,经管医师需根据患者病情、体力状态变化进行调节。

五、新辅助化疗的理论优势和存在的问题

(一)理论优势

患者接受系统性化疗等全身治疗,可帮助了解肿瘤的生物学特性,筛选手术切除获益的患者;术前患

者的体力状态和免疫状态相对较好,可以耐受化疗,提高化疗治疗效果;部分患者肿瘤获得了降期,可降低手术切缘阳性及淋巴结阳性概率;指导术后辅助化疗方案。相反,对新辅助化疗无效者,20%~30% 的患者在 2~3 个月的诱导期内发生远处转移,这部分患者即使未接受化疗而直接接受根治性切除手术,术后可能也会很早发生转移。胰腺癌手术创伤大,术后并发症发生率高,患者术后体力差,导致术后辅助治疗的比例低或延期进行。新辅助治疗有望提高胰腺癌生物学 R_0 切除率,从而改善手术患者的生存期。

(二) 存在的问题

在国内癌症患者病情对患者保密的特殊传统文化背景下,患者依从性差;不同医师对新辅助治疗的观念不同;目前评估新辅助或转化治疗是否有效的标准主要靠影像学检查和肿瘤标志物检查,而影像学检查难以界定肿瘤活性和纤维化程度,可能低估新辅助治疗的效果;新辅助化疗的方案选择、手术时机未统一;新辅助治疗后,12%~35% 的局部进展期患者有机会获得 R_0 切除,总生存时间(overall survival,OS)达到 35 个月,但这是新辅助化疗的药物作用,还是获益于根治性切除手术,目前无法明确;新辅助治疗可以筛选出有治疗反应的患者进行手术,有助于提高这些患者的远期生存率,但另一方面,可能导致对新辅助治疗无应答的患者错过手术窗口期。

第四节　PV-SMV 切除重建指征和方式

一、适应证与禁忌证

(一) 适应证

1. 术前影像学检查提示 PV 及 SMV 无明显狭窄或单侧狭窄(累及血管周径≤1/3 且侵犯长度 3cm 以内者,估计能达到阴性切缘,且能有效重建)。

2. 一般状态好,全身脏器功能良好,能耐受手术。

(二) 禁忌证

1. 术前影像学检查提示静脉血管闭塞、肿瘤包裹血管一半以上、血管受累长度 >3cm 或血管内膜受侵而无法重建。

2. 胰周动脉受侵者,如肿瘤包绕 SMA>180° 或侵犯腹腔干、腹主动脉。有观点认为,肿瘤包绕胰周任何主要动脉 >180° 是肿瘤生物学行为差的表现,即使手术能剥离动脉并切除肿瘤,预后也不好。

3. 术中发现除血管侵犯外,局部侵犯严重,难以达到切缘阴性者。

二、手术探查

腹腔镜探查结合腹腔镜超声检查可以发现微小的肝转移灶、腹膜种植,以及胰腺肿瘤对门静脉及 SMA/SMV 的侵犯情况,也有助于获取准确的肿瘤临床分期。因此对于计划联合血管切除重建的 PD,建议常规行腹腔镜探查,避免不必要的开腹探查。

术中联合 PV-SMV 切除重建的判断标准:PV-SMV 不能与肿瘤分开,但其远、近端能被分出控制,SMV 远端直径能够重建。在分离前,行术中血管超声检查,静脉受侵犯的判断标志为正常门静脉管壁的回声带消失,代之以低回声肿块。

术前影像学检查、术中探查和病理检查对比研究表明,术前影像学检查和术中探查无法准确区别肿瘤浸润与炎症粘连,如 Takakashi 等报道至少 50% 的患者在术中探查认为肠系膜上静脉被肿瘤浸润,但在术后病理检查则发现是炎症性粘连。因此,肿瘤与静脉无法分离,可以为炎症粘连,也可以为肿瘤侵犯。由于联合 PV-SMV 切除重建 PD 的安全性不断提高,为了实现肿瘤整块切除原则,在无法区分炎症还是肿瘤侵犯的前提下,建议视为"肿瘤侵犯",应联合 PV-SMV 一同切除标本。

三、重建方式

(一)修补

1. 直接修补(图 11-2)、血管补片或人工血管补片(图 11-3) 以修补后没有狭窄和张力为标准。方法:若门静脉或 SMV 受肿瘤侵犯的面积较小,可用无损伤血管钳部分钳夹静脉侧壁,并行椭圆形切除。若切除缺口较小,可用 5-0 Prolene 线连续缝合修复缺损;若缺口较大,可用静脉壁补片加以修补。

2. 节段切除和吻合 适应证:①肿瘤与血管无法分离,将血管连同肿瘤一起切除;②肿瘤与血管分离后,血管壁受肿瘤浸润病理明确,修补后估计血管有狭窄;③血管壁破损无法修补或修补后有狭窄。

切除长度 <3cm 可直接端端吻合。直接端端吻合前,可离断肝镰状韧带或脾静脉根部,以减少张力。切除长度≥3cm 时,可用大隐静脉或颈静脉、人工血管或保存的冷冻人体血管移植。唯一标准是重建后无张力。

吻合方法:3 点法间断或连续外翻吻合,外内 - 内外方向进针。缝合后预留扩展环(growth factor),避免狭窄环;注射肝素生理盐水,预防血栓;先解除远端阻断钳,使吻合口充分膨胀后打结。

吻合方式:①直接吻合(图 11-4);②间置血管(图 11-5、图 11-6)。

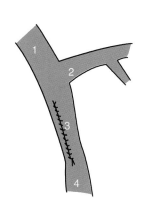

图 11-2 血管修补
1.门静脉;2.脾静脉;3.肠系膜
上静脉;4.血管缝合线。

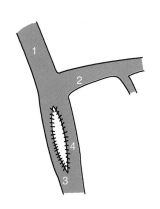

图 11-3 血管补片修补
1.门静脉;2.脾静脉;3.肠系膜
上静脉;4.血管补片。

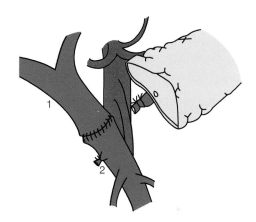

图 11-4 血管端端吻合
1.门静脉;2.肠系膜上静脉。

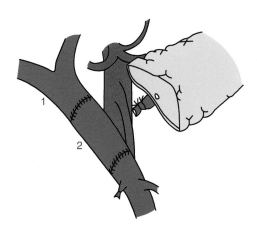

图 11-5 血管移植
1.门静脉;2.移植血管。

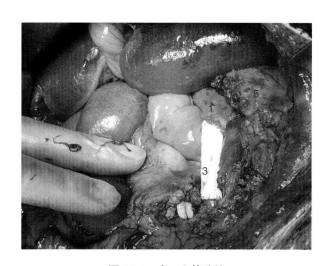

图 11-6 人工血管移植
1.门静脉;2.肠系膜上动脉;3.人工血管;4.肠系膜上静脉;
5.胰腺残端。

（二）重建材料和器械

1. 血管阻断钳或阻断夹 3 个、肝素生理盐水（500ml 生理盐水稀释一支肝素），头皮针，5-0 或 6-0 Prolene 线。

2. 移植血管。①自体血管：脾静脉、大隐静脉、股静脉、颈外静脉、髂总或髂外静脉、左肾静脉，目前已很少应用；②保存的冷冻血管；③人工血管：Gore-Tex 人造血管；④成型的肝圆韧带。

SMV 和脾静脉交叉处受侵犯，可结扎离断或直线切割闭合器离断（白色钉仓）脾静脉，不必重建。血管吻合注意点：①大小匹配；②保护血管内膜；③吻合后形态自然、无张力、无扭曲。为了预防门静脉系统淤血，可在阻断 PV 或 SMV 前预先用血管夹阻断 SMA 根部。

（三）血管吻合步骤

1. 应用 SMA 优先路径切除标本（见第十章）紧贴 SMA 右侧，从肠系膜下动脉至腹腔干根部离断钩突系膜和胰头各组神经丛（图 11-7）。

2. 在肿瘤上、下方游离 PV、SMV 达足够长度，估计吻合后无张力 血管夹阻断 PV、SMV、SV，连肿瘤一起切除受侵犯的 PV-SMV（图 11-8）。血管切缘送快速病理切片检查。

3. PV-SMV 重建 若无张力，应用 5-0/6-0 Prolene 线连续外翻吻合重建 SMV-SMV（图 11-9、图 11-10）或 PV-SMV（图 11-11），预留扩展环（growth factor），避免狭窄环，注射肝素生理盐水使血管腔内充盈；若有张力，可应用人工血管或冷冻异体血管间置、重建，应用人工血管重建，其口径最好稍大于 PV-SMV，吻合完成后形成喇叭口，避免血栓形成。

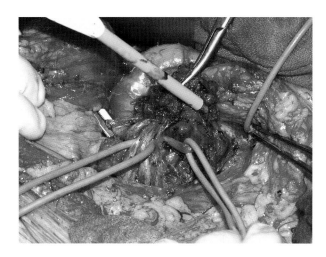

图 11-7 从 SMA 离断钩突系膜，可见 SMV 受肿瘤侵犯

4. 开放血供 先解除远心端阻断钳，使吻合口充分膨胀后，再解除近心端阻断钳，打结扩展环。若有针距之间活动性出血，可补针；若有针眼渗血，纱条压迫止血即可（视频 6）。

5. SMV-PV 阻断时间 最好控制在 60 分钟内，一般在 30 分钟内完成。肉眼标准：肠道无明显水肿，若阻断后很快水肿，则严格控制阻断时间。

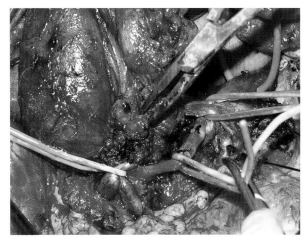

图 11-8 受肿瘤侵犯的 SMV 上、下端游离出足够长度

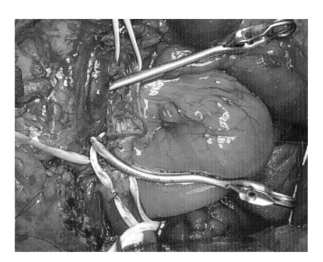

图 11-9 血管阻断夹阻断后，SMV 节段切除、端端吻合

1.肠系膜上静脉头侧；2.肠系膜上静脉足侧。

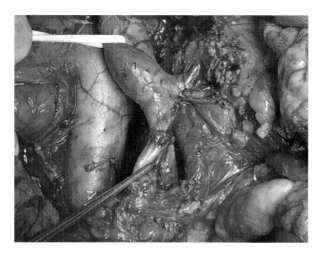

图 11-10 SMV-SMV 端端吻合
1.门静脉;2.肠系膜上静脉分支;3.肠系膜上动脉。

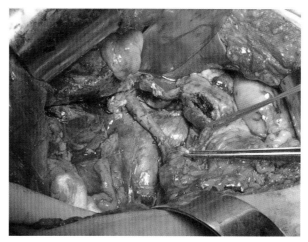

图 11-11 PV-SMV 切除 4cm,端端吻合
1.肠系膜上动脉;2.门静脉。

第五节 术 后 处 理

一、术后预防性抗凝治疗

移植人造血管需长期抗凝治疗;口径粗大的自体或同种异体血管重建后原则上不做预防性抗凝治疗。预防性抗凝治疗方法:低分子肝素钙 2 500~5 000U 皮下注射,每天 1~2 次。

二、血管吻合口栓塞

1. 动态检测 术后第 1、3、5 天进行血管多普勒超声检查,重点检查吻合血管的流量及流速。若患者的凝血功能好,无出血倾向,可给予低分子右旋糖酐 500ml/24h,静脉滴注。术后 1 周行腹部 CTA 血管重建,查看吻合口情况。

2. 溶栓治疗 PV-SMV 一旦发生栓塞,应尽早给予溶栓及抗凝治疗:给予右旋糖酐 500ml+ 尿激酶 75 万 U/24h,静脉滴注同时给予低分子肝素 1 支,皮下注射,每日 2 次。早期 PV-SMV 血栓形成溶栓治疗无效(图 11-12),若出现肠道淤血、腹膜炎症状,应行急诊手术,重建吻合口。晚期若出现吻合口栓塞,侧支已形成,可继续观察。溶栓治疗的同时必须监测出凝血时间,一旦出现出血倾向,如腹腔引流管或胃管、切口有活动性渗血,血液学检查提示凝血时间显著延长,在排除血管性出血的前提下,应立即停用溶栓药物。

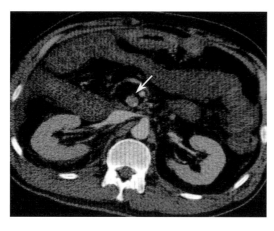

图 11-12 SMV 重建后血栓形成(黄色箭头)

视频 6 联合 SMV
切除重建的根治性
胰十二指肠切除术

参考文献

［1］ TSENG J F,RAUT C P,LEE J E,et al. Pancreaticoduodenectomy with vascular resection：margin status and survival duration ［J］. J Gastrointest Surg,2004,8(8)：935-949.

［2］ TAKAHASHI S,OGATA Y,TSUZUKI T. Combined resection of the pancreas and portal vein for pancreatic cancer ［J］. Br J Surg,1994,81(8)：1190-1193.

［3］ NAKAO A,HARRDA A,NONAMI T,et al. Regional vascular resection using catheter bypass procedure for pancreatic cancer ［J］. Hepato-Gastroenterology,1995,42(5)：734-739.

［4］ 吴伟顶,彭承宏,赵大建,等 . 联合肠系膜上静脉 - 门静脉切除在胰腺癌根治术中的作用[J]. 中华普通外科杂志, 2006,21(9)：620-622.

［5］ 陈福真,戈小虎,赵大健,等 . 联合血管重建的胰十二指肠切除(附 42 例报告)[J]. 中国实用外科杂志,2002,22(5)： 273-275.

［6］ 洪德飞,刘颖斌,彭淑牖 . 如何提高胰头癌根治的彻底性和安全性[J]. 中华肝胆外科杂志,2010,16(2)：88-91.

［7］ 洪德飞,彭淑牖 . 胰腺癌根治术联合血管切除术中血管切除的指征探讨[J]. 外科理论与实践,2007,12(3)：268-270.

［8］ 彭淑牖,洪德飞,许斌,等 . 简易胰门三头控制技术在困难型胰十二指肠切除术中的应用[J]. 中华外科杂志,2007,45 (21)：1466-1468.

［9］ 彭淑牖,洪德飞,许斌,等 . 肠系膜上动、静脉交叉提拉技术在胰头癌根治切除术中的应用[J]. 中华普通外科杂志, 2008,23(5)：391-392.

［10］ 洪德飞,彭淑牖,沈国樑,等 . 全胰腺系膜切除理念应用于胰头癌根治术的初步体会[J]. 中华普通外科杂志,2014,29 (5)：344-347.

［11］ MARTIN R C,SCOGGINS C R,EGNATASHVILI V. Arterial and venous resection for pancreatic adenocarcinoma：operative and long term outcomes ［J］. Arch Surg,2009,144(2)：154-159.

［12］ MULLER S A,HARTEL M,MEHRABI A,et al. Vascular resection in pancreatic cancer surgery：survival determinants ［J］. J Gastrointest Surg,2009,13(4)：784-792.

［13］ SHYR B U,CHEN S C,SHYR Y M,et al. Surgical,Survival and oncological outcomes after vascular resection in robotic and open pancreaticoduodenectomy ［J］. Surg Endosc,2020,34(1)：377-383.

［14］ ZIMMERMAN A M,ROYE D G,CHARPENTIER K P,et al. A comparison of outcomes between open,laparoscopic and robotic pancreaticoduodenectomy ［J］. HPB,2018,20(4)：364-369.

［15］ WADDELL. Pancreatic cancers with BRCA mutations are more sensitive to platinum based chemotherapy ［J］. Nature,2015, 518(7540)：495-501.

［16］ VELDHUISEN E V,OORD CVD,BRADA L,et al. Locally advanced pancreatic cancer：work-up staging,and local intervention strategies ［J］. Cancer,2019,11(7)：976.

第十二章

保留幽门的胰十二指肠切除术

第一节　概　述

一、历史

1942 年,Kenneth Watson 报告了保留幽门的胰十二指肠切除术(pylorus-preserving pancreaticoduodenectomy, PPPD)治疗壶腹部肿瘤。1978 年,Traverso 和 Longmire 报告 2 例保留胃、幽门和十二指肠第一段的胰十二指肠切除术(也称 Longmire 术),从而使该术式得到推广应用。由于该术式保留了全胃和部分十二指肠,有助于保留胃的储存和消化功能,幽门的保留有助于预防碱性反流性胃炎和倾倒综合征,有利于改善患者营养状态,因此有助于提高患者的生活质量。与经典 PD 比较,PPPD 令人关注的焦点问题是术后吻合口溃疡及胃排空延迟的发生率是否显著上升,恶性肿瘤的根治程度和远期生存率是否受影响。

二、切除范围

保留胃、幽门及十二指肠球部及其神经血管供应,在幽门下方 3~4cm 处离断十二指肠,尽可能保留胃窦和幽门括约肌的神经支配,最好保留胃右动脉及伴行的神经纤维。其他切除范围同标准胰十二指肠切除术。

三、优缺点

(一) 优点

由于保留了全胃和幽门,可减少胆汁反流,减少营养性并发症和术后碱性反流性胃炎、倾倒综合征等,提高患者的生存质量。

(二) 缺点

1. 由于保留幽门,影响了幽门和胃小弯侧淋巴结的清扫,因此对于侵犯幽门或十二指肠球部,或胃周淋巴结有转移的壶腹部周围癌,应该实施经典 PD。

2. 由于幽门和十二指肠球部的血供受影响、迷走神经鸦爪神经丛受破坏、十二指肠起搏点被切除及胃运动起搏点受到抑制,术后胃排空延迟(DGE)的发生率可能增加,但一项回顾性研究和二项 RCT 研究认为,PPPD 和 PD 的术后胃排空延迟发生率差异无统计学意义(表 12-1)。

3. 有可能增加术后吻合口溃疡的发生率。经典 PD 术后吻合口溃疡发生率为 6%~20%,有研究报告 331 例 PPPD 术后吻合口溃疡的发生率为 36%,但 Cameron 等报告了 118 例胰头癌行胰十二指肠切除术的病例,其中 74% 行 PPPD,疗效满意。

表 12-1　PPPD 与 PD 胃排空延迟发生率的比较

作者	年份	研究类型	病例数		DGE 发生率 /%	
			PPPD	PD	PPPD	PD
Van Berge HMI 等	1997	回顾性	100	100	37	34
Seiler 等	2000	RCT	37	40	32	45
Tran 等	2004	RCT	87	83	32	23

资料来源:SHAILEH V S,HELMUT F,MARKUS W B.胰腺肿瘤外科学[M].王春友,译.北京:人民卫生出版社,2011.

注:PPPD.保留幽门的胰十二指肠切除术;PD.胰十二指肠切除术;DGE.胃排空延迟。

四、适应证

根据美国胃肠协会医学咨询报道,经典 Whipple 被推荐为可切除胰头部和壶腹部周围肿瘤的标准术式;PPPD 有提高患者远期生活质量的优点,在西方国家,PPPD 和经典的 Whipple 术式一样,也是主流术式,其适应证如下。

1. 原发性壶腹周围癌,Ⅰ、Ⅱ期胰头癌肿瘤未侵及十二指肠球部或胃窦部,并且胃周第 5、6 组淋巴结未转移。

2. 壶腹周围转移性癌,如肾癌转移等。

3. 具有手术切除指征的胰头部良性或低度恶性实性或囊实性肿瘤。

4. 肿块性慢性胰腺炎:病变主要局限于胰头或钩突部,有严重疼痛或合并梗阻性黄疸;胆胰管合流异常或癌变不能排除。

五、禁忌证

1. 全身情况差,不能耐受手术。

2. 胰腺弥漫性质硬病变。

3. 术前影像学检查提示壶腹部周围恶性肿瘤已侵犯十二指肠球部或胃窦部;术前影像学检查或术中快速病理切片检查确定幽门上、下淋巴结转移;恶性肿瘤有远处广泛转移;胰头癌术前影像学检查有深部浸润。

4. 进展期十二指肠癌。

5. 术者缺乏胰十二指肠切除术的经验。

第二节　手术步骤及关键点

一、关键点

1. 保存胃窦和幽门括约肌的神经支配,保持十二指肠第一段的血供。保留幽门动脉,最好保留胃右动脉及伴行的神经纤维。若为良性病变,应保留胃右动脉;若为恶性病变,应清扫胃右动脉周围淋巴结,尽可能保留胃右动脉。胃十二指肠动脉从肝动脉分出之后妥善离断缝扎。

2. 对于恶性病变,必须廓清第 5、6 组淋巴结,并术中行快速病理切片检查,若为阳性,需行胰十二指肠切除术。

3. 离幽门 3~4cm 处离断十二指肠。离断胃右动脉者,行十二指肠空肠吻合时,应观察十二指肠血供。若有十二指肠缺血,应切除缺血肠段或转为经典 PD。

二、手术步骤

1. 麻醉、体位　采用气管插管全身麻醉。患者仰平卧位。

2. 腹腔、盆腔探查 上腹部正中小切口或腹腔镜探查,全腹腔、盆腔,确认肝、腹壁、肠系膜等有无转移,对可疑转移的结节应切取行快速病理切片检查。排除远处转移后,若确定行 PPPD,延长腹正中切口或右上腹反 L 形切口。对术前有黄疸而未减黄的患者,行胆囊底部电钩切开,应用吸引器伸入胆囊吸引黏稠胆汁,碘附冲洗干净后,切口缝扎。

3. Kocher 切口 将十二指肠连同胰腺头部从腹膜后游离,越过下腔静脉前方到达腹主动脉前侧。离断肝结肠韧带和结肠右曲,显露十二指肠水平部和 SMV 远端(图 12-1)。

4. 游离 SMV 沿钩突自足侧向头侧游离 SMV,结扎第一空肠静脉、副右结肠静脉或胃结肠干,近端以 Prolene 线缝扎后离断(图 12-2)。

5. 肝动脉游离、GDA 离断 根据肝动脉的搏动切开肝总动脉鞘膜,游离肝总动脉、肝固有动脉、胃右动脉、GDA,双重结扎 GDA 后离断。游离胃右动脉加以保护,避免损伤变异的肝右动脉、肝总动脉。离断 GDA 后就自然显露出胰颈上方门静脉。清扫的第 5 组淋巴结送快速病理切片检查,若阳性,则实施 PD。

6. 肝十二指肠韧带骨骼化清扫 结扎胆囊动脉后,逆行"切除"胆囊(胆囊管不离断)。游离肝总管,近端血管钳暂时封闭,远端结扎后剪刀离断肝总管。自肝门板自头侧向足侧进行肝十二指肠骨骼化清扫。

7. 离断十二指肠 提起胃窦部,游离出胃网膜右动、静脉,靠近十二指肠大弯侧结扎离断,保留胃网膜右动脉向胃的分支及其与胃网膜左动、静脉的吻合支。清扫第 6 组淋巴结行快速病理切片检查。在幽门下 4cm 处,使用直线切割闭合器(白色钉仓)离断十二指肠(图 12-3)。

8. 离断近端空肠 向头侧牵拉横结肠,辨认屈氏韧带和近端空肠。应用超声刀或 LigaSure 离断近端空肠约 12cm 长的空肠系膜,应用直线切割闭合器(白色钉仓)离断空肠。断端电凝止血。

9. 断胰颈 应用血管钳或术者示指贯通胰颈,建立胰后隧道。胰颈远端胰腺上下边缘缝合一道,近端结扎后超声刀离断胰颈。对于细小胰管者,靠近主胰管大致解剖位置时,用超声刀夹碎胰腺实质,游离出主胰管后,应用剪刀离断。也可用电刀电凝边离断胰颈、边游离胰颈后方 SMV。

10. 断钩突 用剥离子轻轻推剥 PV 和 SMV 右侧、后壁,分离 PV-SMV 各分支,结扎或缝扎后依次离断。胰十二指肠上后静脉汇入门静脉,即 Belcher 静脉,作为一个固定解剖标志;在胰腺钩突下缘,肠系膜上静脉更远端分支是空肠静脉第一分支或胰十二指肠下静脉,也是一个相对固定的解剖标志,必须精细分离后结扎离断。根据 SMA 的搏动或术者示指、拇指的触摸,使用超声刀打开 SMA 腹侧鞘膜显露 SMA 全程。应用超声刀或 LigaSure 沿 SMA 右侧离断钩突系膜,IPDA 近端结扎予以结扎(图 12-4)。移去标本后彻底冲洗手术野(图 12-5)。

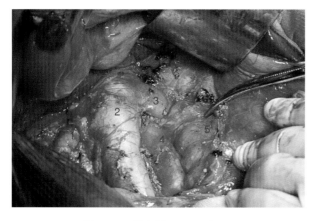

图 12-1 扩大的 Kocher 切口
1. 右肾静脉;2. 下腔静脉;3. 左肾静脉;4. 腹主动脉;5. 胰腺系膜。

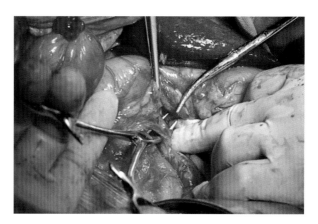

图 12-2 游离 SMV
1. 胃结肠干;2. 肠系膜上静脉。

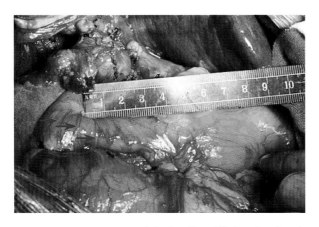

图 12-3　幽门下 4cm 处离断十二指肠（箭头示十二指肠）

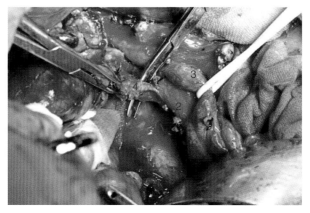

图 12-4　牵拉 SMV 至 SMA 左侧，沿 SMA 右侧离断钩突系膜

1. 下腔静脉；2. 肠系膜上动脉；3. 肠系膜上静脉；4. 胰十二指肠下动脉。

11. 对切除的各个组织结构进行标记　如胆管边缘、钩突边缘、胰颈部切缘，以及血管后切缘。标记后送快速病理切片检查。

12. 消化道重建

（1）胰消化道重建：目前在笔者中心，对胰消化道重建的术式选择原则如下，当主胰管直径 <6mm 时，选择Ⅰ型洪氏胰肠吻合术；主胰管直径≥6mm 时，选择Ⅱ型洪氏胰肠吻合术（见第五章）。

（2）胆肠吻合术（见第五章）。

（3）十二指肠空肠端侧吻合术：超声刀切除十二指肠闭合钉，4-0 可吸收线或倒刺线连续缝合十二指肠与空肠，选择性放置鼻肠营养管（图 12-6）。

13. 分隔胰肠吻合口与胆肠吻合口　游离肝圆韧带，将韧带放置并固定在胰肠吻合口后方，覆盖 GDA 残端和 PV-SMV，隔开胰肠吻合口与胆肠吻合口（图 12-7、图 12-8）。

14. 放置腹腔引流管　使用大量 43℃左右蒸馏水彻底冲洗腹腔、盆腔后，在胆肠吻合口前方、胰肠吻合口后方各放置一条引流管。

15. 关腹　逐层关腹，冲洗切口。

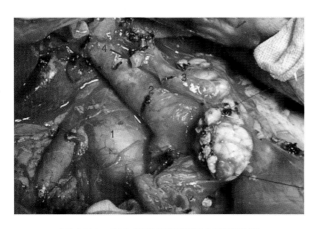

图 12-5　标本切除后间断缝合胰腺残端

1. 下腔静脉；2. 门静脉；3. 肝总动脉；4. 胃十二指肠动脉。

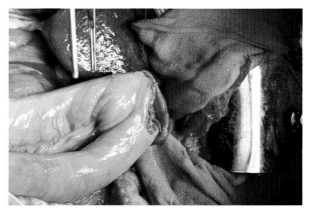

图 12-6　十二指肠空肠端侧吻合

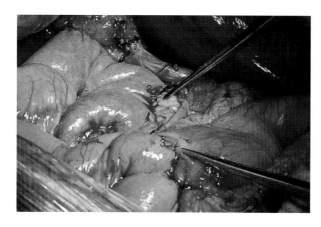

图 12-7　检查三个吻合口
1. 胆肠吻合口；2. 胰肠吻合口；3. 肠肠吻合口。

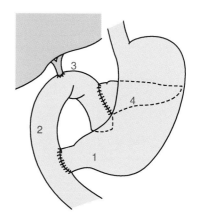

图 12-8　PPPD 消化道重建示意图
1. 十二指肠；2. 空肠；3. 肝总管；4. 胰腺残端。

参考文献

［1］ TRAVERSO L W,LONGMIRE W P JR. Preservation of the pylorus in pancreaticoduodenectomy［J］. Surg Gynecol Obstet, 1978,146(6):959-962.

［2］ KIMURA Y,HIRATA K,MUKAIYA M,et al. Hand-assisted laparoscopic pylorus-preserving pancreaticoduodenectomy for pancreas head disease［J］. Am J Surg,2005,189(6):734-737.

［3］ CHO A,YAMAMOTO H,NAGATA M,et al. A totally laparoscopic pylorus-preserving pancreaticoduodenectomy and reconstruction［J］. Surg Today,2009,39(4):359-362.

［4］ VAN BERGE HENEGOUWEN M I,VAN GULIK T M,DEWIT L T,et al. Delayed gastric emptying after standard pancreaticoduodenectomy versus pylorus-preserving pancreaticoduodenectomy:an analysis of 200 consecutive patients［J］. J Am Coll Surg,1997,185(4):373-379.

［5］ TRAN K T,SMEENK H G,VAN EIJCK C H,et al. Pylorus preserving pancreaticoduodenectomy versus standard Whipple procedure:a prospective,randomized,multicenter analysis of 170 patients with pancreatic and periampullary tumors［J］. Ann Surg,2004,240(5):738-745.

［6］ LIN P W,SHAN Y S,LIN Y J,et al. Pancreaticoduodenectomy for pancreatic head cancer:PPPD versus Whipple procedure［J］. Hepatogastroenterology,2005,52(65):1601-1604.

［7］ SHAILEH V S,HELMUT F,MARKUS W B. 胰腺肿瘤外科学［M］. 王春友,译. 北京:人民卫生出版社,2011.

［8］ 洪德飞,刘亚辉,张宇华,等. 腹腔镜胰十二指肠切除术中"洪氏一针法"胰管空肠吻合的临床应用［J］. 中华外科杂志,2017,55(2):136-140.

［9］ 洪德飞,刘建华,刘亚辉,等. 一针法胰肠吻合术用于腹腔镜胰十二指肠切除术多中心研究［J］. 中国实用外科杂志,2018,38(7):792-795.

［10］ 陈庆民,王英超,刘松阳,等. 洪氏胰肠吻合术应用于 184 例腹腔镜胰十二指肠切除术的疗效评价［J］. 中华肝胆外科杂志,2019,25(11):842-845.

第十三章

保留十二指肠胰头切除术

第一节　概　　述

胰十二指肠切除术切除脏器及组织多,不仅手术风险高,而且可影响患者的远期生活质量。1980年 Beger采用保留十二指肠的胰头切除术(duodenum preserving pancreatic head resection,DPPHR,又称Beger 手术)治疗慢性胰腺炎合并胰腺头部肿块。Beger手术为了保留十二指肠血供,切除胰头部大部分胰腺组织,保留了距十二指肠5~10mm的胰腺组织,远端胰腺与空肠行Roux-en-Y吻合。1987年Frey报告了更简单的治疗慢性胰腺炎的Frey术式,只剜除胰头部病变组织,不离断胰腺,纵向剖开扩张的胰管,与空肠Roux-en-Y吻合。DPPHR的优势是切除胰头病变的同时保存了消化道的完整性和功能,有利于提高患者远期生存质量,因此日益受到胰腺外科医师的重视。但这两种切除部分胰腺组织的术式并不适合胰头部良性或低度恶性肿瘤。因为慢性胰腺炎的胰头部残余胰腺分泌胰液少;而胰头部良性或低度恶性肿瘤,胰腺质地好,若胰头部切除后保留过多胰腺组织,术后胰漏量较大。Takada等1990年设计了保留十二指肠和胆管的全胰头切除术:为了保留十二指肠后动脉弓,不做Kocher切口的游离;只保留十二指肠系膜而胰头部胰腺组织几乎切除干净,胰头侧主胰管与尾侧胰管端端吻合困难时,可在十二指肠乳头上方的十二指肠切开一小口,实施十二指肠与尾侧胰管吻合术。目前DPPHR手术适应证包括胰头部肿块性慢性胰腺炎、胰头部结石、胰头部良性、交界性甚至低度恶性(未侵犯十二指肠,又不需要淋巴结清扫)占位性病变。DPPHR手术方式包括以治疗慢性胰腺炎为主的保留十二指肠胰头次全切除术,如Beger、Frey、Bern等,以治疗胰头部囊实性病变为主的保留十二指肠全胰头切除术(表13-1)。随着现代影像学的发展、胰腺外科专家手术经验的积累,目前DPPHR已经成为治疗胰头部慢性炎症、良性、交界性甚至低度恶性肿瘤的主要术式之一。

笔者建议:将保留十二指肠的胰头切除术分为两类,即保留十二指肠的胰头次全切除术和保留十二指肠的胰头全切除术,前者适用于胰头部慢性胰腺炎(常伴有胰管结石),后者适用于胰头部良性或低度恶性肿瘤,有手术切除指征的囊实性病变,可附加行胆肠内引流术。

一、适应证

1. 慢性胰腺炎
(1) 病变主要局限于胰头或钩突部,有顽固性疼痛。
(2) 胰腺段受压或狭窄、十二指肠狭窄或伴区域性门静脉高压症等。
(3) 胰头或钩突部结石,或频发胰腺炎。
2. 胰头部良性肿瘤、低度恶性肿瘤或囊肿,有手术切除指征的囊实性病变,与主胰管关系密切、无法局部切除者。

表 13-1 保留十二指肠胰头切除术的适应证

保留十二指肠的次全和全胰头切除术适应证	
胰头次全切除术适应证	
慢性胰腺炎合并	
胰头炎性肿块	
胆总管狭窄	
主胰管多处狭窄与扩张	
乳头周围十二指肠严重狭窄引起胃出口梗阻	
门静脉 / 肠系膜上静脉受压 / 狭窄	
胰腺分裂引起慢性胰腺炎和复发性急性胰腺炎	
腺瘤、交界性肿瘤和囊性原位癌	
位于胰头的单中心囊性肿瘤	
所有有症状囊肿	
无症状囊肿	
胰腺导管内乳头状黏液肿瘤	主胰管或混合型
	分支型:病变 >3cm 或囊壁内有结节
黏液性囊肿	
浆液性囊腺瘤	>4cm(仍有争议)
实性假乳头状肿瘤	所有
内分泌囊性病变	

3. 交界性或低度恶性肿瘤,未侵及十二指肠,包膜完整。

二、禁忌证

1. 全身情况差,不能耐受手术者。
2. 胰腺弥漫性质硬病变或弥漫性结石,既往胰头部结石因疼痛行胰管空肠吻合失败者。
3. 明确的壶腹周围癌。
4. 不能解决胰头肿块引起的对周围组织和脏器的影响。
5. 术者缺乏保留十二指肠胰头切除术或胰十二指肠切除的经验。

第二节 技术基础与解剖基础

一、技术基础

对胰头部良性或低度恶性肿瘤实施 DPPHR,在保留十二指肠、胰内段胆总管完整性和血供的基础上,为避免肿瘤切缘阳性,降低胰瘘发生率,要求尽可能切除胰头部胰腺组织。因此,熟悉胰头十二指肠区域的解剖、术前胰头部病变的定性诊断、娴熟的胰腺外科手术技术是确保手术成功的关键。

术前对囊实性病变的定性诊断和术中快速病理切片检查明确病变的病理诊断非常重要。术前结合病史、体检、血清肿瘤标志物、胰腺增强 CT、MRI 和超声内镜基本可以确定胰头部囊实性病变的性质。对有手术切除指征的浆液性囊腺瘤、无癌变迹象的黏液性囊腺瘤或实性假乳头状瘤、分支型 IPMN,可直接行 DPPHR;黏液性或实性假乳头状瘤疑癌变、神经内分泌肿瘤术中病理诊断为 G3 或癌变、IPMN 主胰管型、分支型 IPMN 病理检查提示癌变或肿瘤向外侵犯时,可直接选择 PD。对术前有恶变迹象,如黄疸、突发糖尿病、囊内乳头超过 5mm、主胰管 ≥10mm、CEA 或 CA19-9 升高时,应首选 PD。术中快速病理切片检查如明确胰头部病变有癌变、局部淋巴结或十二指肠浸润,应中转 PD。

二、解剖基础

十二指肠与胰头部有共同的血液供应和回流,主要血管包括起源于胃十二指肠动脉(GDA)的胰十二指肠上动脉前支、后支,肠系膜上动脉(SMA)或第一空肠动脉分出的胰十二指肠下动脉前支、后支及其互相形成的血管弓。胰十二指肠上前动脉和胰十二指肠下前动脉组成的前动脉弓出现率为 100%,距离十二指肠 10~25mm,呈 L 形走行于胰腺与十二指肠的间沟中,近点为十二指肠乳头处。后动脉弓走行于胰腺后被膜中,投影位置与前动脉弓大致相当。胰十二指肠前后动脉弓的血流是双向的,即仅靠从 GDA 或 SMA 的血液供应就可维持十二指肠的血供。因此,术中只要保留动脉弓一侧,就不会引起十二指肠的缺血坏死。胰十二指肠上后动脉是胆总管胰腺内段、乳头的主要供血动脉,超过 180° 的过度游离会导致胆总管缺血坏死、穿孔、狭窄和壶腹功能障碍。术中吲哚菁绿显影导航技术有助于保护胰内段胆管、胰十二指肠动脉弓。

DPPHR 治疗胰头结石、慢性胰腺炎的主要目的是取净结石、解除梗阻、缓解疼痛。慢性胰腺炎会导致胰腺组织与十二指肠系膜致密粘连,因此十二指肠内缘、胰内段胆管两侧、胰腺后被膜可以保留胰腺组织,即实施胰头次全切除;DPPHR 治疗胰头部肿瘤性病变时,主要目的是根治性切除肿瘤性病变,避免复发,同时要避免残留质地好的胰腺组织引起术后胰漏。对于 IPMN、黏液性囊腺瘤必须尽可能切除胰头部胰腺组织,在胰管汇入壶腹部处离断胰管,快速病理切片检查胰管切缘。对于浆液性囊腺瘤、神经内分泌肿瘤等与胰管没有关系的肿瘤性病变,游离肿瘤后,距肿瘤 1cm 处应用切割闭合器离断胰头。实施 DPPHR 必须常规行术中快速病理切片检查,明确病变性质和切缘。

第三节　手 术 步 骤

一、手术要点

1. 保留十二指肠的胰头切除术技术要求高。切除钩突时,应注意避免损伤十二指肠系膜和胰腺系膜的血供或损伤十二指肠,避免术中发生十二指肠缺血、术后发生十二指肠瘘。如何保护十二指肠的血供是技术核心,熟悉十二指肠的动脉、静脉和邻近组织的解剖关系是关键(图 13-1)。

笔者的体会:①慢性胰腺炎行 DPPHR 时,要保留后方 0.5~1.0cm 的胰腺组织;胰头部肿瘤或囊肿行 DPPHR 时,可以沿十二指肠系膜切除几乎所有的胰腺组织;②显露胆总管胰腺段腹侧是关键,沿胆总管胰腺段腹侧切除胰腺组织;③要妥善结扎加缝扎开口于十二指肠的胰管、副胰管,杜绝十二指肠瘘。

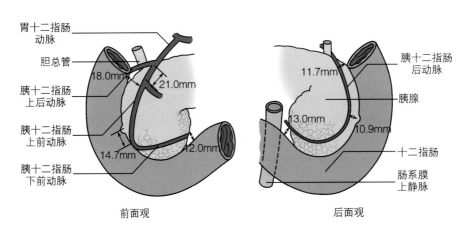

图 13-1　胰十二指肠动脉弓的局部解剖

Takada 法保留十二指肠血供的要点：①不做 Kocher 游离，以保存十二指肠系膜血管；②结扎离断胰十二指肠上前动脉而保留胰十二指肠上后动脉。十二指肠周围没有残余的胰腺组织，主胰管可以行端端吻合。保留十二指肠乳头，胆汁、胰液都进入十二指肠，是更符合生理的术式。

2. 切除胰头后，若十二指肠缺血，需中转胰十二指肠切除术。

3. 对于胰头肿瘤性病变，要行快速病理切片检查，若为恶性病变，要改为胰十二指肠切除术。

二、手术步骤

1. 腹腔镜或小切口开腹探查　重点探查壶腹周围脏器和组织。必要时行术中超声、胆道镜或经十二指肠穿刺活检。排除病灶癌变和远处转移后，延长腹正中或右肋缘下反 L 形切口进腹。

2. Kocher 切口　适度游离十二指肠即可。再次探查，探查肿块与腹主动脉、下腔静脉的关系。进一步明确是良性病变还是恶性病变。对良性病变，需考虑壶腹部的嵌顿性结石和慢性胰腺炎胰头部硬块，必要时可经十二指肠对肿块多点穿刺行快速病理切片检查。要警惕胆总管下端癌或壶腹癌、胰头癌合并胆总管结石。有时慢性胰腺炎质硬肿块与胰头癌很难区分。

3. 游离 SMV　离断右半胃结肠韧带和结肠肝曲，打开小网膜后，将胃翻向头侧。游离显露十二指肠第二、三段、胰腺钩突。直至显露 SMV 并向上分离至胰颈，离断、缝扎胃结肠干（图 13-2）。

4. 肝总动脉和 GDA 游离　沿肝总动脉自近端向远端游离，游离肝固有动脉和 GDA，显露胰颈头侧门静脉。应用血管牵拉带悬吊 GDA 予以保护。沿 GDA 主干自近端向远端游离，结扎并离断胰十二指肠上前动脉向胰头的分支，保留十二指肠的分支。

5. 离断胰腺　建立胰颈隧道后，于胰颈尾侧胰腺上下缘各缝 1 针并结扎止血，线尾留作牵引线，近端结扎或缝扎（图 13-3）。胰颈后方用刀柄或血管钳垫开，用电刀或超声刀离断胰腺，确保肿瘤性病变有 1cm 切缘（图 13-4）。游离并缝扎门静脉和 SMV 右侧各条分支。

6. 胰头切除　左手 4 指托起或缝扎提起胰头。自钩突下缘、胰腺上缘、胰颈后方与十二指肠系膜有明显界线处开始游离切除，注意保护十二指肠系膜血管和钩突系膜、后动脉弓。离开十二指肠内缘 0.5~1.0cm 切除胰腺组织，注意保护前动脉弓，向胰头组织的小动脉分支可以缝扎。胰十二指肠上、下动脉向胰头的分支可以结扎离断。在胰腺上方解剖出胆总管腹侧，自上而下游离直至壶腹，注意保留胆管两侧和后方的胰腺及系膜组织。对于术前影像学诊断为胰头部分支型 IPMN 或黏液性、实性假乳头状瘤者，可完整切除钩突及内侧的胰头；对于胰头部浆液性囊腺瘤或神经内分泌肿瘤，只要有足够切缘，胰头可用切割闭合器离断。胰头部结石和肿块性胰腺炎时，胰腺组织与十二指肠钩突系膜有致密粘连，没有明显界线，可切除胆总管腹侧的胰腺组织（图 13-5），后方可保留 0.5~1.0cm 厚的胰腺组织，以避免损伤十二指肠、壶腹及十二指肠乳头血供。标本取出后行快速病理切片检查，进一步明确病变性质。

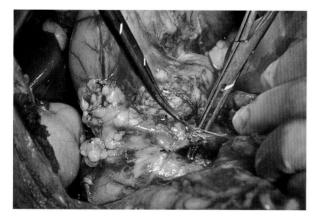

图 13-2　离断、结扎胃结肠干（箭头所示）

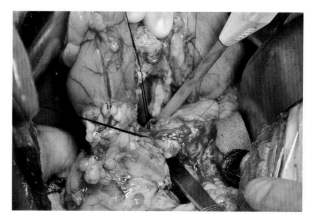

图 13-3　建立胰后隧道并离断胰颈

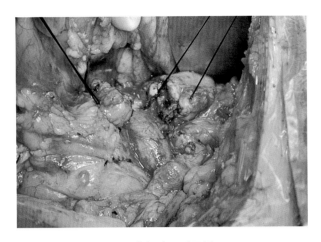

图 13-4　离断胰颈后显露 SMV

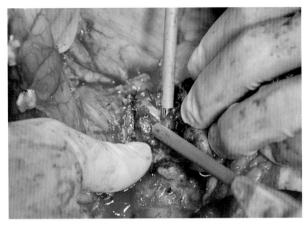

图 13-5　沿胆总管腹侧游离胰腺组织（箭头示胰腺段胆总管）

7. 胆总管处理　胰头切除时要解剖出胰腺段胆总管（图 13-6）。当胆总管壁无增厚、无狭窄、无损伤时,可不需要切开胆总管;若胆总管有结石或需要探查胆总管,在切除胰头前可预先切开胆总管,并用探条引导胰腺段胆总管;切除胰头时,若胆总管有损伤,应切开放置 T 形管引流;胆总管下端有狭窄时,可行胆肠内引流术。

8. 残余远端胰腺的处理　可以根据不同的胰腺病变采取个体化处理策略。

（1）胰管端端吻合术:对于胰头部结石合并残余胰腺段胰管结石,可用胆道镜或输尿管镜检查胰体尾部胰管,配合钬激光碎石,取出胰腺体尾段胰管内结石。慢性胰腺炎合并结石时并不需要切除主胰管,可行胰管端端吻合术,可用 4-0 或 5-0 PDS 或薇乔吸收线间断缝合,支撑管经过十二指肠乳头进入十二指肠（图 13-7）。若残余胰体尾胰管有结石或扩张不均,可纵向切开胰管、取石后,胰管端、侧与空肠侧行端侧吻合。

（2）胰肠或胰胃吻合术:对于胰头部肿瘤性病变,因为需要连同肿瘤切除胰管,可行胰肠吻合或胰胃吻合,没有张力时可行胰管端端吻合术。在笔者中心,对找到主胰管的患者,实施洪氏胰肠吻合术;罕见情况下找不到主胰管时或主胰管直径极小（≤1mm）,可行捆绑式胰肠吻合术或捆绑式胰胃吻合术（图 13-8）。为预防捆绑式吻合术后胰腺残端被胃液或肠液腐蚀引起消化道出血,笔者团队做了技术改进,胰腺残端游离约 3cm 后,残端应用避孕套包裹 2cm（图 13-9）。由于胰胃吻合术远期可能并发胰腺内、外分泌功能不全,而实施 DPPHR 的患者生存期预期较长,故不推荐胰胃吻合术。

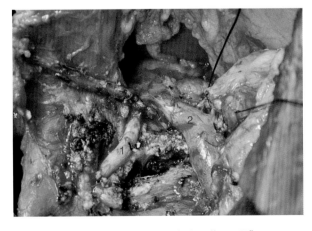

图 13-6　切除胰头,保留十二指肠系膜
1. 胆总管;2. 门静脉。

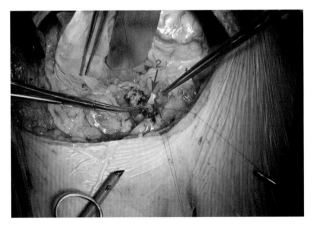

图 13-7　胰管端端吻合术
1. 近端胰管;2. 远端胰管;3. 胰管支撑管。

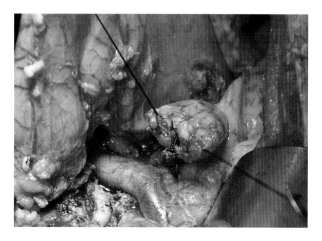

图 13-8　胰腺残端游离 3cm,置入胰管后间断缝合

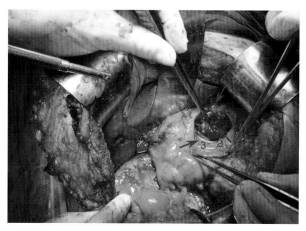

图 13-9　捆绑式胰胃吻合术

1. 胰液引流管;2. 避孕套包裹远端胰腺;3. 避孕套。

9. 胰头创面　缝扎或结扎、电凝彻底止血,检查胆总管无损伤。胰头创面放置双套管引流管后关腹。

第四节　术后处理要点

1. 对于胰腺质地软的患者,术后 7 天内可应用生长抑素。

2. 术后检测腹腔引流液淀粉酶超过 5 000U/L,并持续升高的患者,可用生理盐水 100~150ml/h 持续冲洗、负压吸引 2 周。

3. 其他处理同胰十二指肠切除术。

第五节　主要并发症

1. 十二指肠坏死　由于十二指肠或胰头部血供不足引起。术中发现可中转 PD,术后发现需再次手术。

2. 胆管坏死、狭窄　避免 360° 游离胰腺段胆总管,保留胰十二指肠上后动脉的分支。若有狭窄,可内镜下置入临时支架处理,无效者需行胆肠内引流术。

3. 胆瘘、胰瘘、十二指肠瘘、腹腔内感染、胃潴留　见第七章。

Beger 等回顾性分析了 1998—2012 年 382 例行保留十二指肠胰头次全切和胰头全切除术的病例,总并发症发生率 34.5%,严重并发症发生率 8.3%,胰瘘发生率 16.5%,术后住院时间平均 21.9 天(9~30 天),病死率 0.52%,远期胰腺内、外分泌功能无影响,再次手术率 1.8%。Beger 等总结分析了一项前瞻性对照研究、8 项病例对照研究及 11 项回顾性研究,结果表明 DPPHR 术后患者生活质量明显优于 PD。

参考文献

［1］　BEGER H G,KRAUTZBERGER W,BITTNER R,et al. Erfahrung mit einer das duodenum erhaltenden pankreasopfresection bei chronischer pankreatitis［J］.Chirurg,1980,51(5):303-307.

［2］　FREY C F,SMITH G J. Description and rationale of a new operation for chronic pancreatitis［J］.Pancreas,1987,2(6):701-707.

［3］　TAKADA T,YASUDA H,UCHIYAMA K,et al. Duodenum-preserving pancreaticoduodenostomty,A new technique for complete excision of the head of the pancreas with preservation of biliary and alimentary integrity［J］.Hepatogastroentterology,1993,40(4):356-359.

［4］ 洪德飞,李松英,许斌,等.胰管结石合并壶腹部周围病变的诊断及手术方式探讨［J］.中华普通外科杂志,2006,21(11):792-294.

［5］ 沈柏用,彭承宏.机器人胰腺外科手术学［M］.上海:上海科学技术出版社,2014.

［6］ 彭淑牖,洪德飞,刘颖斌,等.Ⅱ型捆绑式胰胃吻合术的临床疗效［J］.中华外科杂志,2009,47(23):1764-1766.

［7］ PENG S Y,WANG J W,HONG D F,et al. Binding pancreaticoenteric anastomosis:from binding pancreaticojejunostomy to pancreaticogastrostomy［J］. Updates in Surgery,2011,63(2):69-74.

［8］ BEGER H G,RAU B M,GANSAUGE F,et al. Duodenum-preserving subtotal and total pancreatic head resection for inflammatory and cystic neoplastic lesions of the pancreas［J］. J Gastrointest Surg,2008,12(6):1127-1132.

［9］ BEGER H G,NAKAO A,NEOPTOLEMOS J P,et al. Limited oncologic resection or major surgery for cystic neoplasms of the pancreas［J］. John Wiley Blackwell,2015:259-267.

［10］ HORIGUCHI A,MIYAKAWA S,ISHIHARA S,et al. Surgical design and outcome of duodenum-preserving pancreatic head resection for benign or low-grade malignant tumors［J］. J Hepatobiliary Pancreat sci,2010,17(11):792-797.

［11］ 洪德飞,谢志杰,沈国樑,等.腹腔镜联合输尿管镜钬激光碎石治疗胰管结石的体会［J］.中华普通外科杂志,2014,29(3):222-223.

［12］ ITOK. Duodenun preservation in pancreatic head resection to maintain pancreatic exocrine function(determined by pancreatic function diagnostant test and cholecystokinin secretion)［J］. J Hepatobiliary Pancreat Surg,2005,12(2):123-128.

［13］ KIM S W,KIM K H,JANG J Y,et al. Paractical guidelines for the preservation of the pancreaticoduodenal arteries during duodenum-preserving resection of the head of the pancrea［J］. Hepatogastroenterology,2001,48(37):264-269.

［14］ 洪德飞,张宇华,卢毅,等.腹腔镜保留十二指肠胰头切除术4例报告［J］.中国实用外科杂志,2016,36(10):1081-1083.

［15］ 洪德飞,林志川,张宇华,等.保留十二指肠和胆管完整性胰头切除术31例报告［J］.中华肝胆外科杂志,2017,23(3):176-180.

［16］ HONG D F,CHEN J,WU W D,et al. How to perform total laparoscopic duodenum-preserving pancreatic head resection safely and efficiently with innovative techniques［J］. Ann Surg Oncol,2020,28(6):3209-3216.

第十四章

肝胰十二指肠切除术

第一节 概 述

肝胰十二指肠切除术（hepatopancreaticoduodenectomy，HPD）：联合切除整个肝外胆管、半肝以上肝体积和胰十二指肠切除术需切除的脏器和组织。行胰十二指肠切除术联合肝转移灶局部切除的病例不能称为 HPD。

1976 年 Kasumi 等为 1 例晚期胆囊癌患者实施 HPD，1980 年 Takasaki 等首先报告 HPD 应用于进展期胆囊癌的临床研究。目前文献报告中，HPD 多应用于进展期胆囊癌和胆管癌。

肝胰十二指肠切除术是手术创伤巨大、风险极高的手术。术前黄疸，术中大范围肝体积和胰十二指肠切除，术后发生的胰瘘、腹腔内感染等严重并发症可能导致术后肝功能衰竭、脓毒血症、多器官功能衰竭，既往病死率高达 60%~70%。近年来，随着术前有效减黄技术、门静脉栓塞技术、精准肝胆胰外科技术的提高，以及胰消化道重建理念与技术的创新，术后围手术期管理水平的不断提高，HPD 术后并发症发生率和病死率已显著降低。

从有限的回顾性研究结果分析，胆管癌行 HPD 后 5 年生存率要好于胆囊癌，因此对胆囊癌行 HPD 的适应证应从严掌握（表 14-1）。

表 14-1 胆囊癌、胆管癌 HPD 5 年生存率比较

年份	作者	疾病	病例数	胰瘘发生率 /%	病死率 /%	5 年生存率 /%	P 值
2007	Ebata	胆管癌	25	未确定	20	未确定	
		胆囊癌	33				
2007	Kaneoka	胆管癌	10	40	15	64	<0.01
		胆囊癌	10	60		0	
2007	Miwa	胆管癌	12	39	0	52	未确定
		胆囊癌	6			53	
2008	Wakai	胆管癌	17	82	21	12	0.40
		胆囊癌	11			9	
2010	Hemming	胆管癌	13**	35	0	24*	>0.05
		胆囊癌	9**			18*	
2012	Lim	胆管癌	13	91	13	32	0.09
		胆囊癌	10			10	

续表

年份	作者	疾病	病例数	胰瘘发生率/%	病死率/%	5年生存率/%	P值
2012	Ebata	胆管癌	85**	78	2.4	54	未确定
2013	Sakamoto	胆管癌	14	95	5.3	53	<0.01
		胆囊癌	5			0	

注:* 不包括少于半肝切除的患者;** 包括少于半肝切除的患者。

一、适应证与禁忌证

(一) 适应证

1. 胆管癌 HPD 适应证　肿瘤弥漫性浸润全程肝外胆管;远端胆管癌向上累及汇合部;中段胆管癌上、下浸润;肝门部、胰内段胆管多发肿瘤。

2. 胆囊癌、胰头癌 HPD 适应证　进展期胆囊癌:浸润胆管下端或胰周淋巴转移或组织浸润,如第 12b₂、13a 组淋巴结转移浸润至胰头十二指肠,肝浸润局限于右肝,一般不需切除肝尾叶。胆囊癌 HPD 术后预后不佳,适应证应严格掌握。胰头癌伴半肝内转移的患者,一般先进行新辅助化疗,然后根据有无应答决定是否行 HPD。

3. 综合患者年龄、体能、器官功能及术后生存获益评估。

(二) 禁忌证

1. 患者全身情况差,不能耐受手术。
2. 胰腺弥漫性质硬病变。
3. 恶性肿瘤有远处广泛转移。
4. 胰头癌侵犯 SMA 或腹腔干。
5. 胰头癌术前影像学检查显示有深部组织浸润。
6. 术者缺乏肝胰十二指肠切除术的丰富经验。

二、术前准备

(一) 术前影像学精准评估

术前超声、CT 和 MRI 检查判断左、右半肝内胆管的浸润范围,肝动脉、门静脉是否累及,淋巴、神经结缔软组织局部的浸润情况,以及血管、肝外胆管是否有变异。精准计算余肝体积。

(二) 术前胆管引流,有效减黄

1. 减黄目标　梗阻性黄疸可以导致肝功能损伤、肠道菌群移位、营养不良、免疫功能低下、凝血机制障碍等不良后果,因此计划行肝三叶切除的患者,术前血清总胆红素最好降低到 2mg/dL 以下。

2. 术前减黄手段　为避免逆行感染,首选 PTCD 减黄,其注意事项:①以 3 级分支以下的胆管为目标,不要直接引流接近肝门的胆管;②应先对扩张胆管直径较小的区域进行穿刺,因为这个范围的肝功能相对较好;③穿刺后不要进行胆道造影,以免胆道感染;④不应对同一胆管进行 3 次以上的穿刺;⑤用带球囊的导管以防止其滑脱;⑥一侧减黄效果不明显时,应行对侧穿刺引流;⑦避免引流管进入十二指肠引起逆行胆道感染。

3. 口服胆汁或回输胆汁的方法　PTCD 引流 1~3 天后,混浊胆汁变成金黄色澄清胆汁,不过夜的新鲜胆汁经过 4 层纱布过滤 2 次后,让患者分次口服,200~500ml/d,可以加入温水、蜂蜜、白砂糖等改善口感。患者无法口服时,可以胃管或鼻肠管回输。

4. 口服胆汁的好处　有利于促进消化,减少水和电解质丢失,维持肠内菌群平衡和肠黏膜屏障的结构和功能完整,促进肝再生和肝功能尽早恢复,有助于机体内环境稳定和提高机体免疫力。

(三) 余肝体积

有效减黄后,若余肝体积 <40%,进行预定切除肝叶的门静脉栓塞术,使计划切除的肝叶萎缩,计划保

留的肝叶代偿性增大。

门静脉栓塞的注意事项:①向肝内门静脉插入导管的方法有经皮经肝法和经回肠静脉法;②栓塞时应避免栓塞物流入预定保留部分的肝脏;③门静脉栓塞联合预定切除肝与非切除肝之间交通支(门静脉和肝动脉分支)、动静脉瘘应力争一起栓塞,以确保预定保留肝脏部分有效代偿增大。

三、手术体会

1. 对根治性胰十二指肠切除术联合半肝切除术,若肝转移灶巨大,笔者建议先逆行半肝切除,而后行根治性胰十二指肠切除术;若转移灶大小不影响胰十二指肠切除术,建议先行胰十二指肠切除术,而后行半肝切除术,最后行淋巴结、神经丛等软组织清扫术。

2. 由于手术创伤巨大,术中应精细操作,预防大出血,避免发生血流动力学不稳定的情况。一般术中均需预置空肠营养管。

第二节　根治性胰十二指肠切除联合右半肝切除术

一、切除范围

(一) 根治性胰十二指肠切除术

1. 切除脏器　完全切除胰腺头部(包括胰腺钩突)、PV-SMV 左缘离断胰腺、横断肝总管,切除相关脏器(肝门以下胆管、十二指肠及部分空肠、远端 1/3 胃)或受累结肠肝曲等邻近脏器。沿胰头切除 Gerota 筋膜。

2. 清扫淋巴结及其区域内神经丛　清扫右肾门横向至腹主动脉左侧,清扫肝动脉沿线所有淋巴结(8a、8p),腹腔干周围淋巴结(9),肝十二指肠韧带周围所有淋巴结(12a、12b、12c、12h、12p),肠系膜上动脉、静脉周围所有淋巴结(14a、14b、14c、14d、14v),从腹腔干上缘到肠系膜下动脉起源平面之间、位于腹主动脉和下腔静脉前所有淋巴结($16a_2$、$16b_1$)及这些区域内的神经、脂肪结缔组织。

(二) 解剖性右半肝切除

切除保留肝中静脉的规则性右半肝。

二、手术步骤

(一) 逆行右半肝切除部分(以十二指肠腺癌合并右半肝转移为例)

1. 根据术前影像学检查和腹腔镜或开腹术中探查,决定合理的手术方式。若开腹探查,先做上腹正中小切口探查,决定行根治性切除术后,扩大为反 L 形切口(图 14-1)。

2. 因右肝转移灶巨大,选择逆行右半肝解剖性切除术(图 14-2)。

3. 游离肝下下腔静脉,离断并缝扎右肝蒂下方 1~2 支短静脉,可以劈开部分尾状突,术者用示指沿肝下下腔静脉腹侧面往头侧轻轻游离,在右肾静脉上方预置肝下下腔静脉阻断带(图 14-3)。

4. 游离第二肝门显露肝静脉(hepatic vein,HV)窝,手术医师自肝下下腔静脉腹侧面伸入右手示指,直至肝静脉窝,血管钳剥开肝静脉窝处的膜性组织,建立肝后隧道。自肝静脉窝自头侧向尾侧送入 10 号导尿管或胃管,完成绕肝提拉带的预置(图 14-4)。

5. 切除胆囊,在右肝蒂上、下方打开肝门板,在肝外游离出右肝蒂。用无损伤血管钳阻断右肝蒂后见右半肝缺血带。

6. 整个离断右肝蒂或依次离断肝右管、肝右动脉、门静脉右支,残支用 4-0 Prolene 线缝扎(图 14-5)。

7. 提起绕肝提拉带。应用 CUSA 或彭氏多功能手术解剖器逆行断肝,肝断面血管、胆管予以结扎或缝扎。左、右半肝完全分开后显露肝后下腔静脉全程(图 14-6)。

8. 沿下腔静脉右侧,自足侧向头侧依次游离出 3~5 支肝短静脉,结扎或缝扎后离断,直至游离出肝右静脉(right hepatic vein,RHV),直线切割闭合器(白色钉仓)离断或用无损伤钳闭合近端后离断,用血管线

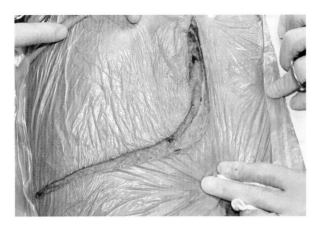

图 14-1　反 L 形切口进腹

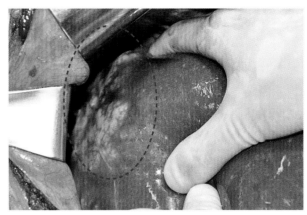

图 14-2　右半肝转移灶

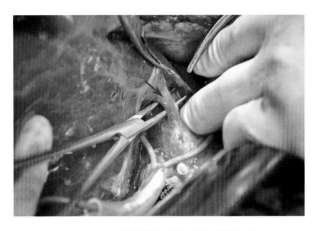

图 14-3　离断并缝扎肝短静脉（箭头示）

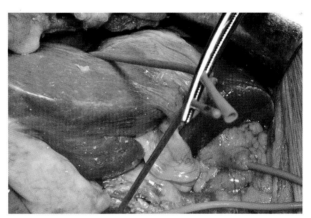

图 14-4　放置绕肝提拉带

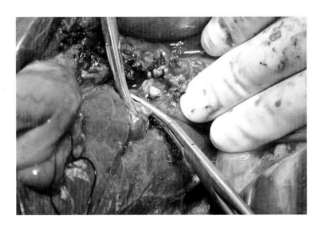

图 14-5　离断右肝蒂

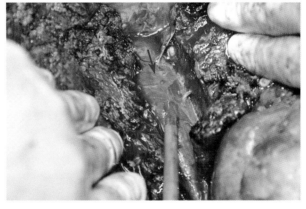

图 14-6　左、右半肝完全分开后显露肝后下腔静脉（箭头示）

连续缝扎肝右静脉残支（图 14-7）。

　　9. 离断右半肝肝周韧带直至右半肝切除（图 14-8）。

　　（二）胰十二指肠切除部分

　　1. Kocher 切口　超声刀打开升结肠右侧腹膜，离断肝结肠韧带，把右半结肠推向下腹部。打开 Kocher 切口，显露下腔静脉、左肾静脉、腹主动脉及 SMA 根部（图 14-9）。

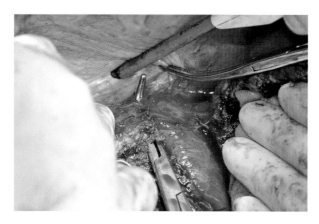

图 14-7　离断并缝扎肝右静脉

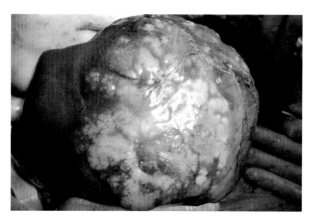

图 14-8　逆行切除右半肝

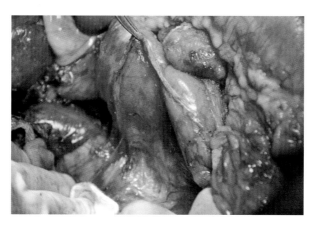

图 14-9　Kocher 切口游离

2. 游离远端 SMV　提起结肠右曲,离断右半胃结肠韧带,结扎离断胃网膜右动、静脉。沿十二指肠水平部离断十二指肠结肠韧带、横结肠系膜前叶,显露十二指肠第二、三段及胰腺前面。沿钩突游离 SMV 远端,沿途离断、缝扎胃结肠干,游离胰颈下 SMV(图 14-10)。

3. 肝十二指肠韧带骨骼化清扫　超声刀游离出肝总动脉,沿肝总动脉向肝门部骨骼化清扫肝十二指肠韧带,游离肝固有动脉、胃右动脉、GDA。胃右动脉近端结扎一道后,超声刀离断。GDA 远端和近端分别结扎二道后,超声刀离断。避免损伤变异的肝总动脉、肝右动脉和肝左动脉。提起离断的远端左肝管,进一步清扫神经软组织,直至自然显露出胰颈上缘门静脉(图 14-11)。术者示指从头侧向足侧分离胰颈与 SMV,建立胰后隧道。

4. 断胃和近端空肠　超声刀游离远端胃后,应用直线切割闭合器断胃(蓝色钉仓),切除 40%~50% 的远端胃。向头侧牵拉横结肠,辨认屈氏韧带和近端空肠。应用超声刀游离空肠近端约 12cm 长的空肠系膜。应用直线切割闭合器(白色钉仓)离断空肠。断端电凝止血。

5. 断胰　远端胰腺上、下缘各缝 1 针并结扎止血,线尾留作牵引线。胰颈后方用刀柄或血管钳垫开,用超声刀或电刀离断胰颈;对主胰管极细者,建议使用刀片直接离断胰颈,便于寻找主胰管,胰腺断面电凝和缝扎止血。胰腺切缘组织须送快速病理切片检查,以确保切缘阴性。胰颈部 SMV 有致密粘连或肿瘤局部侵犯时,不要游离胰后隧道。可以用电刀边断胰颈边分离 SMV,或胰门三头阻断后电刀离断胰颈。

6. SMV 360° 游离　胰十二指肠上后静脉汇入门静脉,即 Belcher 静脉,作为一个固定的解剖标志;在胰腺钩突下缘,胰十二指肠下静脉或空肠静脉第一分支,也是一个相对固定的解剖标志。游离 SMV 各分支,结扎后离断,并以 5-0 Prolene 线缝扎各分支残端,避免单纯结扎,以免术后结扎线滑脱引起出血。

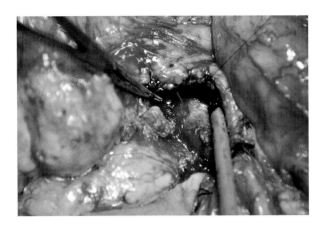

图 14-10　游离 SMV,建立胰后隧道(箭头示 SMV)

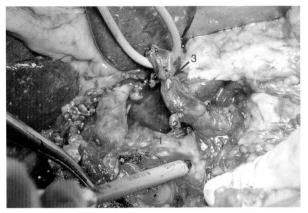

图 14-11　肝十二指肠韧带骨骼化清扫
1.门静脉;2.胃十二指肠动脉残支;3.肝固有动脉(变异)。

7. 离断钩突系膜　超声刀打开 SMA 腹侧鞘膜显露 SMA 全程。血管带牵开 SMV,应用超声刀或 LigaSure 沿 SMA 右侧离断钩突系膜,将胰十二指肠下动脉残支结扎一道(图 14-12)。移去标本后彻底冲洗手术野。对钩突系膜断端的活动性出血点,应缝扎止血。对切除的各个组织结构进行标记,如胆管边缘、钩状突边缘、胰颈部切缘及血管后切缘,并送快速病理切片检查。

8. 消化道重建

(1) 胰消化道重建:因主胰管直径为 2mm,实施 I 型洪氏胰肠吻合术(图 14-13)(见第五章)。

(2) 胆肠吻合术:肝左管前壁呈倒 V 形,以扩大胆肠吻合口(图 14-14)。距胰肠吻合口约 10cm 处切开空肠,以降落伞式行肝左管空肠吻合(图 14-15)。

(3) 胃肠吻合术(见第五章):放置鼻肠营养管。

9. 分隔胰肠吻合口与胆肠吻合口　游离肝圆韧带,将韧带放置固定在胰肠吻合口后方,覆盖 GDA 残端和 PV-SMV,隔开胰肠吻合口与胆肠吻合口。

10. 放置腹腔引流管　43℃蒸馏水彻底冲洗腹腔、盆腔后,在胆肠吻合口前放置双套负压吸引冲洗引流管一根,在胰肠吻合口后方放置引流管一根。逐层关腹,冲洗切口。

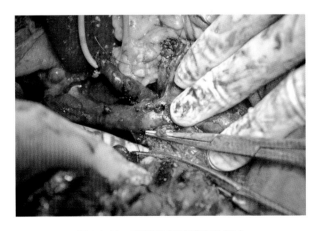

图 14-12　离断钩突系膜切除标本

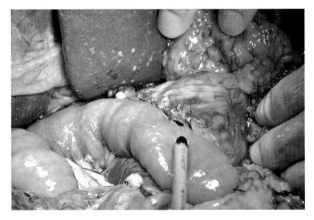

图 14-13　胰肠吻合口

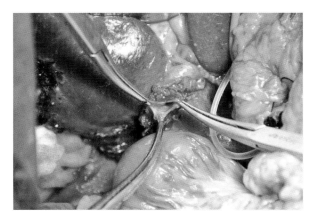

图 14-14　肝总管前壁 V 形切口扩大胆肠吻合口

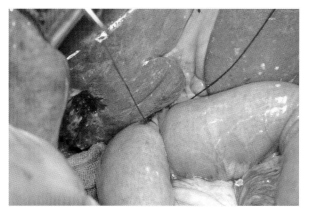

图 14-15　胆肠吻合口

第三节　根治性胰十二指肠切除联合左半肝切除术

一、切除范围

（一）根治性胰十二指肠切除术

1. 切除脏器　完全切除胰腺头部（包括胰腺钩突）、PV-SMV 汇合处左缘离断胰腺、横断肝总管,切除相关脏器（肝门以下胆管、十二指肠及部分空肠、远端 1/3 胃）或受累邻近脏器（结肠、右肾）。沿胰头切除 Gerota 筋膜。

2. 清扫淋巴结及其区域内神经丛　清扫右肾门横向至腹主动脉左侧,清扫肝动脉沿线所有淋巴结（8a、8p）,腹腔干周围淋巴结（9）,肝十二指肠韧带周围所有淋巴结（12a、12b、12c、12h、12p）,肠系膜上动脉、静脉周围所有淋巴结（14a、14b、14c、14d、14v）,从腹腔干上缘到肠系膜下动脉起源平面之间、位于腹主动脉和下腔静脉前所有淋巴结（$16a_2$、$16b_1$）及这些区域内的神经、脂肪结缔组织。

（二）解剖性左半肝切除

解剖性切除保留肝中静脉的左半肝。

二、手术步骤

病例简介:术前诊断为胰头癌合并门静脉左支癌栓可能。术后病理诊断为胰头癌,门静脉左支癌栓。

（一）根治性胰十二指肠切除术部分

1. 离断右半胃结肠韧带,剥离结肠系膜前叶直至胰颈下方。显露 SMV 和 SMA 腹侧（图 14-16）。

2. 游离 SMA,离断、缝扎胰背动脉右侧支,血管带悬吊 SMA（图 14-17）。

3. 超声刀打开升结肠右侧腹膜,离断肝结肠韧带,把右半结肠推向下腹部。切除 Gerota 筋膜,从右肾蒂自右向左清扫（图 14-18）。

4. 扩大的 Kocher 切口,显露下腔静脉、左肾静脉、腹主动脉及 SMA 根部,游离十二指肠（图 14-19）。清扫腹腔神经丛和 $16a_2$、$16b_1$ 淋巴结（图 14-20）。

5. 循肝动脉清扫　游离肝总动脉,循肝总动脉向肝门部清扫。游离胃右动脉、胃十二指肠动脉（GDA）,离断并缝扎（图 14-21）。结扎胆囊动脉后,逆行"切除"胆囊,胆囊管不离断。结扎并离断肝右管、肝左管。自肝门板自上而下清扫肝十二指肠韧带,直至胰颈上缘门静脉。术者以示指从头侧向足侧分离胰腺颈部,建立胰后隧道。胰颈部与 SMV 有致密粘连或肿瘤局部侵犯时,不要游离胰后隧道,可以电刀边断胰颈边分离 SMV,或胰门三头阻断后以电刀离断胰颈。

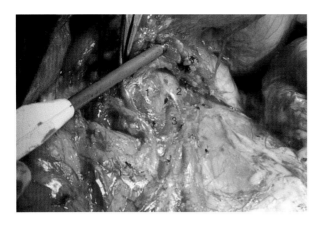

图 14-16　"动脉优先"入路游离 SMA

1.肠系膜上静脉；2.肠系膜下静脉；3.肠系膜上动脉。

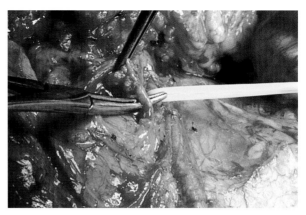

图 14-17　离断结扎胰背动脉右侧支

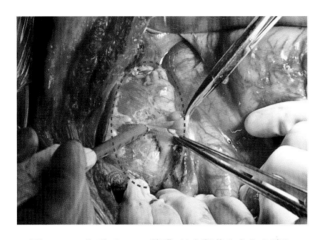

图 14-18　切除 Gerota 筋膜,从右肾蒂自右向左清扫

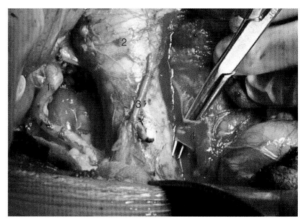

图 14-19　扩大的 Kocher 切口清扫胰头后软组织

1.右肾输尿管；2.下腔静脉；3.右生殖血管；4.腹腔神经丛。

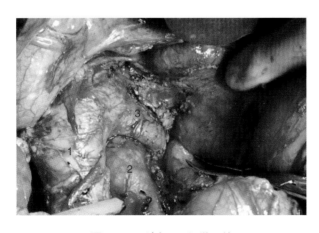

图 14-20　清扫 16 组淋巴结

1.下腔静脉；2.腹主动脉；3.左肾静脉；4.肠系膜上动脉。

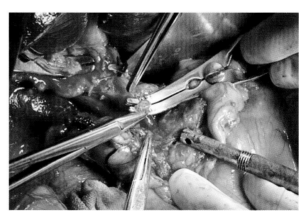

图 14-21　离断 GDA 并缝扎

6. 断胰颈　远端胰腺上、下缘各缝 1 针并结扎止血,线尾留作牵引线,近端结扎。胰颈后方用刀柄或血管钳垫开,用超声刀或电刀离断胰颈部,并找到主胰管。胰腺断端切取组织送快速病理切片检查,以确保边缘阴性。游离 SMV,结扎并缝扎胃结肠干残支后离断。

7. 断空肠　应用超声刀游离近端空肠约 12cm,将近端空肠自肠系膜血管的背侧移至腹腔右侧,应用切割闭合器离断空肠。

8. 断钩突系膜　SMV、SMA 交叉提拉牵开,将 SMA 牵拉至 SMV 右方,自足侧向头侧沿 SMA 右侧离断钩突系膜,游离胰十二指肠下动脉,结扎后以超声刀离断(图 14-22),清扫肠系膜上动脉神经丛(图 14-23)。SMA、SMV 血管牵引带复位后游离 SMV,结扎并缝扎胰十二指肠下静脉(图 14-24)。离断、缝扎胰十二指肠上后静脉、Belcher 静脉(图 14-25)。切除标本后显露解剖标志(图 14-26)。切缘送快速病理切片检查。

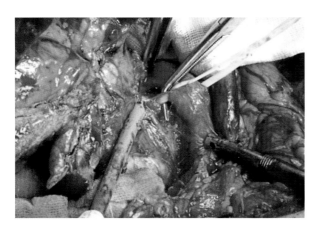

图 14-22　离断结扎 IPDA

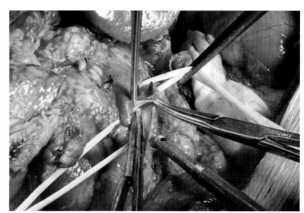

图 14-23　SMA 和 SMV 提拉,清扫 SMA 神经丛

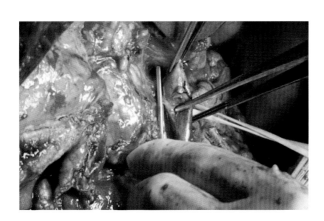

图 14-24　离断、缝扎胰十二指肠下静脉

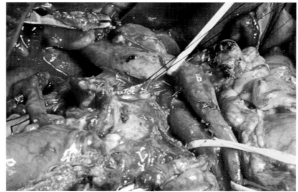

图 14-25　离断结扎 Belcher 静脉

(二) 左半肝切除术部分

1. 游离左肝蒂的管道,依次离断肝左动脉、门静脉左支,结扎或缝扎血管残端(图 14-27)。解剖第二肝门,游离出左肝静脉。

2. CUSA 断肝,结扎离断肝断面管道。离断并缝扎肝左静脉(left hepatic vein,LHV),切除左半肝(图 14-28)。

3. 清扫腹腔神经丛 I 部和 7、8、9、11P 组淋巴结,显露胰头后方解剖标志(图 14-29)。

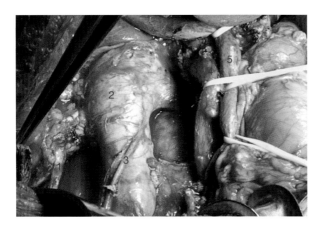

图 14-26　RPD 后显露解剖标志

1. 右肾输尿管;2. 下腔静脉;3. 生殖血管;4. 肠系膜上动脉;
5. 肠系膜上静脉。

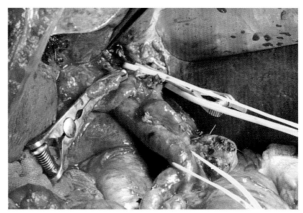

图 14-27　依次离断、缝扎肝左管、肝左动脉、门静脉左支

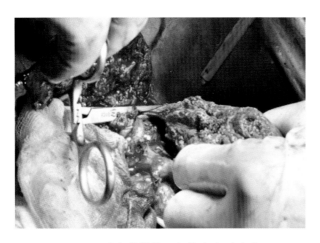

图 14-28　离断并缝扎肝左静脉,切除左半肝

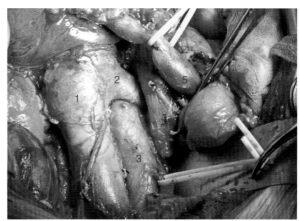

图 14-29　RPD 后显露胰头后方解剖标志

1. 下腔静脉;2. 左肾静脉;3. 腹腔动脉;4. 肠系膜下动脉;
5. 肠系膜上静脉。

4. 消化道重建

(1) 胰消化道重建:本例因胰管直径为 6mm,应用连续缝合法实施传统胰管对空肠黏膜吻合术。首先应用 4-0 Prolene 线双头针连续缝合胰腺后缘与空肠浆肌层(图 14-30),然后应用 5-0 PDS 线连续缝合胰管与空肠黏膜(图 14-31),最后应用 4-0 Prolene 线双头针换针缝合胰腺前缘与空肠浆肌层,依次抽紧胰管缝线、空肠浆肌层缝线,打结,即完成(图 14-32)。

(2) 胆肠吻合术(见第五章):距胰肠吻合口约 10cm 处切开空肠,行肝右管空肠吻合。

(3) 胃肠或十二指肠空肠吻合术,放置鼻肠营养管。

5. 分隔胰肠吻合口与胆肠吻合口　游离肝圆韧带,将韧带放置固定在胰肠吻合口后方,覆盖 GDA 残端和 PV-SMV,隔开胰肠吻合口与胆肠吻合口(图 14-33)。

6. 放置腹腔引流管　43℃蒸馏水彻底冲洗腹腔、盆腔。在胆肠吻合口前放置双套负压吸引冲洗引流管一根,在胰肠吻合口后方放置腹腔引流管一根。逐层关腹,冲洗切口。

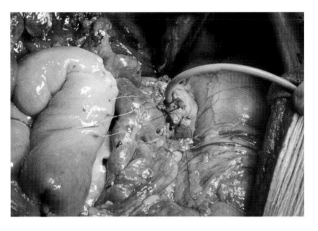

图 14-30　Prolene 线连续缝合胰腺残端背侧与空肠浆膜层

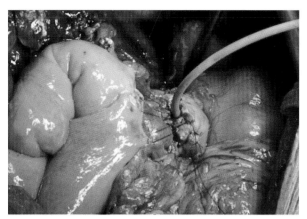

图 14-31　胰管对空肠黏膜连续缝合

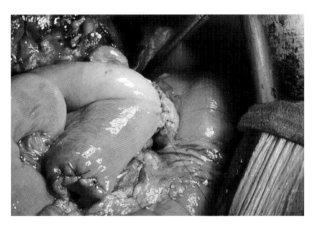

图 14-32　抽紧胰腺残端与空肠浆肌层缝合线后结扎

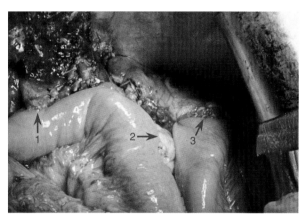

图 14-33　肝胰十二指肠切除术后三个吻合口
1. 胆肠吻合口；2. 胰肠吻合口；3. 胃肠吻合口。

参考文献

［1］ EBATA T，NAGINO M，NISHIO H，et al. Right hepatopancreatoduodenectomy：improvements over 23 years to attain acceptability ［J］. J Hepatobiliary Pancreat Surg，2007，14（2）：131-135.

［2］ KANEOKA Y，YAMAGUCHI A，ISOGAI M. Hepatopancreatoduodenectomy：its suitability for bile duct cancer versus gallbladder cancer ［J］. J Hepatobiliary Pancreat Surg，2007，14（2）：142-148.

［3］ MIWA S，KOBAYASHI A，AKAHANE Y，et al. Is major hepatectomy with pancreatoduodenectomy justified for advanced biliary malignancy ［J］. J Hepatobiliary Pancreat Surg，2007，14（2）：136-141.

［4］ WAKAI T，SHIRAI Y，TSUCHIYA Y，et al. Combined major hepatectomy and pancreaticoduodenectomy for locally advanced biliary carcinoma：long-term results ［J］. World J Surg，2008，32（6）：1067-1074.

［5］ LIM C S，JANG J Y，LEE S E，et al. Reappraisal of hepatopancreatoduodenectomy as a treatment modality for bile duct and gallbladder cancer ［J］. J Gastrointest Surg，2012，16（5）：1012-1008.

［6］ EBATA T，YOKOYAMA Y，IGAMI T，et al. Hepatopancreatoduodenectomy for cholangiocarcinoma：a single-center review of 85 consecutive patients ［J］. Ann Surg，2012，256（2）：297-305.

［7］ SAKAMOTO Y，NARA S，KISHI Y，et al. Is extended hemihepatectomy plus pancreaticoduodenectomy justified for advanced bile duct cancer and gallbladder cancer？ ［J］. Surgery，2013，153（6）：794-800.

［8］木村理.胰脾外科［M］.董家鸿,译.北京:人民卫生出版社,2010.

［9］彭淑牖,洪德飞,刘颖斌,等.Ⅱ型捆绑式胰胃吻合术的临床疗效［J］.中华外科杂志,2009,47(23):1764-1766.

［10］彭淑牖,李江涛,曹利平,等.捆绑式胰管对黏膜吻合术［J］.中华外科杂志,2011,49(9):834-838.

［11］彭淑牖,洪德飞.肝门部胆管癌根治性切除手术的规范化问题［J］.中华外科杂志,2009,47(15):1123-1126.

［12］洪德飞,刘颖斌,彭淑牖.如何提高胰头癌根治的彻底性和安全性［J］.中华肝胆外科杂志,2010,16(2):88-91.

［13］洪德飞,彭淑牖,沈国樑,等.全胰腺系膜切除理念应用于胰头癌根治术的初步体会［J］.中华普通外科杂志,2014,29(5):344-347.

［14］彭淑牖,洪德飞.胆囊癌手术方式的合理选择［J］.中华消化外科杂志,2011,10(4):87-90.

［15］HONG D F,ZHANG Y B,PENG S Y,et al. Percutaneous microwave ablation liver partition and portal vein embolization(PALPP) for liver rapid regeneration instead of the first step of ALPPS for hepatocellular carcinoma［J］. Ann Surg,2016;264,e1-e2.

［16］洪德飞,刘亚辉,张宇华,等.腹腔镜胰十二指肠切除术中"洪氏一针法"胰管空肠吻合的临床应用［J］.中华外科杂志,2017,55(2):136-140.

第十五章

腹腔镜胰十二指肠切除术总论

第一节 概　述

一、腹腔镜胰十二指肠切除术研究进展

Gagner 等 1994 年首次报告了腹腔镜胰十二指肠切除术(laparoscopic pancreaticoduodenectomy,LPD),1997 年再次报告了 10 例 LPD,有 4 例中转开腹手术,平均手术时间 8.5 小时,术后并发胰瘘、脾出血各 1 例,术后平均住院时间 22 天。我国也于 2002 年开展了第 1 例腹腔镜辅助胰十二指肠切除术,2005 年报告了国内首例完全腹腔镜胰十二指肠切除术,笔者于 2006 年报告了完全腹腔镜胰十二指肠切除术。2011 年 Kendrick 报告了 11 例联合 PV-SMV 切除重建的腹腔镜胰十二指肠切除术,笔者于 2016 年在国内也领先报告了 5 例联合 PV-SMV 切除重建的腹腔镜机器人胰十二指肠切除术。

LPD 分为以下几种类型:①全腹腔镜胰十二指肠切除术;②腹腔镜辅助胰十二指肠切除术,包括腹腔镜下完成胰十二指肠切除,腹壁小切口完成消化道重建,以及手助腹腔镜胰十二指肠切除术(通过上腹部小切口将手伸入腹腔内协助完成手术);③腹腔镜机器人杂交手术,即在腹腔镜下完成胰十二指肠切除,再利用机器人手术系统进行消化道重建。3D 腹腔镜实施 LPD 在消化道重建方面更有优势,缝合、打结更加精准。

从文献统计数据分析,1994—2006 年为腹腔镜胰十二指肠切除术的探索期,2007—2012 年为发展期,2012 年后全球完成 LPD 的病例数进入上升期。近 5 年来,随着腹腔镜胰腺外科技术和经验的不断积累,以及高清、超高清、3D 腹腔镜的普及应用,腹腔镜器械的更新换代,国内外腹腔镜胰十二指肠切除术得到了快速发展,国内完成单中心 LPD 超过 500 例的医院超过 10 家。回顾性分析国内外单中心完成大样本 LPD 单位的研究结果表明:无论近期效果,还是远期效果,LPD 均与开腹胰十二指肠切除术(open pancreaticoduodenectomy,OPD)相近,甚至更优:LPD 具有切口小、美观,术中出血少,术后疼痛轻、恢复快等微创优势;LPD 的手术时间、术后并发症发生率、90 天病死率、术中清扫淋巴结数和 R_0 切除率与 OPD 比较差异均无统计学意义;对恶性肿瘤生存率的对比研究结果也表明,术后 1、3、5 年的生存率差异无统计学意义。Song 等回顾性分析单中心 500 例 LPD 的研究结果,手术时间(402±103)分钟,术中出血量(409±336)ml,中转开腹率 2.6%,并发症发生率 37.2%,B+C 级胰瘘发生率 10.8%,再手术率 2.6%,90 天病死率 0.6%;远期胆肠吻合狭窄率 25.5%;胰头癌、壶腹部癌、胆管下段癌、十二指肠癌 5 年生存率分别为 37.4%、78%、63.2%、88%。作者也指出,LPD 选择的病例存在偏倚,可能比 OPD 患者肿瘤更早期。三项 LPD 和 OPD 的 RCT 研究结果表明:除了 LPD 手术时间长、术中出血少以外,其他术中和术后指标二者差异均无统计学意义,但其中来自荷兰的一项多中心 LPD 和 OPD 的 RCT 研究结果表明:LPD 的 90 天病死率是 OPD 的 5 倍(10% vs. 2%),不得不中止临床试验,分析其主要原因是参加 RCT 研究的手术医师均处于曲线期,

个人完成 20 例,单中心完成 ≥20 例 / 年就参加了 RCT 研究。但笔者认为,如不能保证 LPD 的安全性和有效性,就不宜开展 LPD。

总之,LPD 是外科技术最复杂的腹腔镜手术之一,需要团队默契配合完成,还需要丰富的围手术期管理经验和技术作为后盾,具有学习曲线长、风险高的特点。在一个大流量的 PD 中心,兼具丰富腹腔镜手术经验和胰腺外科手术经验的团队开展 LPD 是安全的;对于壶腹周围癌的患者选择 LPD,在掌握好适应证的前提下,远期生存率与 OPD 相比,差异无统计学意义。目前关于开展 LPD 的争议问题主要有:①LPD 学习曲线期是否可能增加并发症发生率和病死率,如何保证曲线期开展 LPD 的安全性;②LPD 是否适合开展胰头癌根治术,是否能达到与 OPD 一样的根治标准。

二、如何在学习曲线期安全开展 LPD

近几年,从国内学术交流的情况反映了我国 LPD 特色:病例数显著增加,热衷于开展 LPD 的多为中青年医师;相对于一线城市大的胰腺外科中心,地市级医院外科医师热情更高;单中心完成超过 500 例的中心 10 余家,多数手术医师还处在 LPD "学习曲线期",而随着外科医师的新陈代谢,也会不断增加,因此如何在学习曲线期安全开展 LPD 非常重要。笔者认为:在当前我国尚无 LPD 开展的准入标准和质量控制标准的情况下,应以 "患者生命安全至上" 的原则有条件、有选择地开展。一个成熟的 LPD 团队,应该有一个 LPD 标准流程,一个非常好的手术质量控制标准,即至少与自己中心的 OPD 相比,LPD 的手术时间、消化道重建时间、术中出血量、术后并发症发生率、再次手术率和病死率、肿瘤根治性、术后住院时间、恶性肿瘤的中位生存时间、3 年和 5 年生存时间等方面差异无统计学意义,或效果更好。一个处在学习曲线期的 LPD 团队,手术时间可以延长 50%,但其他手术评价指标与 OPD 比较差异无统计学意义,也就是说:在曲线期开展 LPD,手术时间可以适当延长,但不能降低手术质量。

能否安全开展 LPD 涉及两个方面问题:首先是 LPD 手术质量,其次是术后管理与并发症处理的经验和技术。一个具有高流量 OPD 的中心开展 LPD 的安全性要远远超过低流量中心,因为高流量中心具备娴熟的 OPD 手术技术,尤其是 PD 术后管理及并发症处理需要多学科的力量,如消化内科、介入科、普外科等。PD 术后并发症的发生不可避免,重要的是:严重并发症在发生的早期能够获得准确判断并及时正确地处理,才能有效避免二次手术和降低病死率。例如,术后影像学检查发现腹部出现局部积液,不要等到发展为腹腔感染才处理;术后出血不要发展到出血性休克才处理等,但这个经验和技术需要一定流量的 PD 实践才能积累。

LPD 的手术质量与团队 OPD 的技术基础、LPD 的例数、高质量的胰肠吻合、硬件设备和器械、适应证选择等有关。LPD 学习曲线期需要多少例才能完成? 是否会增加并发症发生率和病死率? 这两个问题都无法给出明确的答案。在分析探讨 LPD 陡峭的学习曲线期需要多少例数的文献中,例数波动于 20~100 例。如果一个 PD 低流量中心(<20 例 / 年)完成 100 例的学习曲线期,需要长达 5 年时间,若在一个低流量中心开展 LPD 的病死率和并发症发生率显著增加,可能无法坚持 5 年。对于一个大流量 OPD 和具有丰富腹腔镜手术经验的胰腺外科中心,如能娴熟完成腹腔镜胰体尾切除术、腹腔镜胆总管囊肿切除术的团队,20 例手术可能已经度过曲线期,对于这样的团队,开展 LPD 只需一个新技术平台的适应磨合期,不会增加并发症发生率和病死率,因为他们完成的 LPD 质量和术后管理与 OPD 是一样的。如 Song 等分析自己中心的 500 例 LPD 数据,学习曲线期与成熟期完成的 LPD 相比较,除了时间显著延长外,其他术中和术后临床指标差异均无统计学意义。Tran 等对美国 10 年内(2000—2010 年)LPD 学习曲线期数据进行了分析,共完成 LPD 和 OPD 15 574 例,其中 LPD 为 681 例。与 OPD 组相比,LPD 总并发症发生率低(46.0% vs. 39.4%),住院时间短(12.0 天 vs. 11.0 天),差异均具有统计学意义。Ohtsuka 等分析了 2016 年 6 月至 2018 年 12 月,日本内镜机器人协会登记的多中心前瞻性 LPD 研究结果表明:(适应证选择胰头部良性或低度恶性肿瘤,无胰头癌患者)处在学习曲线期的 LPD 中心,其 LPD 的手术时间显著长于有经验的中心,其他临床指标均差异无统计学意义(表 15-1)。笔者团队开展 LPD 初期的研究结果表明也没有显著增加并发症发生率和病死率。

如何保证外科医师团队在学习曲线期能安全开展 LPD? 在手术环节上应做到二点:标本规范切除 +

正确的胰肠吻合方式、高质量的消化道吻合(尤其胰肠吻合)。首先要向有丰富 LPD 经验的团队学习好的经验和技术,其次要注重团队培训。在开展 LPD 初期,可以邀请有丰富 LPD 经验的团队来帮助完成手术,从观摩逐步到一助、再主刀,再到团队独立完成。自己独立完成 LPD 的初期,应选择非胰头来源的没有慢性胰腺炎基础的壶腹部周围肿瘤作为 LPD 的适应证,因其解剖结构清楚、肿块小,与重要血管边界清楚,有利于胰十二指肠标本的顺利切除。标本规范切除没有捷径,需要逐步积累经验和提高技术。

表 15-1　日本多中心有无经验开展 LPD 的前瞻性对比研究结果

	中心总数(25) $n=232$	有经验中心(5) $n=131$	其他中心(20) $n=101$	P 值
纯腹腔镜	75(32%)	65(50%)	10(10%)	
腹腔镜辅助	157(68%)	66(50%)	91(90%)	
完成计划手术	210(91%)	117(89%)	93(92%)	
手术时间 / 分钟	526	437	595	<0.01
术中出血 /ml	176	182	150	
住院时间 / 天	21(9.91)	20(11.56)	23(9.91)	
并发症≥Ⅲa	69(30%)	38(2%)	31(31%)	
胰瘘(B+C)	43(19%)	29(22%)	16(16%)	
30 天病死率	1(0.4%)	1(0.7%)	0	
90 他病死率	1(0.4%)	1(0.7%)	0	

选择正确的胰肠吻合方式和完成高质量的胰肠吻合是个互相关联的一个问题。国际主流胰肠吻合方式是胰管对空肠黏膜吻合术,但主胰管直径≤3mm 时,即使技术娴熟的腹腔镜胰腺外科医师也很难在 20 分钟内完成高质量的胰管对空肠黏膜吻合术。基于胰管对空肠黏膜吻合术理念与技术的创新,笔者提出了胰肠吻合"瘘管愈合"学说,创建了洪氏胰肠吻合术,非常好地解决了这个胰腺外科国际难题。笔者中心对腹腔镜胰消化道重建的术式选择标准如下:主胰管直径 <8mm 时,选择Ⅰ型洪氏胰肠吻合术;主胰管直径≥8mm 时,选择Ⅱ型洪氏胰肠吻合术;极罕见情况下,如在腹腔镜胰腺中段切除术无法找到主胰管时,选择捆绑式胰胃吻合术。

三、胰头癌是否适合 LPD

胰头癌是否适合行腹腔镜手术一直是个争议问题。一方面,胰头癌往往伴有慢性胰腺炎或血管累及,需要血管切除重建,肿块相对较大,增加切除难度;另一方面,胰头癌生物学行为更差,有嗜神经侵犯的特性,清扫淋巴、神经、软组织的要求更高,担心腹腔镜根治效果低于开腹手术。Croome 等对比研究了 214 例 OPD 和 108 例 LPD 治疗胰头导管腺癌的临床资料,两组在手术时间、肿瘤学特征、切缘情况、淋巴结清扫数目和围手术期并发症发生率、病死率方面差异均无统计学意义。与 OPD 相比,LPD 组出血更少(866.7ml vs. 492.4ml),输血比例更低(33.0% vs 19.0%),住院时间更短(9.0 天 vs. 6.0 天);LPD 组术后辅助化疗间隔的时间更短(59.0 天 vs. 48.0 天),且延期超过 8 周(41.0% vs. 27.0%)和术后没有接受辅助治疗(12.0% vs. 5.0%)的发生率更低。LPD 组无进展生存期更有优势,但总生存率相似。Stanffer、Croome、Kuester 的三项对比研究显示,术后 1 年、3 年、5 年生存率差异均无统计学意义(表 15-2)。国内外小样本研究表明,具有丰富经验的 LPD 团队实施联合 PV-SMV 切除重建的 LPD 也是安全的,但手术时间显著延长。这些有限的研究报告一定存在病例选择差异,因此腹腔镜胰头癌根治术的远期生存率是否能达到开腹一样效果,仍需要大样本多中心前瞻性对照研究或回顾性研究论证。

表 15-2　胰头癌 LPD 与 OPD 的生存期比较

作者	年份	国家	手术例数		生存率（LPD/OPD）/%			中位生存率（LPD/OPD）/%
			LPD	OPD	1 年	3 年	5 年	
Stanffer	2016	美国	58	193	66.5/67.5	43.3/24.3	32.1/15.3	25.3/21.8
Croome	2014	美国	108	214	80/71	41/31		
Kuester	2018	德国	62	278	72/70	32.5/26.5	20/14	

　　笔者认为，与非胰头来源的壶腹周围癌相比，胰头癌更容易发生淋巴结转移，尤其嗜神经侵犯。目前肿瘤根治性标准的比较都局限在淋巴结清扫数目、器官（血管）切缘，没有进行其他软组织切缘的比较，如神经丛是否侵犯。胰头癌非常容易侵犯腹腔神经丛、胰头周围神经丛、肠系膜上动脉神经丛。一方面，当神经丛受侵犯，可非常致密地缠绕 SMA、腹腔干，往往需要应用精细直角钳和剪刀进行清扫，而腹腔镜一般应用超声刀清扫，精细度不够，还可能造成血管的热损伤，术后引起假性动脉瘤而破裂出血；另一方面，胰腺癌细胞更容易受腹腔镜 CO_2 烟窗效应以及超声刀的影响，导致肿瘤发生腹腔或切口种植转移；联合 PV-SMV 切除重建的局部进展期胰头癌需要更长的手术时间。因此，对于局部进展期转化治疗后的胰头癌有神经丛侵犯者（术中快速病理切片）或者胰腺癌已突破胰腺包膜者，建议行腹腔镜探查或游离后，中转开腹胰头癌根治术。

第二节　技术基础和设备、器械配置

一、技术基础

　　1. 具有丰富的开腹胰十二指肠切除手术经验　拟开展 LPD 的医师及团队应熟练掌握开腹胰十二指肠切除手术，具备 LPD 中转开腹完成手术的能力。

　　2. 具备娴熟的腹腔镜操作技能　拟开展 LPD 的医师应具备熟练的腹腔镜操作技能，掌握腹腔镜下解剖、分离、缝合、打结等手术技巧。具有腹腔镜胰体尾切除、腹腔镜胆总管探查等相关手术经验。建议严格遵循学习曲线规律，循序渐进，稳步发展，由易至难逐渐扩展手术适应证。

　　3. 手术团队要求　开展初期建议 LPD 主刀医师和助手基本固定，器械护士、麻醉医师相对固定，彼此共同成长，配合默契，有利于提高学习曲线期安全性和手术效率。在学习曲线期期间，应该与常规开展 LPD 的胰腺外科中心进行交流，邀请有丰富经验的 LPD 专家团队进行手术演示，吸取经验和创新技术；独立开展 LPD 初期，可邀请专家现场指导，有助于缩短学习曲线期，提高学习曲线期的安全性。

二、手术设备和器械

　　1. 设备配置　高清晰度腹腔镜系统、或三维腹腔镜系统和全自动高流量气腹机、冲洗吸引泵、视频及图片采集存储、术中超声及穿刺活检等设备。

　　2. 一般器械　气腹针、5~12mm 套管穿刺器、分离钳、无损伤抓钳、单极电凝、手术剪、持针器、施夹钳及钛夹、可吸收夹和一次性取物袋。

　　3. 特殊器械和缝线　内镜下切割闭合器、超声刀、腹腔镜下血管阻断夹等。特殊缝线：4-0 免打结倒刺线缝线，针长 26~36mm 的 3-0Prolene 线。术者可以根据医院条件及个人习惯选择使用适合自己的器械和缝线。

第三节　术中注意事项

一、中转开腹指征

以下情况应及时考虑中转开腹或小切口辅助手术,不视为手术并发症。

1. 患者难以耐受气腹,气道压力过高,即使降低气腹压,患者情况也未见好转。

2. 术中出血难以控制,或出血量已超过800~1 000ml,虽已控制出血,但手术进程很慢,后续手术步骤在腹腔镜下操作困难,估计还会继续出血的患者。

3. 腹腔镜下难以完成PV和/或SMV重建。

4. 局部进展期胰头癌已侵犯包膜和邻近脏器,或伴腹腔干和SMA神经丛侵犯。

二、术中出血和止血

腹腔镜胰十二指肠切除术最容易发生难以控制出血的步骤是在胃十二指肠动脉(GDA)的处理和钩突切除环节。重点在于预防出血,一旦血管损伤引起大出血,若不能很快控制出血,就会失去手术视野,被动中转开腹手术。

GDA的处理:游离出足够长度后,近端采用可吸收线结扎一道后提起结扎线,在结扎线的两侧再用血管夹结扎二道;远端血管夹结扎二道后,剪刀或超声刀离断血管。GDA近端、远端应避免使用单个血管夹结扎血管,因为一旦血管夹脱落,出血会很迅猛。若GDA近端发生大出血,可应用无损伤钳或血管阻断夹阻断肝总动脉后,再次结扎或缝扎血管止血。GDA远端血管夹脱落引起出血时,可提起血管头结扎或连胰腺组织一起用血管缝线缝扎止血。

钩突切除出血预防:①预先规划好钩突切除路径。对钩突切除容易型,选择SMV优先钩突切除途径;对钩突切除困难型,选择SMA优先钩突切除途径。②钩突切除时,请麻醉医师主动降低血压和中心静脉压,将血压控制在90/60mmHg左右,中心静脉压5cmH$_2$O以下。

钩突切除血管损伤出血处理:主刀医师和助手密切配合,助手先用吸引器吸干净视野内血液,压住出血点,应用Prolene线缝扎血管破口;若无效,双方准备好解剖钳,吸引器吸引显露出血点后,用分离钳提起出血点,暂时应用钛夹轻轻夹闭出血点,应用5-0 Prolene线缝扎血管破口,打结前移除钛夹,抽紧缝线打结即可。对于细小分支血管出血或创面渗血,可用纱条压迫或电凝止血;对于较粗大不能结扎的血管出血,尤其动脉性出血,可用无损伤钳控制出血后,应用腹腔镜下血管阻断钳阻断出血点远、近端后进行从容修补。只有出血点确切止血后,才继续之后的操作步骤。

第四节　腹腔镜胰消化道重建策略和技术

胰消化道重建是LPD技术瓶颈之一,重建方式有全腹腔镜、中转小切口、转机器人重建。

文献报道,腹腔镜胰消化道重建基本式有胰管对空肠黏膜吻合术、胰肠端侧吻合术、胰胃吻合术等。各中心外科医师根据自己的经验选择或进行一些技术革新,力求腹腔镜胰消化道重建术安全、简便,以缩短胰消化道重建时间,保证吻合质量,降低临床胰瘘发生率。

传承于OPD的经验和技术,胰管对空肠黏膜吻合术仍然是LPD主要的胰消化道重建方式。但由于腹腔镜操作的"筷子效应",以及胰肠吻合术本身的特点(如胰管细小,胰管不可能像血管、肠管一样游离足够的长度;胰腺质地软,容易撕裂等),不能保证有效的针距、边距,从而无法确保吻合口质量;有些开腹重建技术和技巧无法在腹腔镜下实施,如实施间断缝合时线头不能太多,连续缝合时线头不能太长等,使腹腔镜下对细小胰管实施传统胰腺导管对空肠黏膜吻合术成为一个巨大的技术挑战。为此,笔者于2016年4月在国际上首先提出胰肠吻合口"瘘管愈合"学说,创建了Ⅰ型洪氏胰肠吻合术。2019年提出针对主胰管直径≥8mm的患者,可实施胰管胰腺空肠全口吻合术,即Ⅱ型洪氏胰肠吻合术,完善了洪氏胰肠吻合术的理念和技术体系。

笔者中心腹腔镜胰肠吻合术的选择:主胰管直径没有明显扩大(<8mm),选用Ⅰ型洪氏胰肠吻合术,占比≥90%;主胰管直径明显扩大(≥8mm),胰腺断端以"口"为主时,实施胰腺实质胰管整层空肠全口连续吻合,即Ⅱ型洪氏胰肠吻合术,占比<10%;罕见情况下,如腹腔镜胰腺中段切除术无法找到主胰管者,选用捆绑式胰胃吻合术。

腹腔镜胰肠吻合术、胆肠吻合术、胃肠吻合术步骤见第五章。

第五节　手术操作流程解读

现代高质量的影像学技术完全可以取代既往开腹胰十二指肠切除时代依靠手术探查,才能决定是否可以根治性切除壶腹部周围恶性肿瘤,加上术前黄疸是否减黄取得相对一致的结论,为制订标准 LPD 的手术流程创造了技术条件。在遵循肿瘤根治原则及腹腔镜操作特点的前提下,笔者团队通过近 100 例 LPD 的临床实践,创建了洪氏 LPD 手术流程(图 15-1),不仅有利于提高手术效率和安全性,而且有利于开展临床研究。当然,每个中心的手术流程可以存在差异,只要适合自己团队,不必追求一致。

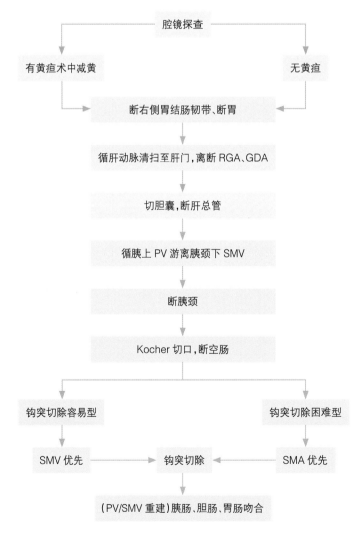

图 15-1　笔者中心的 LPD 操作流程图
RGA. 胃右动脉;GDA. 胃十二指肠动脉;SMV. 肠系膜上静脉;SMA. 肠系膜上动脉;PV. 门静脉。

1. 麻醉方式和患者体位　仰平卧位或分腿位。气管插管全身麻醉。术者(主刀医师和第一助手)站在患者右侧和左侧,无须更换位置。扶镜医师根据手术进程,站在患者左侧或右侧(图 15-2)。

2. 操作孔布局及腹腔镜探查　先在患者脐下做 10mm 切口(观察孔),建立 12~15mmHg 人工 CO_2 气腹,并插入 10mm 套管,置入 30° 腹腔镜探查。探查全腹腔、盆腔脏器、肠系膜和腹壁有无转移,提起横结肠,探查肠系膜有无"癌脐"。高质量的术前影像学检查和 PET/CT 仍无法明确腹腔、盆腔内组织和脏器(肝、腹壁、肠壁和系膜等)是否发生微转移,因此,对于壶腹周围癌患者仍需要进行腹腔镜探查,以排除腹腔和盆腔内微转移灶(图 15-3)。发现可疑微转移灶时,应切取行快速病理切片检查,若确诊存在超过根治范围的微转移灶,应行姑息性手术或终止手术;若排除了微转移灶,则在腹腔镜直视下在上腹部右锁骨中线、右腋前线、左锁骨中线及左腋前线建立主、辅操作孔各一对,进行 LPD(包括腹腔镜全胰切除、保留十二指肠胰头切除术)。主操作 B 孔 12mm 用于切割闭合器和胃肠吻合,C 和

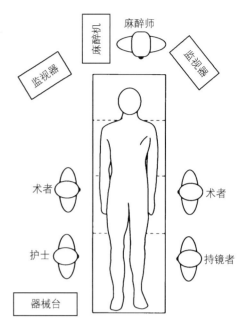

图 15-2　LPD 患者与术者体位

E 孔 10mm,E 孔用于胆肠吻合和进出 10mm 血管夹,C 孔进针进行胰肠吻合(图 15-4)。腹腔镜探查还可以明确有无并发腹腔或盆腔内其他病变,以及是否存在肠粘连等。

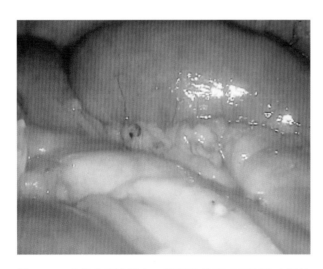

图 15-3　术前病理诊断十二指肠乳头癌,PET/CT 未见转移,术中腹腔镜探查见腹壁、肠系膜种植转移

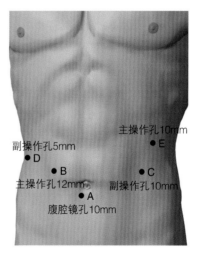

图 15-4　操作孔布局

3. 术中减黄　不同于肝门部胆管癌根治术需要切除一定体积的肝组织,LPD 手术并不需要切除肝组织。因此,对于 LPD 患者,若伴有急性胆管炎、术前营养情况差、术前需要新辅助化疗或各种原因不能限期手术者,均需要术前减黄;对总胆红素值达到多高需要减黄仍有争议,笔者中心标准:非胰头癌的壶腹部周围肿瘤患者血清总胆红素≥300μmol/L,胰头癌患者≥200μmol/L,术前建议减黄,减黄到总胆红素≤100μmol/L 进行手术。为避免反流性胆管炎引起胆道逆行感染,减黄方法首选 PTCD;对于肝内胆管无明显扩张的患者,可以选择经皮肝穿刺胆囊造瘘术减黄。但由于 LPD 手术创面大,黄疸易引起创面渗血及影响麻醉药等药物的代谢,因此对于术前伴有黄疸而未减黄的患者,应该强调术中胆囊造瘘减压减黄。

方法如下：应用电钩在胆囊底部打一小孔，吸引器伸入胆囊内吸尽胆汁。胆汁往往黏稠，因此可用热生理盐水灌洗胆囊，尽可能不使胆汁外溢，对于胆汁污染的手术区域应及时应用碘附和热生理盐水冲洗，以减少术后腹腔感染的机会。术中减黄代替术前减黄的优点是：减轻患者痛苦，缩短术前住院时间；减少术中创面渗血，利于麻醉药等药物的代谢，利于患者术后快速康复。

4. 离断胃（或十二指肠）　在传统 OPD 时代，必须在探查肿瘤与肠系膜上血管的关系确定需行 PD 或姑息性内引流术后，才能离断胃（或十二指肠）和肝总管。高清晰的术前影像学检查和术中腹腔镜探查改变了传统 OPD 的手术流程。过早地离断胃（或十二指肠）可以提供非常好的视野，有利于后续循肝动脉进行骨骼化清扫，也符合腹腔镜自足侧向头侧、自背侧向腹侧的操作特点。应用超声刀离断右侧胃结肠韧带和小网膜后，使用腹腔镜下直线切割闭合器离断胃，一般选择蓝色或棕色钉仓，离断面出血应用电凝止血。离断网膜过程中应结扎保留侧胃网膜左静脉和胃冠状静脉，防止术后出血。

5. 循肝动脉清扫至肝门　根据肝总动脉的搏动，在胰颈上缘打开后腹膜清扫肝总动脉、肝固有动脉周围淋巴结，直至肝门；在排除或保护变异肝动脉及其分支后，在胃右动脉根部血管夹结扎一道后，用超声刀直接离断。游离出 GDA 后，在其根部应用 4-0 可吸收线和 5mm Hem-o-lock 血管夹三重结扎，远端应用 Hem-o-lock 血管夹双重结扎后离断。悬吊肝总动脉，骨骼化清扫肝动脉后方、门静脉右后方淋巴软组织。注意避免损伤变异的肝右动脉和肝总动脉（图 15-5、图 15-6）。

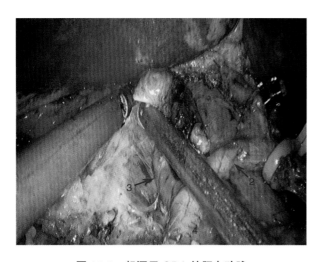

图 15-5　起源于 GDA 的肝右动脉

1. 肝固有动脉；2. 胃十二指肠动脉；3. 肝右动脉；4. 胃十二指肠动脉离断处。

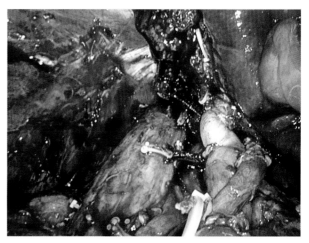

图 15-6　起源于 SMA 的肝总动脉

6. 切胆囊、断肝总管　游离胆囊动脉，近端结扎胆囊动脉后，以超声刀离断。对于肿胀的胆囊可予以切除，有助于术野的显露。游离出肝总管，远端以大血管夹夹闭或结扎线结扎。对术前无黄疸的患者，近端应用血管阻断夹或血管夹夹闭；对术前有梗阻性黄疸的患者，近端开放，自胆囊管和肝总管汇合处上方应用剪刀离断肝总管，对肝总管断端出血点电凝止血，注意避免损伤变异的肝右动脉和肝管（图 15-7、图 15-8）。应用热生理盐水和碘附反复冲洗溢出的胆汁后，对开放的肝总管予干纱布覆盖。术中快速冷冻病理切片明确胆管切缘。提拉肝动脉血管牵拉带和远端胆总管，自肝门处自上而下骨骼化清扫肝十二指肠韧带，充分显露胰颈上方门静脉，便于 SMV 定位。

7. 循胰颈上门静脉游离胰颈下 SMV　循胰颈上方显露的门静脉为投影线，超声刀打开胰颈下方后腹膜，就能快速找到 SMV。应用肠钳或吸引器头轻轻分离胰颈与 SMV 组织间隙，建立胰后隧道；胰颈部与 SMV 有粘连的患者，可以选择边离断胰颈边显露 SMV 的方法，不需要预先游离出胰后隧道。顺势沿 SMV 右侧壁游离、近端结扎胃结肠干（Henle 干）、超声刀离断之。离断十二指肠结肠韧带，显露十二指肠

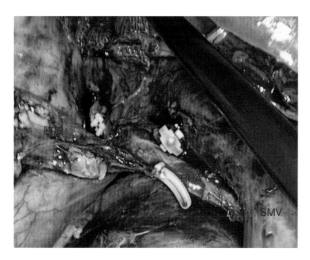

图 15-7 起源于 SMA 的肝右动脉
RHA.肝右动脉;PV.门静脉;SMV.肠系膜上静脉。

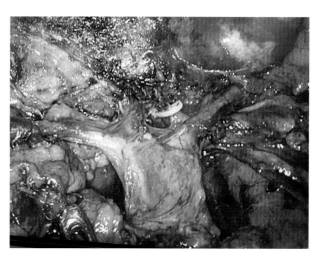

图 15-8 汇合于肝右管的胆囊管

第二段和第三段。

8. **断胰颈** 对于胰腺质地硬胰颈后隧道建立困难的患者,可用电钩边断胰颈边游离 SMV,电钩离断胰颈时用吸引器挡在电钩后方,避免气腹波动时误伤 SMV;胰腺质地软者,可以用超声刀离断。对于术前影像学检查提示胰颈部主胰管细小(直径≤3mm)时,应用超声刀离断胰颈至术前影像学检查显示主胰管的大致解剖位置时,用超声刀夹碎胰腺实质,游离出胰管,远端钛夹夹闭定位后(避免胰液溢出),用剪刀离断胰管,避免超声刀离断胰颈时闭合胰管而导致寻找主胰管非常困难。胰腺断面应用电凝仔细止血。胰腺切缘行术中快速病理切片病理学检查,保证胰腺切缘的阴性。

9. **打开 Kocher 切口** 患者体位为右侧和头侧抬高位、超声刀离断肝结肠韧带和右侧腹膜,将右半结肠推向盆腔。离断结肠和十二指肠韧带后,应用无损伤肠钳提起十二指肠,自下而上彻底打开 Kocher 切口。沿右肾前筋膜、十二指肠第 2 段、胰头后方路径向左侧游离至腹主动脉左侧缘,充分显露下腔静脉、左肾静脉和 SMA 根部,需要时可活检或清扫第 16 组淋巴结(胰腺钩突癌)。在传统 OPD 时代,第一步实施 Kocher 切口,主要目的是便于探查局部肿瘤与肠系膜上血管的关系;在 LPD 时代,滞后的 Kocher 手术操作不仅符合腹腔镜操作的特点,理论上在结扎离断了 GDA 和胃结肠干后再游离肿瘤,也遵循了肿瘤根治原则。

10. **断空肠** 断空肠有两种形式:①右侧游离和离断方式,适用于近端空肠无粘连或壶腹部肿瘤直径≤5cm 的患者。打开 Kocher 切口时,将近端空肠自小肠系膜根部后方拉至肠系膜血管右侧,在右侧离断近端空肠系膜和屈氏韧带,应用能量手术器械游离近端空肠系膜 10~15cm,应用腹腔镜下直线切割闭合器(白色钉仓)离断空肠。②左侧游离、右侧离断方式:提起横结肠,确定空肠和屈氏韧带位置,应用能量手术器械游离近端空肠系膜 10~15cm,并离断屈氏韧带,将游离的空肠近端自小肠系膜根部后方拉至右侧,腹腔镜下以直线切割闭合器离断空肠。因为近端空肠粘连时,在游离粘连前无法将近端空肠自小肠系膜根部后方拉至肠系膜血管右侧;壶腹部周围实性肿瘤直径 >5cm 时,局部形成的区域静脉曲张,胰头翻转困难,过度牵拉近端空肠容易导致区域静脉撕裂出血。

11. **钩突切除** 根据术前影像学检查确定的壶腹部周围肿瘤与门静脉、肠系膜上静脉的关系,术前就应该规划胰腺钩突切除的手术路径。①SMV 优先钩突切除路径(图 15-9):适用于容易型钩突切除病例(如非胰头来源的壶腹部周围肿瘤,且无慢性胰腺炎者,如胆管下端癌、十二指肠乳头癌等)。完成 SMV 的优先游离后,应用吸引器推压或血管牵引带悬吊 SMV,将 SMV 推向左侧,应用胃钳抓住胰腺钩突系膜,使 SMA 位于 SMV 的右侧,利用腹腔镜的放大作用和 SMA 的搏动找到 SMA,应用超声刀打开 SMA 腹侧鞘膜显露 SMA 全程,然后紧贴 SMA 右侧自足侧向头侧离断胰腺系膜,直至腹腔干根部右侧。②SMA 优先钩突切除路径(图 15-10):适用于困难型钩突切除病例(慢性胰腺炎与 PV-SMV 致密粘连、交界性可切除胰

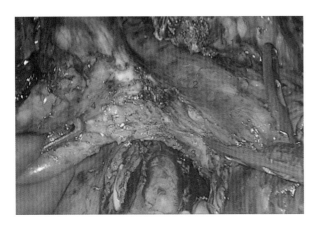

图 15-9　SMV 优先钩突切除
1. 胰腺远端;2. 肠系膜上静脉;3. 肠系膜上动脉;4. 胰腺钩突。

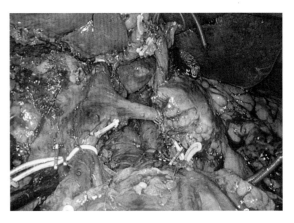

图 15-10　SMA 优先钩突切除
1. 胰腺体尾;2. 肠系膜上动脉;3. 脾静脉;4. 门静脉;5. 肠系膜上静脉;6. 胰头肿瘤。

头癌、联合 PV-SMV 切除重建的胰头癌)。使用超声刀打开 SMA 的前鞘,游离出 SMA 后应用血管带悬吊。沿 SMA 右侧自足侧向头侧完全离断钩突系膜,直至腹腔干根部,切断胰头的动脉血供后再游离 SMV。若 SMV 和脾静脉汇合处受肿瘤侵犯,应用白色钉仓离断脾静脉根部。然后自头侧向足侧游离 PV,自足侧向头侧游离 SMV,显露肿瘤累及或致密粘连的 PV-SMV。应用血管吊带提起 SMA、SMV、PV 和脾静脉,应用腹腔镜血管阻断夹阻断 PV、SMV 和脾静脉。若疑为粘连,应用剪刀紧贴 PV-SMV 切除标本;若术前影像学检查明确为 PV-SMV 受侵犯,连同 PV-SMV 侧壁或节段切除标本。切除的血管壁或血管断端应进行快速病理切片检查,以保证切缘阴性。SMA 优先途径不仅可以有效避免游离 PV-SMV 可能引起的大出血,而且可以提高胰头癌 R_0 切除率。钩突切除过程中,胰十二指肠下动脉近端应结扎后离断;对术前影像学检查显示的异位起源的替代肝右动脉,应避免医源性损伤。钩突切除过程中静脉系统的血管处理:沿肠系膜上静脉右侧壁自下而上逐步结扎胰十二指肠下静脉、Henle 干或其分支、胰十二指肠上后静脉、汇入门静脉的冠状静脉的近端,其余静脉可直接应用能量工具离断。标本切除后,暂时把标本放入标本袋置于右肝上间隙。彻底冲洗腹腔,仔细检查手术创面无活动性出血后转入血管和消化道重建阶段。

12. PV-SMV 重建　当 PV 或 SMV 侵犯 <1/4 周径时,可直接修补;当 PV 或 SMV 侵犯 ≥1/4 周径或过长时,选择血管补片、节段切除、间置人工血管或异体冷冻保存血管端端吻合。由于腹腔镜操作特点的关系,尽可能选择侧壁切除、修补或端端吻合方式。由于腹腔镜气腹压的作用,一般而言,切除长度 <3cm,可直接端端吻合;切除长度 ≥3cm,可能需要间置血管。当重建 PV-SMV 有张力时,可离断脾静脉根部,而不需要重建。至于是否需要间置血管,取决于血管重建后是否有张力。PV-SMV 阻断时间:最好控制在60 分钟内,一般在 30 分钟内完成。

与开腹重建 PV-SMV 相比,腹腔镜由于气腹压的原因,血管张力显得更高,在离断脾静脉减少张力无效的情况下,可以选择人工血管、异体冰冻保存血管、修剪成型的肝圆韧带或中转开腹进行重建。

13. 胰肠吻合　胰管对空肠黏膜吻合术是 LPD 主要的胰消化道重建方式,目前具体的吻合方式主要根据各自中心的经验选择。在笔者中心,胰肠吻合术的选择原则为:主胰管 <8mm 时,选择 I 型洪氏胰肠吻合术;主胰管 ≥8mm 时,选择 II 型洪氏胰肠吻合术(见第五章)。

14. 胆肠吻合　距胰肠吻合口 10~15cm 处行胆肠吻合。肝总管直径 ≥8mm 时,应用 4-0 倒刺线或 PDS 线连续缝合;肝总管直径 <8mm 时,应用 4-0 倒刺线连续缝合后壁,4-0 薇乔线或 PDS 线间断缝合前壁(图 15-11)。胆肠吻合口吻合结束后,仔细冲洗术野,应用干纱条反复围绕胆肠吻合口挤擦,观察是否有胆汁渗漏;若有,可应用可吸收线在渗漏处补针直至无胆汁渗漏(图 15-12)。

15. 胃肠吻合及鼻肠营养管放置　提起空肠,距胆肠吻合口 50~60cm 处切开小口,应用 3-0 倒刺线连续缝合或切割闭合器进行胃肠吻合,应用切割闭合器吻合者,击发吻合器后,一定要观察胃肠吻合口内壁

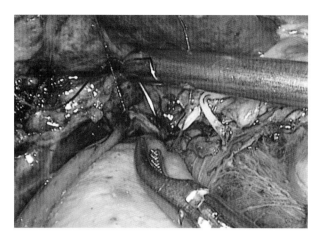

图 15-11　4-0 倒刺线连续缝合进行胆肠吻合

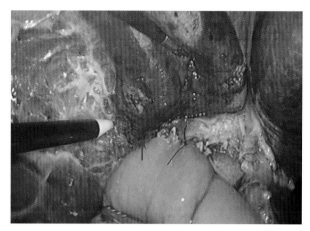

图 15-12　胆肠吻合口（箭头示）

是否有活动性出血（图 15-13）。应用 3-0 倒刺线连续缝合后壁或击发切割闭合器后，将鼻肠管送到胃肠吻合口输出祥约 20cm 处（图 15-14），然后缝合前壁。

16. 肝圆韧带覆盖　游离肝圆韧带，将肝圆韧带在胰肠吻合口和胆肠吻合口之间的小肠后方拉至胰肠吻合口后方，以血管夹固定肝圆韧带。其好处是：避免出现胆肠吻合口漏，影响胰肠吻合；保护 GDA 和 PV-SMV 免受腹腔积液腐蚀；有利于胰肠吻合组织瘘管的形成。

17. 取出标本　应用热蒸馏水冲洗腹腔和盆腔，仔细检查手术创面无活动性出血、胆瘘后，在脐下纵向或耻骨联合上弧形切开 4~6cm，连标本袋一起取出标本。

18. 腹腔引流管放置　应用巾钳夹住切口，重新建立气腹。对于恶性肿瘤患者，在腹、盆腔灌注 10 000ml 热蒸馏水，预防肿瘤细胞腹、盆腔种植转移，应用吸引器吸出蒸馏水。在胆肠吻合口前方、胰肠吻合口后方分别放置腹腔引流管各一根。对于存在胰瘘高危因素的患者，胆肠吻合口前方放置腹腔负压冲洗双套引流管一根（可自己制作）代替腹腔引流管。

由于各中心开展的 LPD 手术流程因理念和操作经验、习惯不同而存在差异，笔者中心制订的 LPD 手术流程无法与其他中心实施对照研究，但基本核心都是遵循肿瘤根治原则，适应腹腔镜操作特点，提高手术效率和手术质量。对于一个成熟的 LPD 中心应有一个固定的 LPD 流程，一个高质量的手术就像现代化工厂生产的高质量产品一样，只有对于极少数复杂的壶腹部肿瘤的切除才需要微调手术步骤。

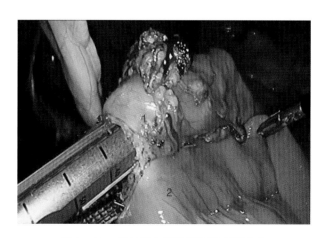

图 15-13　切割闭合器进行胃肠侧侧吻合
1. 胃；2. 空肠。

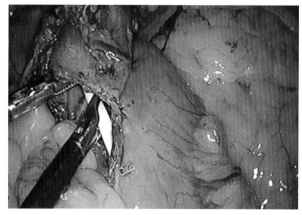

图 15-14　术中放置鼻肠管（白色）
1. 胃肠吻合口。

参考文献

［1］ GAGNER M,POMP A. Laparoscopic pylorus-preserving pancreatoduodenectomy［J］. Surg Endosc,1994,8(5):408-410.

［2］ DULUCQ J L,WINTRINGER P,MAHAJNA A. Laparoscopic pancreaticoduodenectomy for benign and malignant diseases［J］. Surg Endosc,2006,20(7):1045-1050.

［3］ PALANIVELU C,JANI K,SENTHILNATHAN P,et al. Laparoscopic pancreaticoduodenectomy:technique and outcomes［J］. J Am Coll Surg,2007,205(2):222-230.

［4］ KENDRICK M L,CUSATI D. Total laparoscopic pancreaticoduodenectomy:feasibility and outcome in an early experience［J］. Arch Surg,2010,145(1):19-23.

［5］ KENDRICK M L,SCLABAS G M. Major venous resection during total laparoscopic pancreaticoduodenectomy［J］. HPB (Oxford),2011,13(7):454-458.

［6］ ASBUN H J,STAUFFER J A. Laparoscopic vs open pancreaticoduodenectomy:overall outcomes and severity of complications using the Accordion Severity Grading System［J］. J Am Coll Surg,2012,215(6):810-819.

［7］ KIM S C,SONG K B,JUNG Y S,et al. Short-term clinical outcomes for 100 consecutive cases of laparoscopic pylorus-preserving pancreatoduodenectomy:improvement with surgical experience［J］. Surg Endosc,2013,27(1):95-103.

［8］ MESLEH M G,STAUFFER J A,BOWERS S P,et al. Cost analysis of open and laparoscopic pancreaticoduodenectomy:a single institution comparison［J］. Surg Endosc,2013,27(12):4518-4523.

［9］ CROOME K P,FARNELL M B,QUE F G,et al.Total laparoscopic pancreaticoduodenectomy for pancreatic ductal adenocarcinoma:oncologic advantages over open approaches?［J］. Ann Surg,2014,260(4):633-638.

［10］ AMMORI B J. Laparoscopic hand-assisted pancreaticoduodenectomy:initial UK experience［J］. Surg Endosc,2004,18(4):717-718.

［11］ PALANIVELU C,RAJAN P S,RANGARAJAN M,et al. Evolution in techniques of laparoscopic pancreaticoduodenectomy:a decade long experience from a tertiary center［J］. J Hepatobiliary Pancreat Surg,2009,16(6):731-740.

［12］ SHARPE S M,TALAMONTI M S,WANG C E,et al. Early National Experience with Laparoscopic Pancreaticoduodenectomy for Ductal Adenocarcinoma:A Comparison of Laparoscopic Pancreaticoduodenectomy and Open Pancreaticoduodenectomy from the National Cancer Data Base［J］. J Am Coll Surg,2015,221(1):175-184.

［13］ SONG K B,KIM S C,HWANG D W,et al. Matched case-control analysis comparing laparoscopic and open pylorus-preserving pancreaticoduodenectomy in patients with periampullary tumors［J］. Ann Surg,2015,262(1):146-155.

［14］ TRAN T B,DUA M M,WORHUNSKY D J,et al. The first decade of laparoscopic pancreaticoduodenectomy in the United States:Costs and Outcomes Using the Nationwide Inpatient Sample［J］. Surg Endosc,2016,30(5):1778-1783.

［15］ ADAM M A,CHOUDHURY K,DINAN M A,et al. Minimally invasive versus open pancreaticoduodenectomy for cancer:practice patterns and short-term outcomes among 7 061 patients［J］. Ann Surg,2015,262(2):372-377.

［16］ 洪德飞,刘亚辉,张宇华,等. 腹腔镜胰十二指肠切除术80例疗效分析[J].中国实用外科杂志,2016,36(8):885-888+893.

［17］ SPEICHER P J,NUSSBAUM D P,WHITE R R,et al. Defining the learning curve for team-based laparoscopic pancreaticoduodenectomy［J］. Ann Surg Oncol,2014,21(12):4014-4019.

［18］ 洪德飞,张宇华,沈国樑,等.联合血管切除重建的腹腔镜和达芬奇机器人根治性胰十二指肠切除术五例[J].中华肝胆外科杂志,2016,22(7):473-477.

［19］ 洪德飞,刘亚辉,张宇华,等.腹腔镜胰十二指肠切除术中"洪氏一针法"胰管空肠吻合的临床应用[J].中华外科杂志,2017,55(2):136-140.

［20］ 洪德飞.常规开展腹腔镜胰十二指肠切除术的经验和技术创新[J].肝胆胰外科杂志,2017,29(2):89-92.

［21］ 洪德飞,刘建华,刘亚辉,等.一针法胰肠吻合术用于腹腔镜胰十二指肠切除术多中心研究[J].中国实用外科杂志,2018,38(7):792-795.

［22］ 陈庆民,王英超,刘松阳,等.洪氏胰肠吻合术应用于184例腹腔镜胰十二指肠切除术的疗效评价[J].中华肝胆外科杂志,2019,25(11):842-845.

［23］KUESTER S,CHIKHLADZE S,MAKOWIEC F,et al. Oncologic outcome of laparoscopically assisted pancreatoduodenetomy for duct adenocarcinoma in a retrospective cohort study［J］. Int J Surg,2018,55：162-166.

［24］STAUFFER J A,COPPOLA A,VILLACCRESES D,et al. Laparoscopic versus open pancreaticoduodenectomy for pancreatic adenocarcinoma：long-term result,a single institution［J］. Surg Endosc,2017,31(5)：2233-2241.

［25］SONG K B,KIM S C,LEE W,et al. Laparoscopic pancreaticoduodenectomy for periampullary tumors：Lessons learned for 500 consecutive patients in a single center［J］. Surg Endosc,2019,34(3)：1343-1352.

［26］NICKEL F,HANEY C M,KOWALEWSKI K F,et al. Laparoscopic versus open pancreaticoduodenectomy. A systematic review and meta-analysis of randomized controlled trial［J］. Ann Surg,2020,271(1)：54-66.

［27］SHYR B U,CHEN S C,SHYR Y M,et al. Surgical,Survival and oncological outcomes after vascular resection in robotic and open pancreaticoduodenectomy［J］. Surg Endosc,2020,34(1)：377-383.

［28］ZIMMERMAN A M,ROYE D G,CHARPENTIER K P,et al. A comparison of outcomes between open,laparoscopic and robotic pancreaticoduodenectomy［J］. HPB,2018,20(4)：364-369.

［29］OHTSUKA T,NAGAKAWA Y,TOYAMA H,et al. A multicenter prospective registration study on laparoscopic pancreatectomy in Japan：report on the assessment of 1 429 patients［J］. J Hepatobiliary Pancreat Sci,2020,27(2)：47-55.

第十六章

腹腔镜胰十二指肠切除术

第一节 概 述

一、适应证

1. 原发性壶腹部周围恶性肿瘤,如壶腹癌、胆总管下端癌、十二指肠癌、十二指肠乳头癌、T_1 及 T_2 期胰头癌。

2. 继发性壶腹部周围恶性肿瘤。胰头或周围淋巴结继发于邻近或远处脏器恶性肿瘤的侵犯或转移,如恶性黑色素瘤、胃癌侵犯胰头等。

3. 有手术指征的壶腹部周围良性或低度恶性肿瘤,如胰岛细胞瘤、神经内分泌肿瘤、IPMN、黏液性囊腺瘤、实性假乳头状瘤、浆液性囊腺瘤等。

4. 肿块性慢性胰腺炎不能排除癌变。

5. 腹腔镜保留十二指肠胰头切除术中转术式。

二、禁忌证

1. 患者情况
(1) 全身情况差,不能耐受手术。
(2) 胰腺弥漫性质硬病变。
(3) 恶性肿瘤有远处广泛转移。
(4) 胰头癌术前影像学检查有后腹膜深部浸润或侵犯邻近脏器。
(5) 胆囊癌累及胆总管下端或胰后淋巴结转移,不建议腹腔镜手术。

2. 术者缺乏腹腔镜胰十二指肠切除术经验。

第二节 手 术 步 骤

1. 麻醉方式和患者体位 仰平卧位或分腿位。采用气管插管全身麻醉。术者(主刀医师和第一助手)站在患者右侧和左侧,扶镜医师根据手术进程,站在患者左侧或右侧。

2. 操作孔位置及腹腔镜探查 先在患者脐下做10mm切口(观察孔),建立12~15mmHg人工CO_2气腹,并插入 10mm 套管,置入 30° 腹腔镜探查,未见肝、腹腔和盆腔转移灶后,在上腹部右锁骨中线、右腋前线、左锁骨中线及左腋前线建立主、辅操作孔各两对(图 16-1)。

3. 胆囊减压 对于胆囊压力明显增高或术前有黄疸未行减黄治疗的患者,腹腔镜穿刺针穿刺抽吸胆汁进行细菌培养后,应用电钩切开胆囊底部减压,抽吸完胆汁后应用热生理盐水或碘附溶液冲洗胆囊,避免胆汁污染腹腔。

4. **断胃** 应用无损伤肠钳或胃钳分别牵开胃结肠韧带,超声刀自胃远端1/3处向远处离断胃结肠韧带至十二指肠起始部,显露胰腺。游离胃网膜右动、静脉,近端结扎,远端应用超声刀离断。以胃左动脉为界,离断小网膜,结扎胃冠状静脉分支近端后离断。拔除胃管,应用直线切割闭合器(一般用蓝色或金色钉仓)离断远端胃,断面应用电凝钩止血。

5. **肝脏悬吊** 应用荷包线针自腹壁外向内穿刺,应用腹腔镜持针器将荷包线针自腹腔内倒向穿刺出腹壁外,应用 Hem-o-lock 夹固定荷包线和肝静脉韧带,在腹壁外提拉荷包缝线,肝脏脏面自动抬起,在体外结扎荷包缝线。若肝圆韧带肥厚影响操作视野,可紧贴腹壁离断肝圆韧带,将肝圆韧带放置在荷包缝线与肝脏面之间。

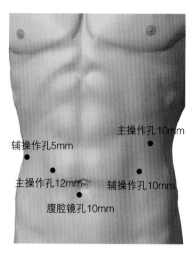

图 16-1 操作孔位置示意图

6. **循肝动脉清扫** 根据肝总动脉搏动,应用超声刀自肝总动脉起始部向肝门方向清扫肝总动脉、肝固有动脉周围软组织和淋巴结。游离出胃右动脉,近端结扎一道后,应用超声刀离断胃右动脉;游离出 GDA 后,近端应用 4-0 薇乔线结扎,提起结扎线,在结扎线近端、远端 Hem-o-lock 双重结扎,GDA 远端 Hem-o-lock 双重结扎后,剪刀或超声刀离断 GDA(图 16-2)。应用血管悬吊带悬吊肝总动脉,提拉血管悬吊带继续360°清扫肝总动脉周围软组织和淋巴结。注意避免损伤变异的肝右动脉和肝总动脉。

7. **逆行"切除"胆囊,离断肝总管或胆总管** 游离胆囊动脉,近端结扎后超声刀离断,逆行切除胆囊(胆囊管不离断)。若胆囊肿大明显影响手术视野,可切除胆囊,将胆囊放在右肝上间隙。游离出肝总管或胆总管,注意避免损伤起源于 SMA 的肝右动脉、肝总动脉及变异的肝外胆管。对术前无阻塞性黄疸或有黄疸但已减黄的患者,应用血管阻断夹或大血管夹夹闭肝总管或胆总管近端后,大血管夹夹闭远端,剪刀或电钩离断肝总管或胆总管(胆囊管汇入肝右管时);对于术前有黄疸又无减黄者,胆管近端开放,吸干胆汁后碘附或生理盐水冲洗干净,干纱条覆盖胆管开口。电凝钩电凝止血离胆管断面出血点。肝总管或胆总管切缘送快速病理切片检查。

8. **肝十二指肠韧带骨骼化清扫** 提拉肝动脉血管牵拉带和肝总管远端,自肝门板自上而下360°清扫门静脉周围相应的淋巴结和软组织,直至清晰显露胰颈上门静脉(图 16-3),对粗大的门静脉分支近端5mm 血管夹双重结扎后,远端超声刀慢挡离断。

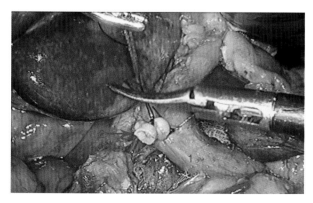

图 16-2 循肝动脉清扫
1. 肝总动脉;2. 胃十二指肠动脉。

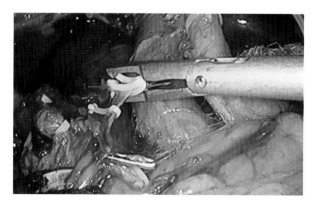

图 16-3 肝十二指肠韧带骨骼化清扫
1. 胰十二指肠上静脉;2. 胰颈上门静脉。

9. 游离胰颈下缘 SMV　根据胰颈上缘门静脉的定位,应用超声刀打开胰颈下缘后腹膜,分离 SMV 腹侧,用吸引器头或肠钳钝性分离胰颈后 SMV,即建立胰颈后隧道。对有慢性胰腺炎或胰颈后 SMV 腹侧不宜分离者,不必游离胰后隧道,可用电钩边断胰颈边显露 SMV。游离胃结肠(Henle 干)或其胃分支,近端应用 5mm Hem-o-lock 双道结扎胃结肠干或其胃支近端,远端用超声刀慢挡(图 16-4)。

10. 断胰颈　对于术前 CT 或 MRI 提示胰管细小者,应用超声刀离断至胰管大致位置时,应用超声刀夹碎胰腺组织,显露出胰管,然后应用剪刀离断胰管(图 16-5);对于术前 CT 或 MRI 提示胰管明显扩张者,可一直应用超声刀离断胰腺;对于胰腺质地硬者,可应用电钩离断胰颈。胰腺断面出血点应用电凝钩止血。对于胰头癌患者,应切取胰腺断面组织送快速病理切片检查。

11. Kocher 切口　将患者体位转为头高右侧抬高 30° 位。若患者为肥胖体形或右半结肠有粘连,为切除钩突时显露充分,可游离使右半结肠下垂。应用超声刀打开 Kocher 切口,沿右肾前筋膜、胰头后方路径向左侧游离至腹主动脉左侧缘,显露下腔静脉、左肾静脉及 SMA 根部(图 16-6),对胰头癌患者,需清扫第 $16a_2$、$16b_1$ 组淋巴结并送快速病理切片检查。充分游离十二指肠水平部、升部后显露 SMV(图 16-7),将近端空肠从肠系膜血管后方拉至右侧,超声刀离断近端约 12cm 空肠系膜和屈氏韧带。若近端空肠无法轻易从肠系膜血管后方拉至右侧,应考虑空肠近端是否有粘连,患者体位转到平卧位,提起横结肠,找到屈氏韧带,充分游离近端空肠后,再将近端空肠从肠系膜血管后方拉至右侧。

12. 离断近端空肠　距屈氏韧带约 12cm 处应用直线切割闭合器(白色钉仓)离断近端空肠,断面电凝钩止血(图 16-8)。用超声刀或 LigaSure 紧贴小肠继续离断小肠系膜至胰腺钩突部下缘,充分显露出 SMV。

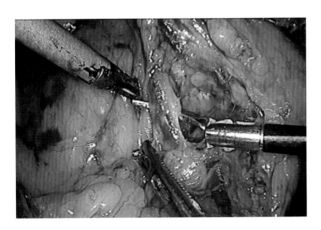

图 16-4　游离胰颈下肠系膜上静脉
1. 胃结肠干;2. 肠系膜上静脉。

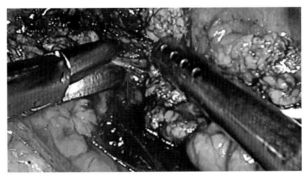

图 16-5　超声刀断胰颈,游离主胰管
1. 胰腺远端;2. 剪刀离断细小胰管。

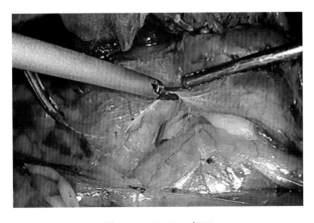

图 16-6　Kocher 切口
1. 下腔静脉;2. 翻转的胰头部。

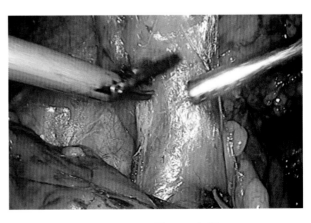

图 16-7　显露 SMV 远端
1. 肠系膜上静脉;2. 胰腺钩突。

13. **断钩突系膜**　自足侧向头侧游离 SMV，以 5mm Hem-o-lock 双重结扎胰十二指肠下静脉或第一支空肠静脉、胰十二指肠上后静脉（Belcher 静脉），以及冠状静脉近端、远端，超声刀慢挡离断远端（图16-9）；第一助手应用吸引器头或无损伤钳将 SMV 推向左侧，或游离出 SMV 后，用血管带悬吊向左方牵拉 SMV，术者用无损伤钳夹住钩突往右牵拉，使 SMA 位于 SMV 的右侧。根据 SMA 的搏动，离断 SMA 腹侧鞘膜，全程显露 SMA。紧贴 SMA 右侧自足侧向头侧应用超声刀离断钩突系膜，应用血管夹在胰十二指肠下动脉保留端结扎一道，直至腹腔干根部右侧（图16-10）；钩突系膜完全离断后即可切除标本（图16-11）。将标本放置在标本袋内封闭后置于右肝上间隙，待手术结束时取出。

14. **消化道重建**　温生理盐水冲洗创面，检查无出血后，行胰肠吻合、胆肠吻合和胃肠吻合（见第五章）。

15. **游离肝镰状韧带和肝圆韧带**　用超声刀游离镰状韧带和肝圆韧带，将游离的肝圆韧带放置于胰肠吻合口后方。

16. **取出标本**　在脐下纵向切开 4~6cm，连标本袋一起取出标本。标记标本各切缘送病理检查，即胰腺断端、肝总管断端、十二指肠断端、钩突系膜（左界、后界、上界、下界）切缘。

17. **放置腹腔引流管**　用巾钳暂时封闭标本取出口，重新建立气腹。应用热蒸馏水冲洗腹腔和盆腔，仔细检查手术创面，确认无活动性出血、胆瘘后，在胆肠吻合口前方、胰肠吻合口后方分别放置一根腹腔引流管。

18. **缝合切口**，结束手术。操作视频见视频 7~ 视频 9。

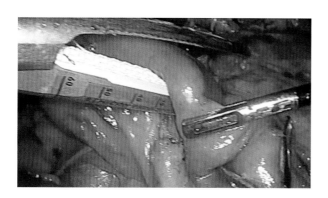

图 16-8　离断空肠

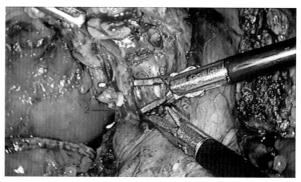

图 16-9　双重结扎胰十二指肠下静脉后，离断远端钩突

1.肠系膜上静脉；2.胰十二指肠后下静脉；3.胰腺钩突。

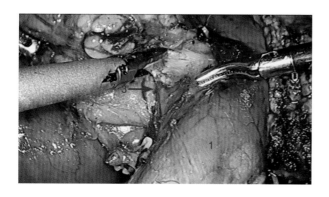

图 16-10　断钩突系膜

1.肠系膜上静脉；2.肠系膜上动脉；3.胰十二指肠下动脉。

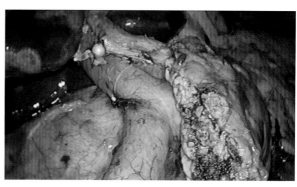

图 16-11　腹腔镜胰十二指肠切除后

视频 7　腹腔镜
胰十二指肠切除
术——I 型洪氏
胰肠吻合术

视频 8　腹腔镜
胰十二指肠切
除术——I 型洪
氏胰肠吻合术

视频 9　腹腔镜
胰十二指肠切除
术——II 型洪氏
胰肠吻合术

参考文献

［1］ GAGNER M,POMP A. Laparoscopic pylorus-preserving pancreatoduodenectomy［J］. Surg Endosc,1994,8（5）:408-410.

［2］ DULUCQ J L,WINTRINGER P,MAHAJNA A. Laparoscopic pancreaticoduodenectomy for benign and malignant diseases［J］. Surg Endosc,2006,20（7）:1045-1050.

［3］ PALANIVELU C,JANI K,SENTHILNATHAN P,et al. Laparoscopic pancreaticoduodenectomy:technique and outcomes［J］. J Am Coll Surg,2007,205（2）:222-230.

［4］ KENDRICK M L,CUSATI D. Total laparoscopic pancreaticoduodenectomy:feasibility and outcome in an early experience［J］. Arch Surg,2010,145（1）:19-23.

［5］ KENDRICK M L,SCLABAS G M. Major venous resection during total laparoscopic pancreaticoduodenectomy［J］. HPB（Oxford）,2011,13（7）:454-458.

［6］ ZUREIKAT A H,BREAUX J A,STEEL J L,et al. Can laparoscopic pancreaticoduodenectomy be safely implemented?　［J］. J Gastrointest Surg,2011,15（7）:1151-1157.

［7］ ASBUN H J,STAUFFER J A. Laparoscopic vs open pancreaticoduodenectomy:overall outcomes and severity of complications using the Accordion Severity Grading System［J］. J Am Coll Surg,2012,215（6）:810-819.

［8］ KIM S C,SONG K B,JUNG Y S,et al. Short-term clinical outcomes for 100 consecutive cases of laparoscopic pylorus-preserving pancreatoduodenectomy:improvement with surgical experience［J］. Surg Endosc,2013,27（1）:95-103.

［9］ MESLEH M G,STAUFFER J A,BOWERS S P,et al. Cost analysis of open and laparoscopic pancreaticoduodenectomy:a single institution comparison［J］. Surg Endosc,2013,27（12）:4518-4523.

［10］ CROOME K P,FARNELL M B,QUE F G,et al. Total laparoscopic pancreaticoduodenectomy for pancreatic ductal adenocarcinoma:oncologic advantages over open approaches?［J］. Ann Surg,2014,260（4）:633-638.

［11］ TRAN T B,DUA M M,WORHUNSKY D J,et al. The first decade of laparoscopic pancreaticoduodenectomy in the United States:Costs and Outcomes Using the Nationwide Inpatient Sample［J］. Surg Endosc,2016,30（5）:1778-1783.

［12］ 洪德飞,刘亚辉,张宇华,等. 腹腔镜胰十二指肠切除术 80 例疗效分析［J］. 中国实用外科杂志,2016,36（8）:885-888+893.

［13］ SPEICHER P J,NUSSBAUM D P,WHITE R R,et al. Defining the learning curve for team-based laparoscopic pancreaticoduodenectomy［J］. Ann Surg Oncol,2014,21（12）:4014-4019.

［14］ 洪德飞,彭淑牖. 腹腔镜肝胆胰脾外科手术进展［J］. 肝胆外科杂志,2007,14（6）:403-405.

［15］ 洪德飞,张宇华,沈国樑,等. 联合血管切除重建的腹腔镜和达芬奇机器人根治性胰十二指肠切除术五例［J］. 中华肝胆外科杂志,2016,22（7）:473-477.

［16］ 洪德飞. 腹腔镜胰十二指肠切除术关键问题［J］. 中国实用外科杂志,2017,37（1）:21-25.

［17］ 洪德飞,刘亚辉,张宇华,等. 腹腔镜胰十二指肠切除术中"洪氏一针法"胰管空肠吻合的临床应用［J］. 中华外科杂志,2017,55（2）:136-140.

［18］ 洪德飞. 胰十二指肠切除术［M］. 北京:人民卫生出版社,2014.

［19］ 洪德飞,刘建华,刘亚辉,等. 一针法胰肠吻合术用于腹腔镜胰十二指肠切除术多中心研究［J］. 中国实用外科杂志,2018,38（7）:792-795.

［20］陈庆民,王英超,刘松阳,等.洪氏胰肠吻合术应用于184例腹腔镜胰十二指肠切除术的疗效评价［J］.中华肝胆外科杂志,2019,25(11):842-845.

［21］SONG K B,KIM S C,LEE W,et al. Laparoscopic pancreaticoduodenectomy for periampullary tumors:Lessons learned for 500 consecutive patients in a single center［J］. Surg Endosc,2019,34(3):1343-1352.

第十七章

联合 PV-SMV 切除重建的腹腔镜胰十二指肠切除术

第一节 概 述

一、适应证

术前影像学检查壶腹部周围肿瘤明确 PV-SMV 受肿瘤侵犯需要切除并能够重建者。

二、禁忌证

1. 患者情况

(1) 全身情况差,不能耐受手术。

(2) 胰腺弥漫性质硬病变。

(3) 有远处广泛转移。

(4) 胰头癌术前影像学检查显示 SMA 或腹腔干已受侵犯。

(5) SMV 远端分支受侵犯,无法重建。

(6) 胆囊癌累及胆总管下端或胰后淋巴结转移,不建议腹腔镜手术。

2. 手术团队缺乏丰富的腹腔镜胰十二指肠切除术和血管重建技术的经验。

三、特殊器械准备

腹腔镜下血管阻断夹 3 个及血管缝线、肝素生理盐水(500ml 生理盐水稀释一支肝素)。

第二节 手 术 步 骤

1. 麻醉方式和患者体位 仰平卧位或分腿位。气管插管全身麻醉。术者(主刀医师和第一助手)站在患者右侧和左侧,扶镜医师根据手术进程,站在患者左侧或右侧。

2. 操作孔位置及腹腔镜探查 先在患者脐下做 10mm 切口(观察孔),建立 12~15mmHg 人工 CO_2 气腹,并插入 10mm 套管,置入 30° 腹腔镜探查,未见腹腔和盆腔转移灶后,在上腹部右锁骨中线、右腋前线、左锁骨中线及左腋前线建立主、辅操作孔各两对。

3. 胆囊减压 胆囊压力明显增高或术前有黄疸未行减黄的患者,腹腔镜穿刺针穿刺抽吸或电钩切开胆囊底部减压,抽吸完胆汁后应用热生理盐水或碘附溶液冲洗胆囊,避免胆汁污染腹腔。

4. 断胃 应用无损伤肠钳或胃钳分别牵开胃结肠韧带,应用超声刀自胃远端 1/3 处向远处离断胃结肠韧带至十二指肠起始部,显露胰腺。游离胃网膜右动、静脉,近端结扎,远端应用超声刀离断。以胃左动脉为界,离断小网膜,结扎胃冠状静脉分支近端后离断。拔除胃管,应用切割闭合器(一般用蓝色或金色钉仓)离断胃远端,断面应用电凝钩止血。

5. 肝脏悬吊 应用荷包线针自腹壁外向内穿刺,应用腹腔镜持针器将荷包线针自腹腔内倒向穿刺出腹壁外,应用 Hem-o-lock 夹固定荷包线和肝静脉韧带,在腹壁外提拉荷包缝线,肝脏脏面自动抬起,结扎荷包缝线。若肝圆韧带肥厚影响操作视野,可紧贴腹壁离断肝圆韧带,将肝圆韧带放置在荷包缝线与肝脏面之间。

6. 循肝动脉清扫 根据肝总动脉搏动,应用超声刀自肝总动脉起始部向肝门方向清扫肝总动脉、肝固有动脉腹侧软组织和淋巴结。游离胃右动脉,近端应用 5mm 血管夹结扎一道后,应用超声刀离断胃右动脉;游离 GDA 后,近端应用 4-0 薇乔线结扎一道,提起结扎线应用 5mm Hem-o-lock 再二道结扎,远端用 Hem-o-lock 双重夹闭后,剪刀或超声刀离断 GDA。应用血管悬吊带(约 5cm 长)悬吊肝总动脉,提拉血管悬吊带继续 360° 清扫肝总动脉周围软组织和淋巴结。注意避免损伤变异的肝右动脉和肝总动脉。

7. 逆行"切除"胆囊,离断肝总管或胆总管 游离胆囊动脉,近端结扎后超声刀离断,逆行切除胆囊(胆囊管不离断)。若胆囊肿大明显影响手术视野,可切除胆囊,将胆囊置于右肝上间隙。

游离肝总管或胆总管,注意避免损伤起源于 SMA 的肝右动脉和肝总动脉,以及变异的肝外胆管。对无阻塞性黄疸或术前有黄疸但已减黄的患者,应用 10mm 或 12mm Hem-o-lock 夹闭肝总管或胆总管后,剪刀离断肝总管或胆总管(胆囊管汇入肝右管时);对于术前有黄疸又无减黄者,胆管近端开放,吸干胆汁后碘附或生理盐水冲洗干净,干纱条覆盖胆管开口。电凝钩电凝止血胆管离断面出血点。肝总管或胆总管切缘送快速病理切片检查。

8. 肝十二指肠韧带骨骼化清扫 提拉肝动脉血管牵拉带和肝总管远端,自肝门板自上而下 360° 清扫门静脉周围相应的淋巴结和软组织,直至清晰显露胰颈上门静脉,对粗大的门静脉分支近端应用 5mm 血管夹双重结扎后,远端应用超声刀慢挡离断。

9. 游离胰颈下缘 SMV 根据胰颈上缘门静脉的定位,应用超声刀打开胰颈下缘后腹膜,分离 SMV 腹侧,用吸引器头或肠钳钝性分离胰颈后 SMV,即建立胰后隧道。对有慢性胰腺炎或胰颈后 SMV 腹侧不宜分离者,不必游离胰后隧道,可用电钩边断胰颈边显露 SMV。离断胰颈后即可显露胃结肠干,根据胃结肠干分支形态,近端应用 5mm Hem-o-lock 双道结扎胃结肠干或其胃支近端,远端应用超声刀慢挡离断。离断十二指肠结肠韧带。

10. 断胰颈 对于术前 CT 或 MRI 提示胰管细小者,应用超声刀离断至胰管大致位置时,应用超声刀夹碎胰腺组织,显露出胰管后,应用剪刀离断胰管;对于术前 CT 或 MRI 提示胰管明显扩张者,可一直应用超声刀离断胰腺。胰腺断面出血点应用电凝钩止血;胰腺质地硬者,可用电钩边离断胰颈边游离 SMV。对胰头癌患者,切取胰腺断面组织送快速病理切片检查。

11. Kocher 切口 患者体位转为头高右侧抬高 30°。游离右半结肠后将右半结肠推向盆腔。应用超声刀打开 Kocher 切口,沿右肾前筋膜、胰头后方路径向左侧游离至腹主动脉左侧缘。显露下腔静脉、左肾静脉及 SMA 根部,对胰头癌患者,清扫第 $16a_2$、$16b_1$ 组淋巴结送快速病理切片检查。充分游离十二指肠水平部、升部,将近端空肠从肠系膜血管后方拉至右侧,应用超声刀离断近端空肠系膜和屈氏韧带;若近端空肠无法轻易从肠系膜血管后方拉至右侧,应考虑空肠近端是否有粘连。将患者体位转到平卧位,提起横结肠,找到屈氏韧带,充分游离近端空肠后,再将近端空肠从肠系膜血管后方拉至右侧。

12. 离断近端空肠 距屈氏韧带约 12cm 处应用直线切割闭合器(白色钉仓)离断近端空肠,断面出血点以电凝钩止血。用超声刀紧贴小肠继续离断小肠系膜至胰腺钩突部下缘,充分显露 SMV。

13. 钩突切除

(1) SMV 远端游离:自足侧向头侧游离 SMV,近端 5mm Hem-o-lock 双重结扎胰十二指肠下静脉或第一支空肠静脉后,超声刀慢挡离断远端。在胰头肿块的远端、疏松的 SMV 处游离 SMV,并应用血管带悬吊(图 17-1)。

(2) 脾静脉游离或离断:游离脾静脉起始部,应用血管带悬吊(图 17-2)。若 SMV 和脾静脉汇合部受肿瘤侵犯,可应用切割闭合器(白色钉仓)离断脾静脉起始部。脾静脉不需要重建。

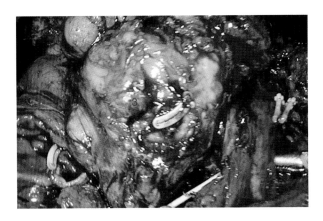

图 17-1　游离足侧 SMV
1. 肠系膜上静脉；2. 胰头肿瘤侵犯 PV-SMV；3. 胰头肿瘤。

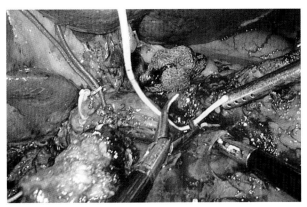

图 17-2　游离脾静脉
1. 脾静脉；2. 肝总动脉；3.PV-SMV。

（3）PV 游离和悬吊：自头侧向足侧游离 PV 直至胰头肿块处，胰十二指肠上后静脉（Belcher 静脉）、冠状静脉近端需用 5mm Hem-o-lock 夹双重结扎离断。最后只剩下胰头肿块与 PV 和 SMV 粘连或可疑侵犯处（图 17-3）。应用血管带悬吊门静脉。

（4）SMA 游离：利用腹腔镜的放大作用，根据 SMA 的搏动，应用超声刀离断 SMA 腹侧鞘膜，游离 SMA 并用血管带悬吊（图 17-4）。

（5）SMA 优先钩突系膜离断：将 SMV、SMA 血管悬吊带分别往左、右侧牵拉，紧贴 SMA 右侧自足侧向头侧应用超声刀离断钩突系膜，直至腹腔干、SMA 根部右侧（图 17-5、图 17-6）。胰十二指肠下动脉应用近端血管夹结扎后离断。腹腔干根部、SMA 根部往往有致密神经丛需要离断。

（6）标本切除：应用腹腔镜血管夹分别阻断 PV、SMV、SV 后，应用剪刀连同侵犯的 PV-SMV 一起切除标本（图 17-7、图 17-8）。

14. PV-SMV 切除重建　选择血管重建的方式主要取决于肿瘤是否侵犯血管、程度及要达到 R_0 切除。

（1）直接修补、血管补片或人工血管补片。以修补后无狭窄为标准。

方法：若 PV 或 SMV 受肿瘤侵犯 <1/4 周径时，可直接修补，可用 5-0 Prolene 线连续或间断缝合修复缺损（图 17-9）；若缺口较大，可用静脉壁补片、肝圆韧带或人工血管补片加以修补，在腹腔镜下用静脉壁补片或人工血管补片加以修补比较困难，不如选择 PV-SMV 节段切除重建。

（2）节段切除和端端吻合术：当 PV 或 SMV 侵犯超过 1/4 周径，切除长度 <3cm，可直接行端端吻合；切除长度 ≥3cm 时，可间置再通的肝圆韧带、人工血管或保存的冷冻人体血管。重建后唯一标准：重建后无张力、无狭窄。

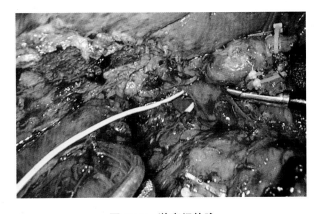

图 17-3　游离门静脉
1. 门静脉；2. 胰头肿瘤侵犯门静脉；3. 胰头肿瘤。

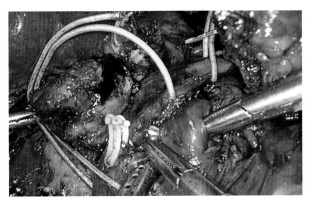

图 17-4　游离 SMA
1. 肠系膜上动脉；2. 脾静脉；3. 肠系膜上静脉；4. 胰头肿瘤。

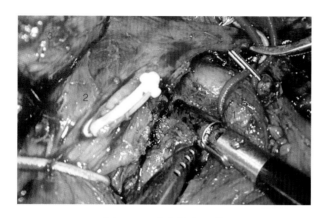

图 17-5 离断钩突系膜
1.肠系膜上动脉;2.肠系膜上静脉;3.胰头肿瘤;4.钩突系膜。

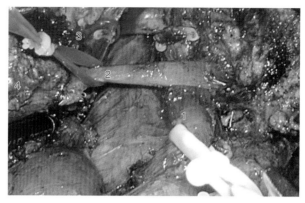

图 17-6 SMA 优先钩突切除
1.肠系膜上动脉;2.脾静脉;3.门静脉;4.胰头肿瘤。

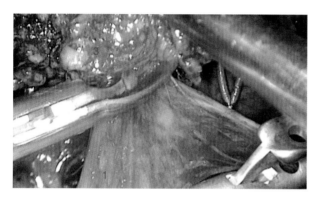

图 17-7 应用剪刀连同 PV-SMV 侧壁一起切除肿瘤
1.肠系膜上静脉;2.脾静脉;3.胰头肿瘤。

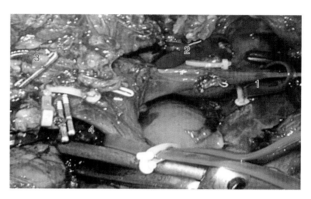

图 17-8 应用剪刀连同 PV-SMV 节段一起切除肿瘤
1.脾静脉;2.门静脉;3.胰头肿瘤;4.肠系膜上静脉。

由于腹腔镜的气腹压作用,腹腔镜下血管重建的血管张力远远高于开腹手术,因此术前应精确测定切除血管的长度,在离断脾静脉根部的情况下,血管张力仍然偏高时,应该间置血管,避免重建血管张力过高而撕裂。

一般采用 5-0 Prolene 线连续外翻吻合,由外内-内外方向进针(图 17-10)。缝合后预留扩展环(growth factor),避免狭窄环,注射肝素生理盐水,使阻断血管内充盈。血管重建完成后开放血供,优先解除远心端阻断钳,使吻合口充分膨胀后再解除近心端阻断钳后打结(图 17-11)。

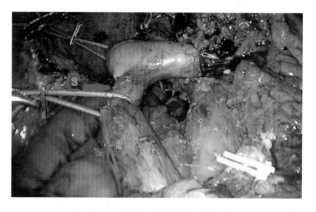

图 17-9 SMV 侧壁切除,修补重建
1.肠系膜上动脉;2.肠系膜上静脉;3.肠系膜上静脉修补处。

SMV-PV 阻断时间最好控制在 60 分钟内,一般在 30 分钟内完成。肉眼标准:肠道无明显水肿;若阻断后很快水肿,则严格控制阻断时间。

血管吻合注意点:①大小匹配;②保护血管内膜;③吻合后形态自然、无张力、无扭曲。为了预防因门静脉系统阻断引起肠道淤血,可在阻断 PV 或 SMV 前预先用血管阻断夹阻断 SMA 根部。

15. 清扫腹主动脉和下腔静脉之间的淋巴结和软组织(图 17-12)。

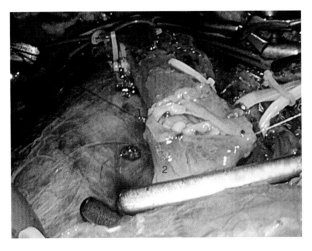

图 17-10　SMV 端端吻合,后壁连续缝合完成
1. 门静脉;2. 肠系膜上静脉。

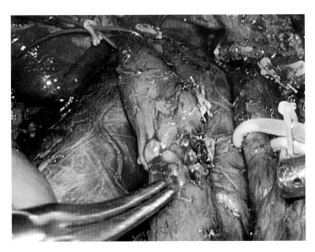

图 17-11　SMV 端端吻合完成
1. 血管吻合口。

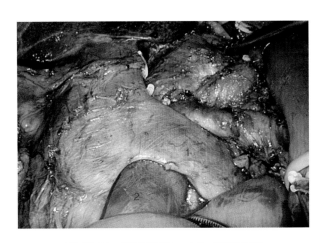

图 17-12　清扫第 16a₂、16b₁ 组淋巴结
1. 左肾静脉;2. 腹部动脉。

视频 10　联合 SMV
切除重建的腹腔镜
胰十二指肠切除术

16. 消化道重建　温生理盐水冲洗创面,检查无出血后,行胰肠吻合、胆肠吻合和胃肠吻合(见第五章)。

17. 游离肝镰状韧带和肝圆韧带　用超声刀游离镰状韧带和肝圆韧带,将游离的肝圆韧带放置在胰肠吻合口后方。

18. 取出标本　在脐下纵向或耻骨联合上弧形切开 4~6cm,连标本袋一起取出标本。标记标本各切缘送病理检查:胰腺断端、肝总管断端、十二指肠断端、钩突系膜(左界、后界、上界、下界)切缘。

19. 腹腔引流管放置　应用巾钳夹闭标本取出切口,重新建立气腹。10 000ml 热蒸馏水灌洗腹腔和盆腔后,在胆肠吻合口前方、胰肠吻合口后方分别放置一根腹腔引流管。

20. 缝合切口,结束手术。操作视频见视频 10。

参考文献

［1］ KENDRICK M L,SCLABAS G M. Major venous resection during total laparoscopic pancreaticoduodenectomy［J］. HPB (Oxford),2011,13(7):454-458.

［2］ ASBUN H J,STAUFFER J A. Laparoscopic vs open pancreaticoduodenectomy:overall outcomes and severity of complications using the Accordion Severity Grading System［J］. J Am Coll Surg,2012,215(6):810-819.

［3］ KIM S C,SONG K B,JUNG Y S,et al. Short-term clinical outcomes for 100 consecutive cases of laparoscopic pylorus-preserving pancreatoduodenectomy:improvement with surgical experience［J］. Surg Endosc,2013,27(1):95-103.

［4］ CROOME K P,FARNELL M B,QUE F G,et al. Total laparoscopic pancreaticoduodenectomy for pancreatic ductal adenocarcinoma:oncologic advantages over open approaches?［J］. Ann Surg,2014,260(4):633-638.

［5］ CROOME K P,FARNELL M B,QUE F G,et al. Pancreaticoduodenectomy with major vascular resection:a comparison of laparoscopic versus open approaches［J］. J Gastrointest Surg,2015,19(1):189-194.

［6］ TSENG J F,RAUT C P,LEE J E,et al. Pancreaticoduodenectomy with vascular resection:margin status and survival duration ［J］. J Gastrointest Surg,2004,8(8):935-949.

［7］ MENON V G,PURI V C,ANNAMALAI A A,et al. Outcome of vascular resection in pancreaticoudenectomy:single-surgeon experience［J］. Am Surg,2013,79(10):1064-1067.

［8］ 洪德飞,刘亚辉,张宇华,等. 腹腔镜胰十二指肠切除术 80 例疗效分析[J]. 中国实用外科杂志,2016,36(8):885-888+893.

［9］ 洪德飞,张宇华,沈国樑,等. 联合血管切除重建的腹腔镜和达芬奇机器人根治性胰十二指肠切除术五例[J]. 中华肝胆外科杂志,2016,22(7):473-477.

［10］洪德飞,刘亚辉,张宇华,等. 腹腔镜胰十二指肠切除术中"洪氏一针法"胰管空肠吻合的临床应用[J]. 中华外科杂志,2017,55(2):136-140.

［11］洪德飞,刘建华,刘亚辉,等. 一针法胰肠吻合术用于腹腔镜胰十二指肠切除术多中心研究[J]. 中国实用外科杂志,2018,38(7):792-795.

［12］洪德飞. 学习曲线期安全开展腹腔镜胰十二指肠切除术经验[J]. 中国实用外科杂志,2018,38(7):820-823.

［13］陈庆民,王英超,刘松阳,等. 洪氏胰肠吻合术应用于 184 例腹腔镜胰十二指肠切除术的疗效评价[J]. 中华肝胆外科杂志,2019,25(11):842-845.

［14］KUESTER S,CHIKHLADZE S,MAKOWIEC F,et al. Oncologic outcome of laparoscopically assisted pancreatoduodenetomy for duct adenocarcinoma in a retrospective cohort study［J］. Int J Surg,2018,55:162-166.

［15］STAUFFER J A,COPPOLA A,VILLACCRESES D,et al. Laparoscopic versus open pancreaticoduodenectomy for pancreatic adenocarcinoma:long-term result,a single institution ［J］. Surg Endosc,2017,31(5):2233-2241.

［16］NICKEL F,HANEY C M,KOWALEWSKI K F,et al. Laparoscopic versus open pancreaticoduodenectomy. A systematic review and meta-analysis of randomized controlled trial［J］. Ann Surg,2020,271(1):54-66.

第十八章

腹腔镜保留胃幽门的胰十二指肠切除术

1978 年由 Traverso 和 Longmire 首先报告 2 例保留幽门的胰十二指肠切除术（pylorus-preserving pancreaticoduodenectomy，PPPD），1 例为慢性胰腺炎合并胰头部囊肿，另 1 例为十二指肠水平部肿瘤，术后恢复良好。由于该术式保留了全胃和部分十二指肠，有利于储存食物和促进消化，保留幽门有益于预防倾倒综合征和胆汁反流性胃炎，因此有助于提高患者的生活质量。与经典 PD 比较，PPPD 令人关注的焦点问题是术后吻合口溃疡及胃排空延迟的发生率是否显著上升，以及恶性肿瘤的根治程度和远期生存率是否受影响。随着 LPD 的普及，腹腔镜保留幽门的胰十二指肠切除术（laparoscopic pylorus-preserving pancreaticoduodenectomy，LPPPD）也逐步得到发展。Han 等回顾性比较了韩国延世大学 104 例 LPPPD 和 113 例 OPPPD 的临床疗效，胰肠吻合术均采用胰管对空肠黏膜吻合术，两组比较，腹腔镜组出血量显著少于开腹组，其他临床指标差异均无统计学意义（表 18-1）。

表 18-1 LPPPD 与 OPPPD 的疗效比较

	n	出血量 /ml	手术时间 /min	R_0 切除率	并发症发生率	POPF	30 天病死率
LPPPD	104	244.7	451.3	99.1%	35.6%	13.5%	1.0%
OPPPD	113	548.1	472.8	96.2%	39.8%	18.8%	0%
P		<0.001	>0.05	>0.05	>0.05	>0.05	>0.05

注：LPPPD. 腹腔镜保留幽门的胰十二指肠切除术；OPPPD. 开腹保留幽门的胰十二指肠切除术；POPF. 术后胰瘘。

第一节 概 述

一、适应证

1. 原发性壶腹部周围恶性肿瘤，如壶腹癌、胆总管下端癌、早期十二指肠癌、十二指肠乳头癌、T_1 及 T_2 期胰头癌，并明确第 5、6 组淋巴结未转移。

2. 继发性壶腹部周围恶性肿瘤。胰头或周围淋巴结继发于邻近或远处脏器恶性肿瘤的侵犯或转移，如恶性黑色素瘤、肾癌转移等。

3. 有手术切除指征的壶腹部周围良性或低度恶性肿瘤，如胰岛细胞瘤、神经内分泌肿瘤、IPMN、黏液性或浆液性囊腺瘤、实性假乳头状瘤等。

4. 肿块性慢性胰腺炎反复有症状发作或不能排除癌变。

二、禁忌证

1. 患者情况

（1）全身情况差，不能耐受手术。

（2）胰腺弥漫性质硬病变。

（3）恶性肿瘤有远处广泛转移。

（4）进展期十二指肠癌、胰头癌侵犯胃幽门或十二指肠球部，或胃周淋巴结有转移者。壶腹周围癌必须廓清第 5、6 组淋巴结，并于术中行快速病理切片检查，若为阳性，应行胰十二指肠切除术。

（5）胆囊癌累及胆管下端或伴胰后淋巴结转移者，不建议腹腔镜手术。

2. 术者缺乏腹腔镜胰十二指肠切除术经验。

三、技术关键

1. 保存胃窦和幽门括约肌的神经支配并且保持十二指肠第一段的血供。保留幽门动脉，最好保留胃右动脉及伴行的神经纤维。对于良性病变，保留胃右动脉；对于恶性病变，应清扫胃右动脉周围淋巴结，尽可能保留胃右动脉。

2. 对于恶性病变，清扫第 5、6 组淋巴结，术中行快速病理切片检查，若为阳性，应行经典胰十二指肠切除术。

3. 离幽门 3~4cm 处离断十二指肠。离断胃右动脉者，行十二指肠空肠吻合时，应观察十二指肠血供。若有十二指肠缺血，应切除缺血肠段或转为经典 PD。

第二节　手术步骤

1. 麻醉方式和患者体位　仰平卧位或分腿位。气管插管全身麻醉。术者（主刀医师和第一助手）站在患者右侧和左侧，扶镜医师根据手术进程，站在患者左侧或右侧。

2. 操作孔位置及腹腔镜探查　先在患者脐下做 10mm 切口（观察孔），建立 12~15mmHg 人工 CO_2 气腹，并插入 10mm 套管。置入 30° 腹腔镜探查，未见肝、腹腔和盆腔转移灶后，在上腹部右锁骨中线、右腋前线、左锁骨中线及左腋前线建立主、辅操作孔各两对。

3. 胆囊减压　胆囊压力明显增高或术前有黄疸未行减黄的患者，腹腔镜穿刺针抽取胆汁进行细菌培养后，应用电钩切开胆囊底部减压，抽吸完胆汁后应用热生理盐水或碘附溶液冲洗胆囊，避免胆汁污染腹腔。

4. 肝脏悬吊　超声刀离断小网膜。应用荷包线针自腹壁外向内穿刺，应用腹腔镜持针器将荷包线针自腹腔内倒向穿刺出腹壁外，应用 Hem-o-lock 夹固定荷包线和肝静脉韧带。在腹壁外提拉荷包缝线，肝脏脏面自动抬起，结扎荷包缝线。若肝圆韧带肥厚影响操作视野，可紧贴腹壁离断肝圆韧带，将肝圆韧带放置在荷包缝线与肝脏面之间。

5. 胃窦部游离　应用无损伤肠钳或胃钳分别牵开胃结肠韧带，应用超声刀自胃窦部向远处离断胃结肠韧带至十二指肠起始部，显露胰腺。游离胃网膜右动、静脉，近端结扎，远端应用超声刀离断。以胃左动脉为界，离断小网膜，结扎胃冠状静脉分支近端后离断。

6. 循肝动脉清扫　根据肝总动脉搏动，游离肝总动脉，应用血管带悬吊。应用超声刀自肝总动脉起始部向肝门方向清扫肝总动脉、肝固有动脉周围软组织和淋巴结。游离胃右动脉予以保护，对于恶性肿瘤患者，需清扫胃右动脉伴行淋巴结，并送快速病理切片检查（若阳性，则实施 LPD）；游离 GDA 后，近端应用 4-0 薇乔线结扎 1 道，提起结扎线，在结扎线两侧应用 5mm Hem-o-lock 各加扎一道，远端应用 Hem-o-lock 双重夹闭后，离断 GDA。注意避免损伤变异的肝右动脉和肝总动脉。

7. 断十二指肠　提起十二指肠加以游离，离幽门 4cm 处应用直线切割闭合器（白色钉仓）离断十二指肠（图 18-1）。

8. 肝十二指肠韧带骨骼化清扫　游离胆囊动脉，近端结扎后超声刀离断。逆行切除胆囊，将胆囊放在标本袋内置于右肝上间隙。游离肝总管，注意避免损伤起源于 SMA 的肝右动脉和肝总动脉，以及变异的肝外胆管。对术前无阻塞性黄疸或有黄疸但已减黄的患者，应用血管阻断钳或大号血管夹夹闭肝总管，远端应用血管夹夹闭。剪刀离断肝总管或胆总管（胆囊管汇入肝右管时）。对胆管断面出血点，应用电凝钩电凝止血。将肝总管或胆总管切缘送快速病理切片检查。

提拉肝动脉血管牵拉带和肝总管远端，自肝门板自上而下 360° 清扫门静脉周围的淋巴结和软组织，直至清晰显露胰颈上门静脉，对粗大的门静脉分支近端应用 5mm 血管夹双重结扎后，远端应用超声刀慢挡离断。

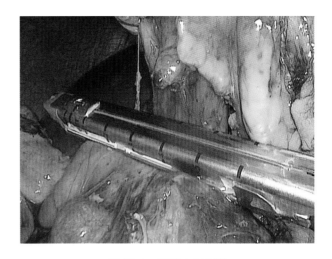

图 18-1　离断十二指肠

9. 游离 SMV　根据胰颈上缘门静脉的定位，应用超声刀打开胰颈下缘后腹膜，用吸引器头或肠钳钝性分离胰颈后 SMV，即建立胰后隧道（图 18-2）。对有慢性胰腺炎或胰颈后 SMV 不宜分离者，不必游离胰后隧道，可边断胰颈边显露 SMV。

10. 断胰颈　对于术前 CT 或 MRI 提示胰管细小者，超声刀离断至胰管大致位置时，应用超声刀夹碎胰腺组织，显露出胰管后，应用剪刀离断胰管；对于术前 CT 或 MRI 提示胰管明显扩大者，可一直应用超声刀离断胰腺；对于胰腺质地硬者，可用电钩离断胰腺。胰腺断面出血点应用电凝钩止血（图 18-3）。游离胃结肠干（Henle 干）或其胃分支，近端 5mm Hem-o-lock 双道结扎胃结肠干或其胃支，远端应用超声刀离断。离断肝结肠韧带和结肠右曲，将右半结肠推向下腹部。

11. Kocher 切口　将患者体位转为头高右侧抬高 30°。应用超声刀打开 Kocher 切口，向左侧游离至腹主动脉左侧缘。显露下腔静脉、左肾静脉及 SMA 根部。

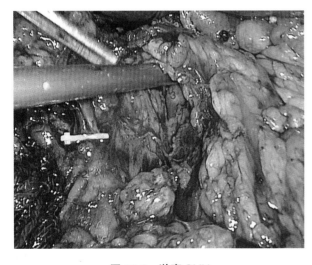

图 18-2　游离 SMV

1.胃网膜右静脉；2.右结肠静脉；3.肠系膜上静脉。

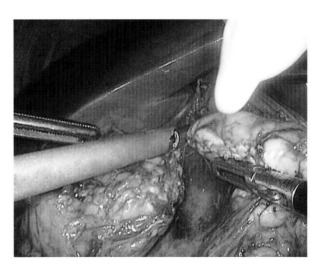

图 18-3　断胰

12. 离断近端空肠　充分游离十二指肠水平部、升部,直至显露 SMV。将近端空肠从肠系膜血管后方拉至右侧,用超声刀紧贴小肠离断空肠系膜和屈氏韧带。若近端空肠无法轻易从肠系膜血管后方拉至右侧,应考虑空肠近端是否有粘连,将患者体位转到平卧位,提起横结肠,找到屈氏韧带,充分游离近端空肠后,再将近端空肠从肠系膜血管后方拉至右侧。应用直线切割闭合器(白色钉仓)离断近端空肠,断面出血点应用电凝钩止血。

13. 断钩突　自足侧向头侧游离 SMV-PV,胰十二指肠下静脉或第一支空肠静脉、胰十二指肠上后静脉(Belcher 静脉)、冠状静脉近端以 5mm Hem-o-lock 双重结扎后,超声刀慢挡离断远端。应用吸引器头或无损伤钳将 SMV 推向左侧。术者用无损伤钳抓住胰腺钩突,往右侧牵拉,使 SMA 位于 SMV 的右侧,根据 SMA 的搏动,应用超声刀打开 SMA 腹侧鞘膜,显露 SMA 腹侧。紧贴 SMA 右侧自足侧向头侧应用超声刀离断钩突系膜,直至腹腔干根部,IPDA 保留端可应用 5mm Hem-o-lock 结扎一道(图 18-4)。钩突系膜完全离断后标本即可切除。将标本放置在标本袋内封闭后置于右肝上间隙,待手术结束时取出。

14. 消化道重建　温生理盐水冲洗创面,检查无出血后,准备胰肠吻合、胆肠吻合和十二指肠空肠吻合。

(1) 胰肠吻合(见第五章)。

(2) 胆肠吻合(见第五章)。

(3) 十二指肠空肠吻合术:提起空肠,距胆肠吻合口 50~60cm 处的空肠与十二指肠行端侧吻合术。超声刀切除闭合十二指肠的钉仓,打开十二指肠,切开空肠,应用 4-0 倒刺线连续缝合完成十二指肠与空肠端侧吻合(图 18-5)。吻合完后唇时,需放置鼻肠营养管者放完营养管后,再缝合前唇。

15. 游离肝镰状韧带和肝圆韧带　用超声刀游离镰状韧带和肝圆韧带,将游离的肝圆韧带放置于胰肠吻合口后方,隔开胰肠吻合口与门静脉、胃十二指肠动脉残端。应用热蒸馏水冲洗腹腔和盆腔,检查手术创面无活动性出血、胆瘘。

16. 取出标本　在脐下纵向或耻骨联合上弧形切开 4~6cm,连标本袋一起取出标本。标记标本各切缘送病理检查,即胰腺断端、肝总管断端、十二指肠断端、钩突系膜(左界、后界、上界、下界)切缘。

17. 腹腔引流管放置　应用巾钳夹闭标本取出口,重新建立气腹。在胆肠吻合口前方放置双套负压冲洗引流管一根,在胰肠吻合口后方放置腹腔引流管一根。

18. 缝合切口,结束手术。

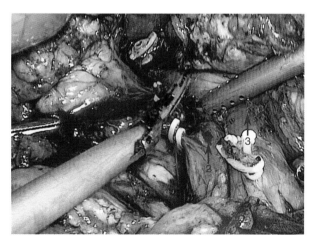

图 18-4　从 SMA 右侧离断钩突系膜
1. 胰十二指肠下动脉;2. 肠系膜上动脉;3. 肠系膜上静脉。

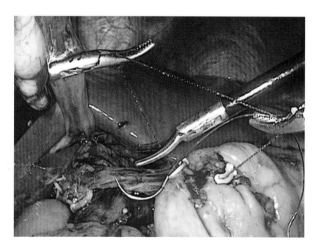

图 18-5　十二指肠空肠吻合

参考文献

［1］ TRAVERSO L W,LONGMIRE W P Jr. Preservation of the pylorus in pancreaticoduodenectomy［J］. Surg Gynecol Obstet, 1978,146(6):959-962.

［2］ VAN BERGE HENEGOUWEN M I,VAN GULIK T M,ALLEMA J H,et al. Delayed gastric emptying after standard pancreaticoduodenectomy versus pylorus-preserving pancreaticoduodenectomy:an analysis of 200 consecutive patients［J］. J Am Coll Surg,1997,185(4):373-379.

［3］ SEILER C A,WAGNER M,SADOWSKI C,et al. Randomized prospective trial of pylorus-preserving vs Classic duodenopancreatectomy(Whipple procedure):initial clinical results［J］. J Gastrointest Surg,2000,4(5):443-452.

［4］ TRAN K T,SMEENK H G,VAN EIJCK C H,et al. Pylorus preserving pancreaticoduodenectomy versus standard Whipple procedure:a prospective,randomized,multicenter analysis of 170 patients with pancreatic and periampullary tumors［J］. Ann Surg,2004,240(5):738-745.

［5］ LIN P W,SHAN Y S,LIN Y J,et al. Pancreaticoduodenectomy for pancreatic head cancer:PPPD versus Whipple procedure［J］. Hepatogastroenterology,2005,52(65):1601-1604.

［6］ 洪德飞,彭淑牖. 腹腔镜肝胆胰脾外科手术操作与技巧［M］. 北京:人民卫生出版社,2008:134-138.

［7］ KENDRICK M L,CUSATI D. Total laparoscopic pancreaticoduodenectomy:feasibility and outcome in an early experience［J］. Arch Surg,2010,145(1):19-23.

［8］ STAUDACHER C,ORSENIGO E,BACCARI P,et al. Laparoscopic assisted duodenopancreatectomy［J］. Surg Endosc, 2005,19(3):352-356.

［9］ CHO A,YAMAMOTO H,NAGATA M,et al. A totally laparoscopic pylorus-preserving pancreaticoduodenectomy and reconstruction［J］. Surg Today,2009,39(4):359-362.

［10］ 洪德飞,刘亚辉,张宇华,等. 腹腔镜胰十二指肠切除术 80 例疗效分析［J］. 中国实用外科杂志,2016,36(8):885-888+893.

［11］ 洪德飞,张宇华,卢毅,等. 腹腔镜保留十二指肠胰头切除术 4 例报告［J］. 中国实用外科杂志,2016,36(10):1081-1083.

［12］ 洪德飞,刘亚辉,张宇华,等. 腹腔镜胰十二指肠切除术中"洪氏一针法"胰管空肠吻合的临床应用［J］. 中华外科杂志,2017,55(2):136-140.

［13］ 洪德飞,刘建华,刘亚辉,等. 一针法胰肠吻合术用于腹腔镜胰十二指肠切除术多中心研究［J］. 中国实用外科杂志,2018,38(7):792-795.

［14］ 陈庆民,王英超,刘松阳,等. 洪氏胰肠吻合术应用于 184 例腹腔镜胰十二指肠切除术的疗效评价［J］. 中华肝胆外科杂志,2019,25(11):842-845.

腹腔镜保留十二指肠的胰头切除术

第一节 概 述

随着现代影像学技术、内镜技术的快速发展，以及对胰头部良、恶性肿瘤分子生物学特性的研究，保留十二指肠的胰头切除术（duodenum preserving pancreatic head resection，DPPHR）已经成为治疗胰头部慢性炎症、良性、交界性，甚至低度恶性肿瘤的重要术式。近几年，随着腹腔镜胰十二指肠切除术的快速发展与成熟，腹腔镜保留十二指肠的胰头切除术（laparoscopic duodenum preserving pancreatic head resection，LDPPHR）也逐渐得到发展，笔者也在国内外领先报告了该术式。对于熟练掌握 LPD 和 DPPHR 技术的胰腺外科医师，可以选择合适病例开展 LDPPHR（表 19-1），从而提高患者的远期生活质量。

一、适应证

1. 慢性胰腺炎由于组织粘连，多数选择开腹手术。
（1）病变主要局限于胰头或钩突部，有顽固性疼痛。
（2）胰腺段受压或狭窄，或十二指肠狭窄，或伴区域性门静脉高压症等。
（3）胰头或钩突部结石，或频发胰腺炎。
2. 有手术切除指征的胰头部良性肿瘤或囊实性肿瘤，与主胰管关系密切，无法局部剜除者。与主胰管没有关系且距离主胰管 2mm 以上的胰头部良性肿瘤或囊肿建议行局部剜除术。
3. 交界性或低度恶性肿瘤，未侵及十二指肠，包膜完整。

二、禁忌证

1. 全身情况差，不能耐受手术。
2. 术者缺乏保留十二指肠胰头切除术和腹腔镜胰十二指肠切除术的经验。
3. 胰腺弥漫性质硬病变或弥漫性结石。
4. 明确的壶腹周围癌。

表 19-1 腹腔镜保留十二指肠的胰头切除术的适应证

保留十二指肠次全和全胰头切除术适应证	
胰头次全切除术适应证	
慢性胰腺炎合并	
胰头炎性肿块	
胆总管狭窄	
主胰管多处狭窄与扩张	
乳头周围十二指肠严重狭窄引起胃出口梗阻	
门静脉/肠系膜上静脉受压/狭窄	
胰腺分裂引起慢性胰腺炎和复发性急性胰腺炎	
腺瘤、交界性肿瘤和囊性原位癌行保留十二指肠胰头全切除术适应证	
位于胰头的单中心囊性肿瘤	
所有有症状囊肿或疑有癌变者	
无症状囊肿	
胰腺导管内乳头状黏液肿瘤	主胰管型或混合型
	分支型:病变 >3cm 或囊壁内有结节
黏液性囊肿	所有
浆液性囊腺瘤	进行性生长,或 >4cm(仍有争议)
实性假乳头状肿瘤	所有
内分泌囊性病变	所有

第二节　技术基础与解剖基础

对胰头部良性或低度恶性肿瘤实施 DPPHR,在保留十二指肠、胰内段胆总管完整性和血供的基础上,为避免肿瘤切缘阳性,降低胰瘘发生率,要求尽可能切除胰头部胰腺组织。因此,熟悉胰头十二指肠区域的解剖、术前胰头部病变的定性诊断、娴熟的腹腔镜胰腺外科手术技术是确保手术成功的关键。

由于腹腔镜手术缺乏触觉探查,术中也不易实施多次多处活检,因此对胰头部囊实性病变实施 LDPPHR,因此术前准确诊断非常重要。术前结合病史、体检、血清肿瘤标志物、胰腺增强 CT、MRI 和超声内镜,基本可以确定胰头部囊实性病变的性质。对有手术切除指征的浆液性囊腺瘤、无癌变迹象的黏液性囊腺瘤或实性假乳头状瘤、神经内分泌肿瘤和分支型 IPMN,可直接行 LDPPHR;对黏液性或实性假乳头状瘤疑癌变、神经内分泌肿瘤术中病理学检查为 G3 或癌变、IPMN 主胰管型、分支型 IPMN 病理学提示癌变或肿瘤向外侵犯者,可行 LPD 或 LPPPD。对前有恶变迹象的,如黄疸、突发糖尿病、囊内乳头超过 5mm、主胰管≥10mm、CEA 或 CA19-9 升高,建议行 LPD 或 LPPPD。

成功实施 LDPPHR 的关键是,在确保完整切除胰头部肿瘤的前提下,避免损伤十二指肠和十二指肠乳头血供而引起十二指肠缺血坏死。处理胰头部残余胰腺组织是关键,切除过多容易损伤十二指肠血供,切除过少会发生术后胰瘘。因此,掌握胰头和十二指肠区解剖以及术前影像学检查明确该区域血供非常重要,尤其要明确是否有动脉血供的解剖变异。切除胰头时应注意:①十二指肠与胰头部有共同的血液供应和回流,主要血管包括起源于 GDA 的胰十二指肠上动脉前支、后支,SMA 分出的胰十二指肠下动脉前支、后支及其互相形成的血管弓。术中尽可能保留完整的胰十二指肠前后弓,至少保留后动脉后弓,结扎胰头分支。②尽可能保留胰头后方十二指肠系膜的完整性。③胰十二指肠上后动脉是胆总管胰腺内段、乳头的主要供血动脉。沿胰腺端胆总管腹侧壁切除胰腺组织,保留胆管背侧的少量胰腺组织,避免损伤胰十二指肠上后动脉，不建议 360° 游离胰腺段胆总管，以避免缺血后狭窄、坏死。笔者的经验是借助腹腔镜的放大作用和视角特点，可以很好地观察动脉前、后弓及胰十二指肠上、下动脉的主要分支，并加以保护，也可以借助吲哚菁绿荧光显影技术显露血管和胆总管。离断胰颈后，胰头向右上方牵拉，使胰头组织从钩突开始与十二指肠系膜分开，然后从胆总管下端腹侧开始自上而下切除胰头直至显露 Vater 壶腹，注意保护边缘动脉。术中吲哚菁绿荧光导航技术有助于保护胰十二指肠前后动脉弓主要血管和胰内段胆总管，避免损伤。

第三节　手 术 步 骤

1. 麻醉方式和患者体位　仰平卧位或分腿位。气管插管全身麻醉。术者（主刀医师和第一助手）站在患者右侧和左侧，扶镜医师根据手术进程，站在患者左侧或右侧。

2. 操作孔位置及腹腔镜探查　先在患者脐下做 10mm 切口（观察孔），建立 12~15mmHg 人工 CO_2 气腹，并插入 10mm 套管，置入 30° 腹腔镜探查，未见腹腔和盆腔转移灶后，在上腹部右锁骨中线、右腋前线、左锁骨中线及左腋前线建立主、辅操作孔各两对。

3. Kocher 切口　一般不需要游离或适度游离十二指肠即可。

4. 游离十二指肠和胃窦　超声刀打开胃结肠韧带，显露胰腺。应用 8 号导胃管提拉胃，沿胰腺上缘解剖显露肝总动脉、肝固有动脉和 GDA，悬吊 GDA，解剖其向胰头部发出的分支血管，并结扎离断（图 19-1）。注意保护 GDA 主干及胰十二指肠上动脉。

5. 游离 SMV　应用超声刀离断右侧胃结肠韧带、横结肠系膜前叶，游离结肠肝曲，显露十二指肠第二、三段及胰腺钩突。可沿中结肠静脉直至显露 SMV 并向上分离直至胰颈。结扎离断胃结肠干，使胰颈部与 PV-SMV 完全脱开，建立胰后隧道。

6. 离断胰颈　对于术前 CT 或 MRI 提示胰管细小者，应用超声刀离断至胰管大致位置时，应用超声刀夹碎胰腺组织，显露出胰管后，应用剪刀离断胰管；对于术前 CT 或 MRI 提示胰管明显扩大者，可应用超声刀离断胰腺（图 19-2）。对胰腺断面出血点，应用电凝钩止血。将胰腺断面组织送快速病理切片检查。

7. 胰头全切除或次全切除　自钩突下缘、胰颈后方与十二指肠系膜有明显界线处开始游离切除，注意保护十二指肠系膜血管和钩突系膜、后动脉弓及胰十二指肠下动脉。注意保护前动脉弓，向胰头组织的小动脉分支可以缝扎。胰十二指肠上、下动脉向胰头的分支可以结扎离断。在胰腺上方解剖出胆总管腹侧，自上而下游离直至壶腹，注意保留胆管两侧和后方的胰腺及系膜组织。对于胰头部浆液性

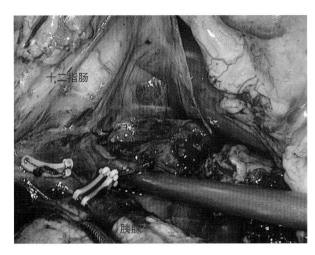

图 19-1　结扎离断 GDA 胰腺分支
GDA. 胃十二指肠动脉；箭头示 GDA 胰腺分支。

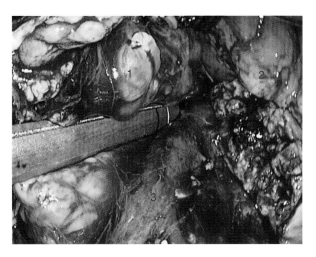

图 19-2　超声刀离断胰腺
1. 胰头肿瘤；2. 胰腺远端；3. 肠系膜上静脉。

囊腺瘤或无恶性倾向的神经内分泌肿瘤,只要有足够切缘,胰头可用切割闭合器离断,行胰头次全切除(图 19-3)。胰头部结石和肿块性胰腺炎时,胰腺组织与十二指肠钩突系膜有致密粘连,没有明显界线,可切除胆总管腹侧的胰腺组织,后方可保留 0.5~1.0cm 厚的胰腺组织,以避免损伤十二指肠、壶腹及乳头血供。对于术前影像学明确诊断为胰头部分支型 IPMN 或黏液性、实性假乳头状瘤,可完整切除钩突及胰头(图 19-4、图 19-5);做脐下直切口或耻骨联合上弧形切口切开 2~4cm 取出标本。标本取出后行快速病理切片检查进一步明确病变性质。

8. 胆总管处理　缝合关闭标本取出切口,重新建立气腹。仔细检查胆总管的完整性。当胆总管壁无增厚、无狭窄、无损伤时,可不需要切开胆总管;若胆总管有结石或需要探查时,在切除胰头前可预先切开胆总管,并用导尿管引导胰腺段胆总管;切除胰头时,胆总管有损伤,应切开放置 T 形管引流;胆总管下端有狭窄时,可行胆肠内引流术。

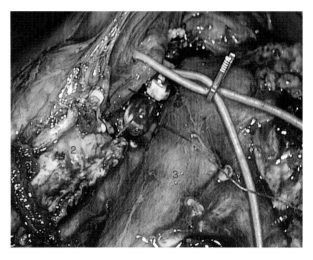

图 19-3　切割闭合器离断行胰头次全切除(保留钩突)
1. 胃十二指肠动脉;2. 胰腺钩突;3. 肠系膜上静脉。

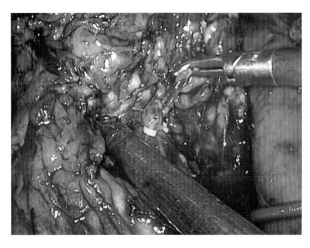

图 19-4　完整切除胰腺钩突,结扎并离断近端主胰管(箭头示)

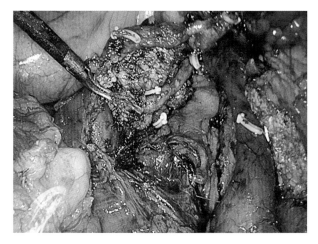

图 19-5　完成切除胰头,显示各重要血管和胆管
1. 胰十二指肠上前动脉;2. 胆总管;3. 胰十二指肠下后动脉;4. 胰十二指肠下前动脉;5. 结扎的主胰管;6. 肠系膜上动脉;7. 肠系膜上静脉;8. 胰十二指肠上后动脉。

9. 创面止血　缝扎或结扎,避免过度电凝止血。

10. 残余远端胰腺的处理　可以根据不同的胰腺病变采取个体化处理策略。

(1) 对于胰头部结石,并不需要切除主胰管,可行原位胰管端端吻合术,应用 4-0 或 5-0 PDS 线或薇乔吸收线间断缝合,放置支撑管经过十二指肠乳头进入十二指肠;对于胰头部结石合并残余胰腺段胰管取石,可切除部分钩突,保留片状钩突胰腺组织,红色导尿管探查十二指肠乳头开口(图 19-6)。用胆道镜或输尿管镜检查胰体尾胰管,配合钬激光碎石取出胰腺体尾段胰管内结石。若残余胰体尾胰管有结石或扩张不均,可纵向切开胰管、取石后,胰管端、侧与空肠侧行端侧和侧侧大口径吻合(图 19-7)。

(2) 对于胰头部肿瘤性病变,可行胰肠吻合或胰胃吻合术、胰管胰管端端吻合术。对于能找到主胰管的患者,可用洪氏胰肠吻合术;对于找不到主胰管的患者,可行捆绑式胰胃吻合术或套入式胰肠端侧吻合术。为预防消化液接触性吻合术胰腺残端被胃液或肠液腐蚀引起消化道出血,胰腺残端可应用 Prolene 线间断缝合或避孕套保护(见第五章)。

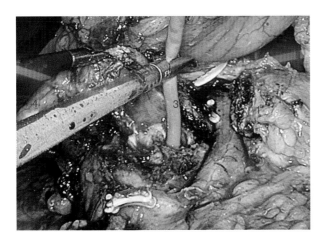

图 19-6　腹腔镜下胰头切除后,用导尿管探查十二指肠乳头开口

　1. 远端胰腺;2. 残余钩突;3. 红色导尿管;4. 十二指肠。

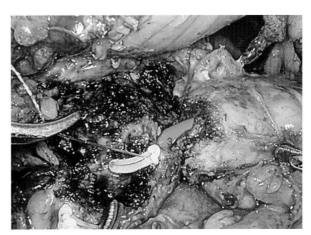

图 19-7　腹腔镜下胰管与胰管端端吻合术

　1. 远端胰腺;2. 残余钩突;3. 胰液引流管。

11. 冲洗腹腔、盆腔,于创面和胰肠吻合口后方放置双套管负压冲洗腹腔引流管后,缝合 10mm 以上戳孔,结束手术。操作视频见视频 11。

视频 11　腹腔镜保留十二指肠胰头切除术

第四节　主要并发症

1. 十二指肠坏死：由术中同时损伤胰十二指肠前、后动脉弓引起。术中发现十二指肠有缺血坏死时，必须中转LPD；术后发现是严重并发症，需再次急诊手术，重在预防。

2. 胆管坏死、狭窄：避免胰内段胆总管360°游离，沿胆总管腹侧壁切除胰腺组织即可，保留胰十二指肠上后动脉的分支。若术中发现有胆瘘，则放置T形管引流；术后胆管因缺血后狭窄，可内镜下置入临时支架处理，无效者可行胆肠内引流术。

3. 出血、胆瘘、胰瘘、十二指肠瘘、腹腔内感染、胃潴留等并发症的处理见第七章。术后腹腔引流液淀粉酶>5 000U/L者，建议应用生理盐水冲洗负压吸引（50~100ml/h）。术后单纯腹腔出血可选择TAE或再次手术止血（图19-8、图19-9）。

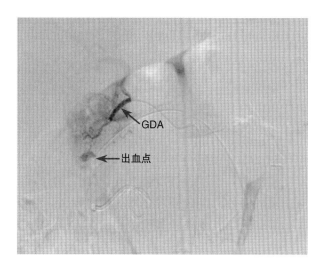

图19-8　远端分支对比剂溢出

患者，女42岁。腹腔镜保留十二指肠胰头切除术术后12天，引流管引出新鲜血性液体800ml，DSA显示GDA远端分支局部对比剂溢出，活动性出血考虑。GDA.胃十二指肠动脉。

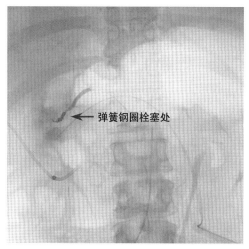

图19-9　TAE弹簧钢圈栓塞GDA

再次造影显示无活动性出血，患者治愈出院。

参考文献

［1］ 洪德飞,李松英,许斌,等.胰管结石合并壶腹部周围病变的诊断及手术方式探讨[J].中华普通外科杂志,2006,21(11):792-294.

［2］ 沈柏用,彭承宏.机器人胰腺外科手术学[M].上海:上海科学技术出版社,2014.

［3］ 彭淑牖,洪德飞,刘颖斌,等.Ⅱ型捆绑式胰胃吻合术的临床疗效[J].中华外科杂志,2009,47(23):1764-1766.

［4］ PENG S Y,WANG J W,HONG D F,et al. Binding pancreaticoenteric anastomosis:from binding pancreaticojejunostomy to pancreaticogastrostomy［J］. Updates in Surgery,2011,63(2):69-74.

［5］ 洪德飞,张宇华,卢毅,等.腹腔镜保留十二指肠胰头切除术4例报告[J].中国实用外科杂志,2016,36(10):1081-1083.

［6］ 洪德飞,林志川,张宇华,等.保留十二指肠和胆管完整性胰头切除术31例报告[J].中华肝胆外科杂志,2017,23(3):176-180.

［7］ BEGER H G,RAU B M,GANSAUGE F,et al. Duodenum-preserving subtotal and total pancreatic head resection for inflammatory and cystic neoplastic lesions of the pancreas［J］. J Gastrointest Surg,2008,12(6):1127-1132.

［8］ HORIGUCHI A,MIYAKAWA S,ISHIHARA S,et al. Surgical design and outcome of duodenum-preserving pancreatic head resection for benign or low-grade malignant tumors［J］. J Hepatobiliary Pancreat sci,2010,17（11）:792-797.

［9］ ITO K. Duodenun preservation in pancreatic head resection to maintain pancreatic exocrine function（determined by pancreatic function diagnostant test and cholecystokinin secretion）［J］. J Hepatobiliary Pancreat Surg,2005,12（2）:123-128.

［10］ TAKADA T,YASUDA H,UCHIYAMA K,et al. Duodenum-preserving pancreaticoduodenostomty,A new technique for complete excision of the head of the pancreas with preservation of biliary and alimentary integrity［J］. Hepatogastroenterology,1993,40（4）: 356-359.

［11］ KIM S W,KIM K H,JANG J Y,et al. Paractical guidelines for the preservation of the pancreaticoduodenal arteries during duodenum-preserving resection of the head of the pancrea［J］. Hepatogastroenterology,2001,48（37）:264-269.

［12］ 洪德飞,刘亚辉,张宇华,等 . 腹腔镜胰十二指肠切除术中"洪氏一针法"胰管空肠吻合的临床应用［J］. 中华外科杂志,2017,55（2）:136-140.

［13］ 洪德飞 . 常规开展腹腔镜胰十二指肠切除术的经验和技术创新［J］. 肝胆胰外科杂志,2017,29（2）:89-92.

［14］ 洪德飞,刘建华,刘亚辉,等 . 一针法胰肠吻合术用于腹腔镜胰十二指肠切除术多中心研究［J］. 中国实用外科杂志,2018,38（7）:792-795.

［15］ 陈庆民,王英超,刘松阳,等 . 洪氏胰肠吻合术应用于 184 例腹腔镜胰十二指肠切除术的疗效评价［J］. 中华肝胆外科杂志,2019,25（11）:842-845.

［16］ HONG D F,CHEN J,WU W D,et al. How to perform total laparoscopic duodenum-preserving pancreatic head resection safely and efficiently with innovative techniques［J］. Ann Surg Oncol,2020,28（6）:3209-3216.

第二十章

腹腔镜全胰腺切除术

第一节 概 述

由于 20 世纪 70 年代后期和 80 年代初期认为全胰腺切除术（total pancreatectomy，TP）后没有胰消化道重建，以及认为 30% 的胰腺癌为多中心起源，因此全胰切除术较为流行，比例超过 40%。但之后研究表明，多中心起源胰腺癌很少，全胰腺切除无助于患者生存率的提高；虽然没有发生胰瘘，但术后病死率没有显著降低；胰腺内、外分泌功能丧失引起的脆性糖尿病和营养问题导致患者术后生活质量显著下降。目前全胰腺切除的病例较少，约占胰腺切除手术的 6%。胰腺导管腺癌行全胰切除术是否能获得生存获益一直是胰腺外科争议的热点。Johnston 等对美国国立癌症中心 1998—2011 年胰腺导管腺癌行全胰切除术的病例进行单因素分析 2 582 例、多因素分析 1 874 例，结果表明，30 天病死率 5.5%，中位生存期 15个月；术后 1 年、3 年、5 年生存率分别为 60%、22%、13%。分析表明，患者年龄轻、肿瘤直径 2~5cm、淋巴结阴性、切缘阴性、化疗、分化程度好、在胰腺专业中心进行全胰切除术可能是有益的，否则总生存率不提高，病死率和并发症发生率增加。

传统意义上的全胰切除术包含胰十二指肠切除术及胰体尾切除术 ± 脾切除术，即全胰十二指肠切除术。近几年，为提高患者的生存质量，随着保留十二指肠胰头切除术技术的提高，对胰腺良性、交界性或低度恶性的胰腺病变越来越强调保留十二指肠和脾的单纯全胰腺切除术。对于是否保留十二指肠或脾，主要涉及两个问题：其一是病灶与主要血管，如 GDA、SMA 及 SMV 或脾动、静脉是否致密粘连，致密粘连常见于反复发作胰腺炎的 IPMN；其二是病变的性质。对于多发的胰腺癌或多发胰腺转移性肿瘤，多选择联合十二指肠和脾切除，有利于淋巴结和软组织的骨骼化清扫，提高 R_0 切除率。确定病变性质主要依赖于术前肿瘤标志物检查、胰腺薄层增强 CT、增强 MRI 或超声内镜检查结合穿刺活检，以及术中快速病理切片检查。对于腹腔镜全胰腺切除是否保留幽门取决于团队经验，具体问题探讨参见保留幽门的胰十二指肠切除术。

开腹全胰切除术不仅需要显露胰头部，也需要显露好胰体尾部，因此切口大、显露未必充分。随着腹腔镜胰体尾切除技术、腹腔镜胰十二指肠切除术的快速发展及腹腔镜保留十二指肠胰头切除术的成功实施，保留和不保留十二指肠的腹腔镜全胰腺切除术都有文献报道。由于腹腔镜保留十二指肠的全胰切除术（laparoscopic duodenum preserving total pancreatectomy，LDPTP）既要保留完整的胆管，又要切除全胰腺组织而不影响十二指肠的血供，因此操作技术方面要远远超过传统意义上的腹腔镜全胰十二指肠切除术。目前，国际上腹腔镜全胰腺切除的病例数多为个位数，笔者完成腹腔镜保留或不保留十二指肠的全胰腺切除术 30 余例。

第二节 适应证和禁忌证

一、适应证

1. 胰腺恶性肿瘤性病变

（1）多发性胰腺癌或家族性胰腺癌，胰腺癌 PD 或胰体尾切除切缘阳性。

（2）多发性胰腺转移性肿瘤。

2. 良性或低度恶性肿瘤性病变

（1）多发性神经内分泌肿瘤。

（2）弥漫性胰腺导管内乳头状黏液性肿瘤（IPMN）。

（3）慢性胰腺炎内、外科治疗手段无效，在专业胰腺中心越来越多自体胰岛移植应用于慢性胰腺炎全胰切除术。

3. 其他 需全胰腺切除的病例。

对于良性或交界性胰腺病变，选择保留十二指肠和脾的全胰腺切除术；对于多发胰腺癌或癌变可能的弥漫性 IPMN 选择联合十二指肠和脾切除的全胰切除术。

二、禁忌证

1. 胰腺癌，有超出根治范围的转移病灶。

2. 术者缺乏腹腔镜胰十二指肠切除术经验。

第三节 腹腔镜全胰腺十二指肠手术步骤

1. 麻醉方式和患者体位 仰平卧位和分腿位。气管插管全身麻醉。术者（主刀医师和第一助手）站在患者右侧和左侧，扶镜医师根据手术进程，站在患者左侧或右侧。

2. 操作孔位置及腹腔镜探查 先在患者脐下做 10mm 切口（观察孔），建立 12~15mmHg 人工 CO_2 气腹，并插入 10mm 套管。置入 30° 腹腔镜探查，未见肝、腹腔和盆腔转移灶后，在上腹部右锁骨中线、右腋前线、左锁骨中线及左腋前线建立主、辅操作孔各两对。

3. 胆囊减压 对胆囊压力明显增高或术前有黄疸未行减黄的患者，腹腔镜穿刺针抽取胆汁进行细菌培养后，电钩切开胆囊底部减压，抽吸完胆汁后应用热生理盐水或碘附溶液冲洗胆囊，避免胆汁污染腹腔。

4. 肝脏悬吊 应用超声刀离断小网膜。应用荷包线针自腹壁外向内穿刺，应用腹腔镜持针器将荷包线针自腹腔内倒向穿刺出腹壁外，应用 Hem-o-lock 夹固定荷包线和肝静脉韧带。在腹壁外提拉荷包缝线，肝脏脏面自动抬起，结扎荷包缝线。若肝圆韧带肥厚影响操作视野，可紧贴腹壁离断肝圆韧带，将肝圆韧带放置在荷包缝线与肝脏面之间。

5. 断胃 应用无损伤肠钳或胃钳分别牵开胃结肠韧带，应用超声刀或自胃窦部向远处离断胃结肠韧带至十二指肠起始部，显露胰腺。游离胃网膜右动、静脉，近端结扎，远端应用超声刀离断。以胃左动脉为界，离断小网膜，结扎胃冠状静脉分支近端后离断。应用切割闭合器（蓝色或金色钉仓）离断胃远端。

6. 循肝动脉清扫 根据肝总动脉搏动，游离出肝总动脉，应用血管带悬吊（约 8cm 长）。应用超声刀自肝总动脉起始部向肝门方向清扫肝总动脉、肝固有动脉周围软组织和淋巴结。游离 GDA 后，近端应用 4-0 薇乔线和 5mm Hem-o-lock 线进行三道结扎，远端应用 Hem-o-lock 双重结扎后，离断。注意避免损伤变异的肝右动脉和肝总动脉。

7. 肝十二指肠韧带骨骼化清扫 游离胆囊动脉，近端结扎后应用超声刀离断。逆行切除胆囊，将胆囊放在标本袋内置于右肝上间隙。游离肝总管，注意避免损伤起源于 SMA 的肝右动脉和肝总动脉，以及变异的肝外胆管。对术前无阻塞性黄疸或有黄疸但已行 PTCD 减黄的患者,应用血管阻断夹或大号血管夹阻断肝总管,远端应用大号血管夹夹闭。剪刀离断肝总管或胆总管(胆囊管汇入肝右管时)。对离断面出血点,应用电凝钩电凝止血。将肝总管或胆总管切缘送快速病理切片检查。

8. 显露胰颈上门静脉　提拉肝动脉血管牵拉带和肝总管远端,自肝门板自上而下 360° 清扫门静脉周围的淋巴结和软组织,直至清晰显露胰颈上门静脉,对粗大的门静脉分支,近端应用 5mm 血管夹双重结扎后,远端应用超声刀慢挡离断。

9. 游离 SMV　根据胰颈上缘门静脉的定位,应用超声刀打开胰颈下缘后腹膜,用吸引器头或肠钳钝性分离胰颈后 SMV,即建立胰颈后隧道(图 20-1)。对有慢性胰腺炎或胰颈后 SMV 不宜分离者,不必游离胰后隧道。游离胃结肠干(Henle 干)或其胃分支,近端应用 5mm Hem-o-lock 双道结扎胃结肠干或其胃支近端,远端应用超声刀慢挡离断。在 SMV 左侧沿胰腺下缘分离,显露脾静脉。沿胰腺上缘向左分离,显露脾动脉。

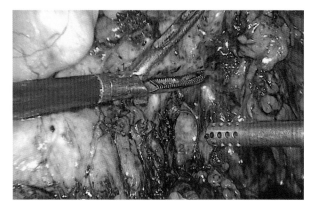

图 20-1　游离胰颈后悬吊
1. 胰腺;2. 肠系膜上静脉。

10. 游离胰体尾和脾脏　由胰颈向胰尾全程游离胰体尾,注意保护脾动、静脉,遇到分支血管予以结扎离断。如需联合脾切除,在解剖出脾动、静脉时即可予以结扎离断,以减少出血,同时需离断脾胃韧带、脾结肠韧带、脾肾韧带和脾膈韧带,充分游离脾脏。

11. Kocher 切口　将患者体位转为头高右侧抬高 30°。应用超声刀打开 Kocher 切口,向左侧游离至腹主动脉左侧缘。显露下腔静脉、左肾静脉及 SMA 根部。对胰头癌患者,应清扫第 $16a_2$、$16b_1$ 组淋巴结送快速病理切片检查。

12. 离断近端空肠　充分游离十二指肠水平部、升部,将近端空肠从肠系膜血管后方拉至右侧,用超声刀离断空肠系膜和屈氏韧带。若近端空肠无法轻易从肠系膜血管后方拉至右侧,应考虑空肠近端是否有粘连。将患者体位转到平卧位,提起横结肠,找到屈氏韧带,充分游离近端空肠后,再将近端空肠从肠系膜血管后方拉至右侧。应用直线切割闭合器(白色钉仓)离断近端空肠,断面电凝钩止血。

13. 断钩突　将胰体尾向右侧翻转。自足侧向头侧游离 SMV,近端应用 5mm hem-o-lock 夹双重结扎胰十二指肠下静脉、胰十二指肠上后静脉(Belcher 静脉)、冠状静脉后,超声刀慢挡离断远端;应用吸引器头将 SMV 推向左侧。根据 SMA 的搏动,离断 SMA 腹侧鞘膜。紧贴 SMA 右侧自足侧向头侧应用超声刀离断钩突系膜,直至腹腔干根部右侧。IPDA 近端血管夹结扎(图 20-2)。钩突系膜完全离断后标本即可切除(图 20-3)。将标本放置在标本袋内封闭后置于右肝上间隙,待手术结束时取出。

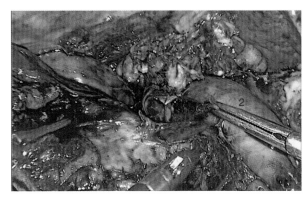

图 20-2　胰体尾切除后翻转切除胰十二指肠
1. 胆管断端;2. 门静脉;3. 胰十二指肠下动脉;4. 胰头。

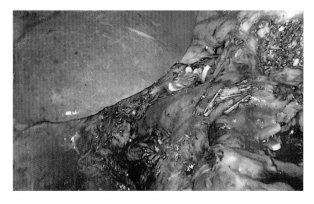

图 20-3　全胰十二指肠标本切除后
1. 脾静脉;2. 胃十二指肠动脉;3. 肠系膜上静脉。

胰腺过大或质地硬时,胰体尾部无法向右侧翻转时,可应用切割闭合器离断胰颈部,胰体尾部、脾脏和胰头十二指肠可分别切除,可提高手术安全性。

14. 消化道重建　将空肠断端与肝总管断端行端侧吻合,距离胆肠吻合口以远约50cm处行胃空肠侧侧吻合。用热蒸馏水冲洗腹腔、盆腔。仔细检查创面无出血、胆瘘。

15. 取标本和关腹　脐下正中切口或耻骨联合上弧形切口,切开3~5cm后取出标本。

16. 腹腔引流管放置　用巾钳暂时封闭标本取出切口,在胆肠吻合口前方、胃肠吻合口后方处各放置一根腹腔引流管。

17. 缝合操作孔和逐层关腹,结束手术。操作视频见视频12。

视频12　腹腔镜全胰十二指肠切除术

第四节　腹腔镜保留十二指肠全胰腺切除术

参照第十九章。

第五节　术后特别处理

在大的胰腺外科中心,TP的病死率和并发症发生率分别为16%和70%。保留十二指肠全胰切除术术后除重点预防胆管损伤、十二指肠缺血坏死、胰腺组织残余引起胰瘘等近期并发症外,必须长期处理好胰腺内、外分泌功能的替代治疗。

内分泌功能的替代治疗:虽然长效胰岛素、持续胰岛素皮下注射、自体胰岛移植有助于控制血糖,但全胰腺切除术后的血糖管理难度远超过糖尿病,TP导致的低血糖每年的病死率为4%~6%,因此需请内分泌科会诊。

外分泌功能的胰酶替代治疗:全胰腺切除术后,胰酶替代治疗不足,远期可并发中、重度脂肪肝,目前其病理和病因仍不清楚。1991年DRESLER等报道4%(2/49)的TP患者术后6~8年后死于中、重度脂肪肝。近几年研究表明,TP术后,7.8%~44.8%的患者并发脂肪肝,术后2.4~29.3年肝脂肪变性发生率为37.2%(16/43)。TP术后肝脂肪变性与女性、术后早期营养、胰酶补充不当有关。低脂饮食、大剂量胰酶补充剂有助于替代胰酶的缺失,从而预防腹泻、脂肪泻继而营养缺乏等并发症。胰酶替代治疗的初始剂量通常为40 000~50 000U/d,此后根据患者症状进行调整。

总之,实施TP应严格掌握适应证,并防治术后近期和远期并发症,全程管理胰腺内、外分泌功能。

参考文献

[1] BHAYANI N H,MILLER J L,ORTENZI G,et al. Perioperative outcomes of pancreaticoduodenectomy compared to total pancreatectomy for neoplasia [J]. J Gastrointest Surg,2014,18(3):549-554.

[2] BHAYANI N H,ENOMOTO L M,MILLER J L,et al. Morbidity of total pancreatectomy with islet cell autotransplantation compared to total pancreatectomy alone [J]. HPB,2013,16(6):522-527.

[3] REDDY S,WOLFGANG C L,CAMERON J L,et al. Total pancreatectomy for pancreatic adenocarcinoma:evaluation of morbidity and long-term survival [J]. Ann Surg,2009,250(2):282-287.

[4] CHOI S H,HWANG H K,KANG C M,et al. Pylorus-and spleen-preserving total pancreatoduodenectomy with resection of both whole splenic vessels:feasibility and laparoscopic application to intraductal papillary mucin-producing tumors of the pancreas [J]. Surg Endosc,2012,26(7):2072-2077.

[5] TRYKA A F,BROOKS J R. Histopathology in the evaluation of total pancreatectomy for ductal carcinoma [J]. Ann Surg, 1979,190(3):372-381.

[6] CRIPPA S,TAMBURRINO D,PARTELLI S,et al. Total pancreatectomy:indications,different timing,and perioperative and long-term outcomes [J]. Surgery,2011,149(1):79-86.

［7］ JOHNSTON W C,HOEN H M,CASSERA M A,et al. Total pancreatectomy for pancreatic ductal adenocarcinoma:review of the National Cancer Data Base［J］. HBP(Oxford),2016,18(1):21-28.

［8］ ITO Y,KENMOCHI T,SHIBUTANI S,et al. Clinical characteristics and risks factors for the developmnent of postoperative hepatic steatosis after total pancreatectomy［J］. Pancreas,2016,45(3):362-369.

［9］ BALZANO G,MAFFI P,NANO R,et al. Extending indication for islet autotransplantation in pancreatic Surgery［J］. Ann Surg,2013,258(2):210-218.

［10］ DRESLER C M,FORTNER J G,MCDERMOTT K,et al. Metabolic consequences of(regional)total pancreatectomy［J］. Ann Surg,1991,214(2):131-140.

［11］ 靳大勇,楼文晖,王单松,等. 全胰切除术21例疗效评价[J]. 中华外科杂志,2007,45(1):21-23.

［12］ 洪德飞,林志川,张宇华,等. 保留十二指肠和胆管完整性胰头切除术31例报告[J]. 中华肝胆外科杂志,2017,23(3):176-180.

［13］ 张宇华,洪德飞,张军港,等. 腹腔镜全胰腺切除术三例[J]. 中华普通外科杂志,2017,32(5):418-420.

［14］ 洪德飞. 腹腔镜胰腺切除术发展机遇与挑战[J]. 浙江医学,2017,39(22):1943-1947+2069.

［15］ SONG K B,KIM S C,LEE W,et al. Laparoscopic pancreaticoduodenectomy for periampullary tumors:Lessons learned for 500 consecutive patients in a single center［J］. Surg Endosc,2019,34(3):1343-1352.

［16］ NICKEL F,HANEY C M,KOWALEWSKI K F,et al. Laparoscopic versus open pancreaticoduodenectomy. A systematic review and meta-analysis of randomized controlled trial［J］. Ann Surg,2020,271(1):54-66.

第二十一章

腹腔镜胰腺中段切除术

第一节　概　　述

对于需手术切除的胰颈部或胰体部病变,以 GDA 为界线,病变越过或侵犯胃十二指肠动脉右侧,传统术式是胰十二指肠切除术,病变在胃十二指肠动脉左侧,传统术式是胰体尾部切除术。虽然早在 1957 年 Guillemin 等就报告了开腹胰腺中段切除术治疗慢性胰腺炎,1988 年 Fagniea 等首次将胰腺中段切除术应用于胰颈部良性肿瘤的治疗,但临床并没有得到普及。近 10 年来,随着现代影像学技术及内镜技术的快速发展,腹腔镜胰腺外科经验的不断积累,对胰腺颈部或体部囊实性病变、良性或低度恶性肿瘤的术前定位和定性诊断,以及对保留胰腺功能的重视,腹腔镜和机器人胰腺中段切除术逐步得到推广应用。从保留胰腺功能方面而言,胰十二指肠切除术一般需切除 30%~50% 的胰腺实质,术后糖尿病发病率为 10%~15%,当伴有慢性胰腺炎时,糖尿病发病率高达 40%,胰腺外分泌功能不足发生率为 25%~50%;胰体尾切除术需要切除 60%~90% 富含胰岛细胞的胰腺实质,伴有慢性胰腺炎患者术后糖尿病的发病率高达 25%~90%。

Baca 等 2003 年报告了第 1 例腹腔镜胰腺中段切除术,Giulianotti 等 2010 年报告了第 1 例机器人胰腺中段切除术。目前,腹腔镜胰腺中段切除术(laparoscopic middle/central pancreatectomy,LMP/LCP)已经成为治疗胰颈体部良性、交界性、甚至低度恶性肿瘤的重要术式。与胰十二指肠切除术和胰体尾部切除术相比,胰腺中段切除术后远期胰腺内外分泌功能保留更好;与胰十二指肠切除术相比,严重并发症发生率和病死率更低,其缺点是,由于存在 2 个胰腺残端,术后胰瘘发生率更高。

胰腺中段切除术在 PV-SMV 腹侧操作和解剖,切除胰腺中段的技术难度相对不高。腹腔镜胰腺中段切除术唯一的技术难点是胰消化道重建,因为胰管细小,胰腺质地软,术后胰瘘风险高。近几年,在笔者创建的洪氏胰肠吻合术(Ⅰ型)的推动下,胰肠吻合术已经明显简化,安全性也得到了显著提高。

胰腺中段切除术有 2 个胰腺残端需要处理,常用的处理方式:头侧端应用切割闭合器封闭或结扎主胰管后胰腺残端缝合,远端行胰肠吻合术或胰胃吻合术,十二指肠与远端胰腺靠拢后没有张力的情况下,也可以行胰腺端端吻合术。胰胃吻合术虽然不需要离断肠道和肠肠吻合术,操作相对简单,但可能因为术后胰腺残端在胃腔内被胃酸腐蚀增加术后消化道出血风险。术后 3~7 天是消化道出血高发期,还可能导致胰腺远期内、外分泌功能不全。胰腺中段切除术的患者一般都能长期生存,因此笔者不建议选择胰胃吻合术。对于胰体尾胰管极细小或找不到主胰管无法实施Ⅰ型洪氏胰肠吻合术者,可选择胰胃吻合术。为避免胃残端被腐蚀引起出血,胰腺残端应妥善缝合,或采用生物膜或避孕套保护胰腺残端,术后口服碱性液体(如碳酸氢钠)预防消化道出血。洪氏胰肠吻合术经多中心研究证实不仅简单,而且安全,目前笔者都采用胰腺头侧端切割闭合器闭合,胰尾端实施Ⅰ型洪氏胰肠吻合术。刘荣教授提出"1+1"胰肠吻合术,胰腺远端与头侧端置管架桥引流,其核心理念与Ⅰ型洪氏胰肠吻合术类似。也有专家提出头侧端和远端分别与空肠进行双吻合,以期降低术后胰瘘发生率,笔者不提倡这种方式,因为手术比较复杂,术后容易发生 C 级胰瘘。

一、适应证

1. 有手术切除指征的胰颈部或胰体部囊实性病变,良性、交界性或低度恶性肿瘤,如实性假乳头状瘤、低级别神经内分泌肿瘤、浆液性或黏液性囊腺瘤、非侵袭性 IPMN、节段性慢性胰腺炎等。罕见适应证如胰腺颈部或体部孤立的肾癌转移灶,胰腺内神经内分泌肿瘤转移灶等。有手术切除指征的胰腺肿瘤性囊性病变,如淋巴管瘤、皮样囊肿等。且上述病灶距主胰管 <2mm,与主胰管关系密切。

2. 患者经全身脏器评估能耐受全身麻醉腹腔镜手术。

3. 评估手术风险与病灶癌变率、患者年龄的关系。

二、禁忌证

1. 患者全身情况差,不能耐受手术。

2. 术者缺乏腹腔镜胰腺外科手术的经验。

3. 胰腺弥漫性质硬病变或弥漫性结石。

4. 术前影像学检查或术中快速病理切片检查明确是胰腺导管癌。

第二节　手　术　步　骤

1. 麻醉方式和患者体位　仰平卧位或分腿位。气管插管全身麻醉。术者(主刀医师和第一助手)站在患者右侧和左侧,扶镜医师根据手术进程,站在患者左侧或右侧。

2. 操作孔位置及腹腔镜探查　先在患者脐下做 10mm 切口(观察孔),建立 12~15mmHg 人工 CO_2 气腹,并插入 10mm 套管,置入 30° 腹腔镜探查,未见腹腔和盆腔转移灶后,在上腹部右锁骨中线、右腋前线、左锁骨中线及左腋前线建立主、辅操作孔各两对(同 LPD)。

3. 悬吊胃　应用超声刀打开胃结肠韧带和小网膜,应用 8 号导尿管或其他软管提拉胃,用血管钳将导尿管拉出腹壁外固定显露胰腺(图 21-1)。沿胰腺上缘解剖显露肝总动脉、肝固有动脉和 GDA,悬吊 GDA 和肝总动脉(图 21-2)。显露胰腺上缘门静脉。

4. 腹腔镜超声定位　对于位于胰腺实质内部的肿瘤,应用腹腔镜超声定位,胰头侧、胰尾侧切缘至少 1cm 以上。

5. 建立胰后隧道　根据门静脉定位,打开胰腺下缘包膜,显露 SMV 下缘,用吸引器头或无损伤钳分离,建立胰后隧道(图 21-3)。胰腺肿块较大时需结扎离断胃结肠干,使颈部与 SMV 完全脱开。

6. 切除标本　距肿瘤约 1cm,应用超声刀离

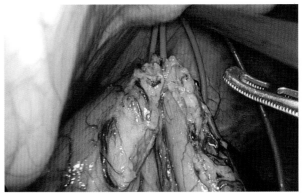

图 21-1　8 号导尿管环绕胃体后将胃悬吊

断胰腺远侧,边离断边找胰管,游离出胰管,用剪刀离断,避免超声刀离断而闭合胰管(图 21-4)。胰腺断面出血点应用电凝钩止血。用无损伤钳将胰腺颈部往右侧牵拉,进一步充分游离近端侧胰腺,可结扎离断胃结肠干静脉、胰十二指肠上后静脉等。根据胰腺厚度,选择匹配的钉仓离断胰腺头侧,连同肿瘤切除胰腺中段。击发闭合器时,一定要注意避免误伤胆总管、肝总动脉和 GDA(图 21-5、图 21-6)。切除的标本放入标本袋后取出体外,送快速病理切片检查,明确病变性质和胰腺切缘。应用腹腔镜超声再次探查胰腺钩突和胆管下端(图 21-7)。

7. 胰肠吻合术　由于胰腺中段切除术的患者胰管往往细小,胰腺质地往往很软,I 型洪氏胰肠吻合

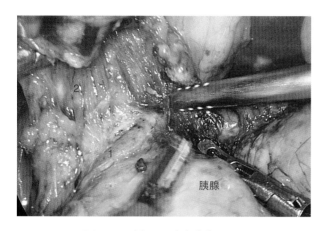

图 21-2 循肝总动脉游离 GDA
1. 胃十二指肠动脉；2. 胃窦部。

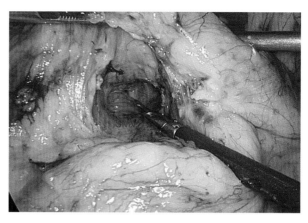

图 21-3 建立胰后隧道
SMV. 肠系膜上静脉。

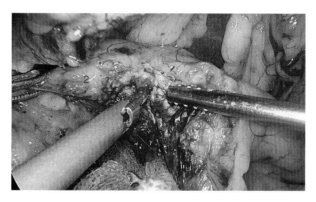

图 21-4 离断胰颈部远端
1. 胰腺远端；2. 胰腺近端。

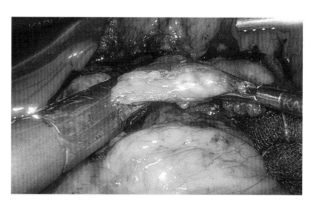

图 21-5 切割闭合器离断、切除胰腺颈部
1. 切割闭合器；2. 胰腺远端；3. 胰腺颈部。

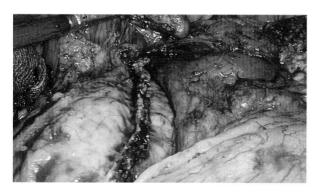

图 21-6 胰腺中段切除后手术视野
1. 胰腺；2. 胰腺远端；3. 肠系膜上静脉。

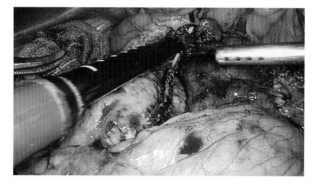

图 21-7 腹腔镜超声探查
1. 胰腺；2. 肠系膜上静脉。

术显露出巨大优势。距屈氏韧带 12~15cm 处离断空肠，在结肠后方将肠袢提拉至胰腺远侧断端，行Ⅰ型洪氏胰肠吻合术（见第五章）。

8. 肠肠吻合术　距胰肠吻合约 50cm 处行肠肠侧侧吻合术。分别切开小孔，切割闭合器（白色钉仓）吻合，小孔处用 4-0 倒刺线关闭即可。

9. 肝圆韧带覆盖　应用超声刀游离肝圆韧带，覆盖在胰肠吻合口后方，保护 GDA 和 PV-SMV，促进胰肠吻合瘘管形成。

10. 引流管放置 冲洗腹腔、盆腔,在创面和胰肠吻合口后方放置双套管负压吸引冲洗腹腔引流管后,应用鱼钩针缝合 10mm 以上戳孔,结束手术。操作视频见视频 13。

视频 13 腹腔镜胰腺中段切除术——I 型洪氏胰肠吻合术

第三节 术后管理

1. 术后 1~3 天拔除胃管。术后禁食 1~3 天后进食。

2. 检测腹腔引流液的淀粉酶水平。术后 3~5 天行腹部增强 CT 检查。若有局部积液,可穿刺引流。建议对于术后腹腔引流液淀粉酶 >5 000U/L 者,可行腹腔引流管双套管冲洗负压吸引,速度为 50~100ml/h。

3. 一般补液,应用抗生素 3 天。

4. 对于胰腺质地软者,建议应用生长抑素 5 天,皮下注射或微泵注入。

第四节 主要并发症及处理

胰腺中段切除术后的主要并发症是术后胰瘘和术后出血。术后出血多与术后胰瘘有关。Dokmak 等报告 35 例腹腔镜胰腺中段切除、胰胃吻合术,术后并发症发生率 74.3%,胰瘘发生率 51.4%。Song 等报告腹腔镜胰腺中段切除、胰肠吻合术 26 例,术后并发症发生率 38.5%,胰瘘发生率 19.2%。彭承宏等比较 110 例机器人胰腺中段切除、胰胃吻合术和 60 例开腹胰腺中段切除、胰肠吻合术,术后并发症发生率分别为 61.8% 和 48.3%,B+C 级胰瘘发生率分别为 33% 和 22%,病死率分别为 1.0% 和 1.7%;两组术后出血 14 例,6 例血管栓塞治疗,6 例二次手术,1 例保守治疗,1 例术后大出血死亡。

1. 胰瘘 胰腺中段切除术胰瘘发生率高达 50% 的原因包括:胰腺颈部或体部良性或低度恶性肿瘤,胰腺质地软,胰管细小,胰瘘发生风险高;胰腺中段切除术有 2 个胰腺断面,无论是行双吻合,还是单吻合,对胰头侧胰腺切缘的处理无论是应用切割闭合器还是进行胰管结扎、胰腺断面缝合处理,对胰瘘发生率都没有显著影响。建议术中放置双套管腹腔引流管,术后腹腔引流液检查淀粉酶超过 5 000U/L 者,建议以生理盐水 50~100ml/h 进行灌洗。对于引流不畅者,有腹胀、发热、腹部炎症体征者,应该经皮穿刺置管或再次手术引流。

2. 术后出血 术后单纯的胰瘘(来源于胰腺断面,不是来源于胰肠吻合口)也有一定的腐蚀性,也会腐蚀手术创面裸露的血管引起出血;来源于胰肠吻合口的 C 级胰瘘腐蚀能力强,容易引起腹腔感染,更容易腐蚀血管引起出血。单纯腹腔出血,血流动力学稳定者,首选血管造影,发现出血灶可以栓塞;混合型出血或腹腔出血,血流动力学不稳定者,应再次行腹腔镜或开腹手术止血,进行冲洗腹腔、通畅引流、空肠造瘘等。对于腹腔感染引起的出血常需要再次手术治疗,应用大量生理盐水冲洗腹腔、盆腔,放置双套管引流,行空肠造瘘等。

参考文献

［1］ GUILLEMIN P，BESSOT M. Chronic calcifying pancreatitis in renal tuberculosis pancreatojejunostomy using an original technic［J］. Med Acad Chir，1957，83（27/28）：869-871.

［2］ BACA I，BOKAN I. Laparoscopic segmental pancreas resection and pancreatic cystadenoma［J］. Chirurg，2003，74（10）：961-965.

［3］ FAGNIEZ P L，KRACHT M，ROTMAN N. Limited conservative pancreatectomy for binign tumors：a new technical approach［J］. Br J Surg，1988，75（7）：719.

［4］ GOUDARD Y，GAUJOUX S，DOKMAK S，et al. Reappraisal of central pancreatectomy. A 12year-Single center experience［J］. JAMA Surg，2014，149（4）：356-363.

［5］ FERNANDO R，FERNANDO P，CUSTODIA M，et al. Totally laparoscopic Roux-en-Y duct-to-mucosa pancreaticojejunostomy after middle pancreatectomy. A consecutive nine-case series at a single institution［J］. Ann Surg，2008，247（6）：938-944.

［6］ GIULIANOTTI P C，SBRANA F，BIANCO F M，et al. Robot-assistal laparoscopic middle pancreatectomy［J］. J Laparoendosc Adv Surg Tech A，2010，20（2）：135-139.

［7］ DOKMAK S，FTERICHE F S，AUSSILHOU B，et al. The largest European single-center experience：300 laparoscopic pancreatic resection［J］. J Am Coll Surg，2017，225（2）：226-234.

［8］ 刘荣，王子政，高元兴，等. 机器人"荣氏"胰腺中段切除术一例报道［J］. 中华腔镜外科杂志（电子版），2017，10（5）：319-320.

［9］ 施昱晟，王越，秦凯，等. 胰腺中段切除术经验总结（附177例报告）［J］. 外科理论与实践，2019，24（3）：215-221.

［10］ 彭淑牗，洪德飞，刘颖斌，等. Ⅱ型捆绑式胰胃吻合术的临床疗效［J］. 中华外科杂志，2009，47（23）：1764-1766.

［11］ 洪德飞，张宇华，卢毅，等. 腹腔镜保留十二指肠胰头切除术4例报告［J］. 中国实用外科杂志，2016，36（10）：1081-1083.

［12］ 洪德飞，林志川，张宇华，等. 保留十二指肠和胆管完整性胰头切除术31例报告［J］. 中华肝胆外科杂志，2017，23（3）：176-180.

［13］ KIM S W，KIM K H，JANG J Y，et al. Paractical guidelines for the preservation of the pancreaticoduodenal arteries during duodenum-preserving resection of the head of the pancrea［J］. Hepatogastroentterology，2001，48（37）：264-269.

［14］ SONG K B，KIM S C，PARK K M，et al. Laparoscopic central pancreatectomy for benign or low-grade malignant lesions in the pancreatic neck and proximal body［J］. Surg Endosc，2015，29（4）：937-946.

［15］ 洪德飞，刘亚辉，张宇华，等. 腹腔镜胰十二指肠切除术中"洪氏一针法"胰管空肠吻合的临床应用［J］. 中华外科杂志，2017，55（2）：136-140.

［16］ 洪德飞. 腹腔镜胰腺切除术发展机遇与挑战［J］. 浙江医学，2017，39（22）：1943-1947+2069.

［17］ 洪德飞，刘建华，刘亚辉，等. 一针法胰肠吻合术用于腹腔镜胰十二指肠切除术多中心研究［J］. 中国实用外科杂志，2018，38（7）：792-795.

［18］ HONG D F，LIU Y B，PENG S Y，et al. Binding pancreaticogastrostomy in laparoscopic central pancreatectomy：a novel technique in laparoscopic pancreatic surgery［J］. Surg Endosc，2016，30（2）：715-720.

第二十二章

机器人辅助胰十二指肠切除术总论

第一节　达芬奇机器人辅助腹腔镜手术系统介绍

进入 21 世纪以来,机器人外科手术系统全新理念和技术可谓是外科发展史上的又一次革命,特别是对于高难度胰腺手术,其优势在于为术者提供高清晰度的三维立体视觉及灵活的仿人手操作系统,同时降低了术者的疲劳程度。然而机器人手术系统的局限性同样明显,如体积庞大、装机复杂、操作要求高、没有力反馈、费用昂贵等。

目前,临床上普遍使用的是 2000 年获得美国食品药品监督管理局(Food and Drug Administration,FDA)应用许可的美国 Intuitive Surgical 公司制造的达芬奇机器人外科手术系统(Da Vinci Surgical System,DVSS)。该系统通过 4~6 个钥匙孔样的操作通道进行各类微创外科手术,是首套正式在医院手术室内完成各类手术的机器人辅助腹腔镜手术系统。

目前在国内临床使用的是达芬奇机器人外科手术 Si 系统和 Xi 系统。

一、达芬奇机器人外科手术 Si 系统构成介绍

(一) 外科医师操作控制系统

外科医师操作控制系统是达芬奇机器人外科手术系统的控制核心,由三维手术视觉系统、操作手柄、输入输出设备及计算机系统等组成。助手和护士将手术台及各类手术专用器械连接完毕后,手术医师头靠在视野框上,就会激活操作台和操作手柄进行手术操作。

手术控制台(图 22-1)是达芬奇机器人外科手术系统的控制中心。医师坐在手术控制台无菌区外,用眼、手和脚分别通过两个主控制器和脚踏板控制三维内镜和 EndoWrist 器械。

在立体取景器下可以看到,随着外科医师双手在主控制器上的操作,器械末端出现在视野中。这种设计的用途是用来模拟开放手术中眼睛、人手和器械的自然协调,而自然协调反过来又有助于获得最佳的手眼配合,这意味着利用达芬奇机器人外科手术 Si 系统,可在微创手术中获得与开放性手术相媲美的灵活性。通过移动缩放和抖动减影,可将正常人手抖动或无意识移动的影响降至最低,从而进一步提高控

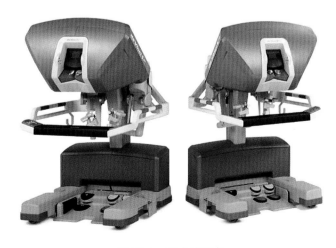

图 22-1　手术控制台

制能力。手术控制台的外科医师还可选择将视图从全屏模式切换为多图像模式(TilePro™),显示手术区域的三维图像及由辅助输入设备提供的另两幅图像。最后,手术控制台上有几个人体工程学姿势调整控钮,可以满足各种体形的需求,从而为执行手术的医师提供最佳的舒适度。

主控制器(图 22-2、图 22-3)是外科医师控制患者体内的器械和内镜的工具。主控制器可提供人体可正常移动的范围,即使长时间的手术也能让医师获得符合人机工程学的舒适体验。使用主控制器时,外科医师应使用自己的示指(或中指)和拇指握住每个控制器。外科医师可通过将示指和拇指并拢或分开,来激活和控制 EndoWrist 器械;通过移动手和 / 或手臂来操纵患者体内的器械和内镜。这些动作可在患者手推车内精确、连贯地再现。

脚踏开关面板(图 22-4)位于手术控制台外科医师正下方的地面上,外科医师可通过它进行各种手术操作。脚踏开关面板上有两组脚踏开关。左侧控制系统上有三个功能开关(摄像机控制、主控制器离合和臂转换)。脚踏开关面板右侧的四个踏板用于控制与核心设备能量接头相连的装置(如双极电刀或超声刀)的能量活化。能量控制踏板包括左侧的一对踏板和右侧的一对踏板。

立体取景器(图 22-5)为操作控制台的外科医师提供视频图像。符合人机工程学设计的观察孔边上配有头托和颈托,在长时间的手术过程中可增加舒适度。当内镜激活时,立体取景器中集成的左右通道可为外科医师提供连续的三维视频,将外科医师的视线延伸到手术野。立体取景器也可显示消息和图标,来通报达芬奇机器人外科手术 Si 系统的状态。

触摸板(图 22-6)位于手术控制台扶手的中部,通过它,外科医师可选择各种系统功能。触摸板的主屏幕显示系统状态,包括器械臂、摄像臂和能量控制。在双控制台模式下,还可通过它控制器械臂。

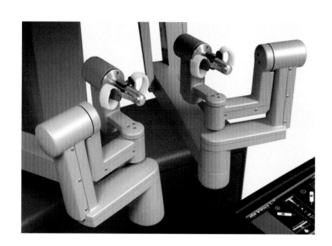

图 22-2　主控制器 1

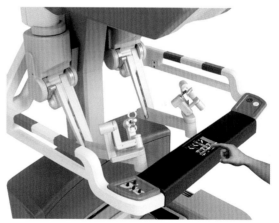

图 22-3　主控制器 2

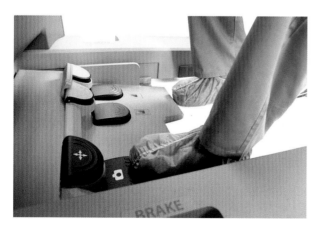

图 22-4　脚踏开关面板

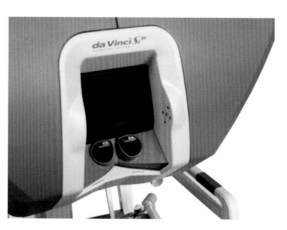

图 22-5　视野框

拨动指压离合器(图 22-7)将主控制器与它所控制的器械分开。当外科医师按住指压离合器时,可移动主控制器,器械不会移动。与主离合器踏板不同的是,指压离合器仅应用于自己的主控制器。因此,当外科医师应用一个指压离合器时,另一个主控制器的器械仍处于跟随模式。应用指压离合器,可以让外科医师在主控制器达到极限位置时,重新将其调整到一个舒适的位置,腾出操作空间。要恢复控制,请按常规方式释放指压离合器和匹配夹钳。

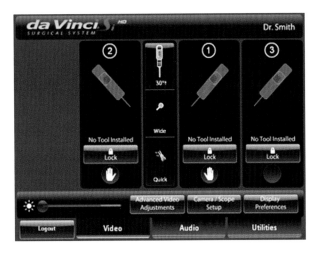

图 22-6　触摸板

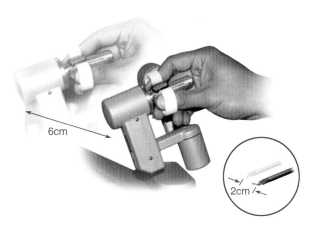

图 22-7　指压离合器

(二)机械臂系统

达芬奇机器人外科手术 Si 系统使用远端中心技术。远端中心是一个固定的点,患者手推车的机械臂会围绕此中心移动。利用远端中心技术,系统能够在手术部位操纵器械和内镜,同时对患者体壁施加的压力降至最低。

患者手推车(图 22-8)外科医师在无菌环境中工作,通过传递器械和内镜,以及在患者身边执行一些其他操作,为手术控制台的外科医师提供支持。为确保患者安全,患者手推车外科医师的动作应优先于手术控制台外科医师的动作。

使用无菌铺单后的器械臂是 EndoWrist 器械的无菌操作界面。患者手推车操作员在手术开始之前,必须首先将器械臂定位在中间位置。手术控制台操作员可使用主控制器移动器械臂,伸缩插入轴的设计可最大限度地避免碰撞,使患者手推车操作员能重新定位器械臂。达芬奇机器人外科手术 Si 系统器械臂的移动范围也很大,有助于简化手术通道规划,并进入患者体内更深的位置。

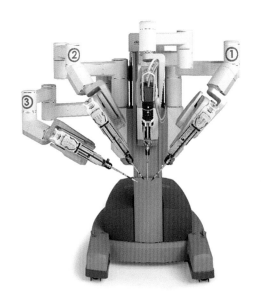

图 22-8　机械臂系统(患者手推车)

摄像臂(图 22-9)是三维内镜的无菌操作界面。患者手推车操作员在手术开始之前,必须首先将摄像臂定位在中间位置。手术控制台操作员可使用主控制器移动摄像臂。摄像臂远端中心位于摄像套管末端附近。摄像臂顶部配有 LED 指示灯,可随时指示摄像臂的状态。

(三)视频成像系统

图像车(图 22-10)装有系统中央处理设备和图像设备,包含一个 24in(1in=2.54cm)的触摸屏监视器,并为可选的辅助手术设备和吹入器提供可调节的架子。手术期间,由非无菌人员操作。

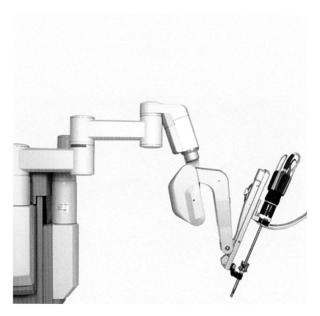

图 22-9　安装了内镜的摄像臂

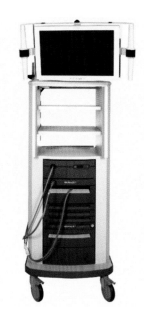

图 22-10　高清图像车

双 CCD 摄像系统(图 22-11)机器人手术的创新之处就是基于现代的电子科技能够突破以往视频采集的瓶颈,通过中央处理器的处理,汇集术者操控后台信息,实现术者的视野三维化,并且能够随时根据手术的需要调整两眼的距离,使得内镜下的对焦度更加清晰,最大限度地模仿人类双眼的功能。

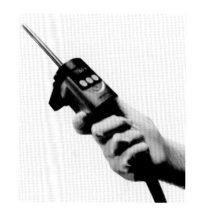

图 22-11　摄像系统

二、机器人辅助腹腔镜手术系统使用的器械

1. EndoWrist 器械　Intuitive Surgical 公司将 EndoWrist 器械(图 22-12)设计得使外科医师在微创手术中实现更加精准地操作。EndoWrist 器械与达芬奇机器人外科手术 Si 系统搭配使用时,可让外科医师在任何手术平台上最快速、最精确地执行缝合、切割和结扎等操作。

2. 其他　双极电凝、超声切割止血刀、持针器、分离钳、剪刀等。直线切割闭合器、血管阻断钳、冲洗吸引管等与腹腔镜通用。

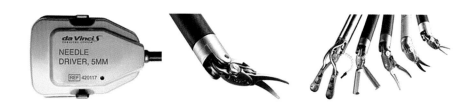

图 22-12　EndoWrist 器械

三、达芬奇机器人外科手术 Xi 系统介绍

达芬奇机器人外科手术 Xi 系统是达芬奇手术机器人系统(图 22-13)最先进一代平台,但是其内部核心技术还是保持了前代达芬奇系统的三大独特优势,即立体三维高清视野、直觉式远程操控、7 个自由度540°的灵活可转腕器械。

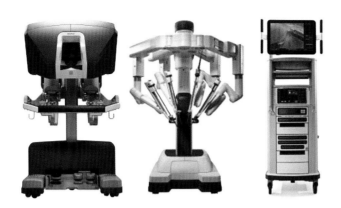

图 22-13　达芬奇机器人外科手术 Xi 系统

第二节　机器人辅助手术系统优势和存在问题

一、优势

1. 主刀医师　自由身(不需要洗手消毒,不需要穿消毒手术衣,可喝水等);减少疲劳(坐位操作);适应机器人后,学习曲线短于腹腔镜。

2. 操作和视野优势　视野为三维(3D)立体图像,视野被放大 10~20 倍,有利于精细操作,但缩小了视野,转换视野容易迷失方向。术者可同时控制 4 个操作臂中的任意 2 个;EndoWrist 器械可完全模仿人手腕动作的 7 个自由度,其活动范围甚至远大于人手,动作能被等比例地调整,滤除抖动,并精确地传递至患者身旁的机械臂器械上,这些特点有利于精细地解剖、吻合及在狭小空间的灵活操作;可同时使用双极电凝、超声刀止血,加快手术进程。

二、存在问题

1. 费用高　购机、维护、耗材成本高。没有纳入医保。各省收费标准不统一。

2. 装机复杂　体积庞大,装机复杂,操作要求高等。因此,需要经培训认证的护理人员与外科医师组成的专业手术团队与专职麻醉医师进行配合。

3. 操作和视野　学习曲线期短于腹腔镜,但需要循序渐进,不会取代医师,不会取代腹腔镜;力反馈缺失,缝合时容易拉断线,误伤组织;操作视野小,容易在腹腔内"迷失方向";当机械臂移动范围大时容易相互干扰,导致机器故障,影响手术进程。

第三节　机器人辅助胰十二指肠切除术开展现状

一、开展现状

Giulianotti 等于 2003 年首先报告了 13 例机器人辅助胰腺手术,其中 8 例为机器人辅助胰十二指肠切除术(robotic pancreaticoduodenectomy,RPD),5 例为胰体尾切除术(2 例保留脾脏)。我国周宁新教授等在国内于 2009 年报告了 8 例 RPD,其中 3 例保留幽门行胰胃吻合术,5 例行胰管空肠黏膜吻合术。2015 年上海交通大学医学院附属瑞金医院彭承宏教授等报告了前瞻性配对比较 60 例 RPD 和 120 例 OPD 的研究结果:RPD 手术时间显著长于 OPD(410 分钟 vs. 323 分钟)、术中出血量 RPD 显著少于 OPD(400ml vs. 500ml)、RPD 住院时间显著缩短(20 天 vs. 25 天),两组并发症发生率和病死率、R_0 切除率、淋巴结清扫数目、胰头癌术后总生存率和无疾病生存率差异均无统计学意义(表 22-1)。

表 22-1　上海瑞金医院 RPD 与 OPD 配对比较结果

变量	RPD（%）	OPD（%）	P 值
n	60	120	—
并发症	21（35.0）	48（40.0）	0.515
Clavien 1/2 级	14（23.3）	32（26.7）	0.629
Clavien ≥3 级	7（11.7）	16（13.3）	0.752
胰瘘	8（13.3）	29（24.2）	0.090
A 级	3（5.0）	11（9.2）	0.491
B 级	5（8.3）	14（11.7）	0.493
C 级	0（0.0）	4（3.3）	0.303
胆瘘	5（8.3）	8（6.7）	0.684
胃肠瘘	2（3.3）	3（2.5）	1.000
腹腔内出血	4（6.7）	9（7.5）	1.000
腹水	7（11.7）	16（13.3）	0.752
胃排空延迟	5（8.3）	18（15.0）	0.207
切口感染	1（1.7）	15（12.5）	0.033
输入袢梗阻	2（3.3）	0（0.0）	0.110
二次手术	2（3.3）	4（3.3）	1.000
死亡	1（1.7）	3（2.5）	1.000

　　如何最大限度地发挥达芬奇机器人手术系统和腹腔镜技术的优势,扬长避短,一直是外科医师探索的课题。Narula 等首先提出腹腔镜联合达芬奇机器人手术系统行胰十二指肠切除术（hybrid laparoscopic robotic pancreaticoduodenectomy,LRPD）。Chalikonda 等报道了 30 例 LRPD,并与 OPD 比较,前者的手术时间长（476.2 分钟 vs. 366.4 分钟）、术中出血量相对少（485.8ml vs. 775ml）、住院时间短（9.79 天 vs. 13.26 天）,并发症发生率、病死率等方面差异均无统计学意义。笔者团队实施 LRPD 策略是:应用达芬奇机器人手术系统鞘管布孔,应用腹腔镜切除胰十二指肠标本后,转换成机器人手术系统进行血管、胰肠、胆肠、胃肠吻合术。该手术方式的优点是:①标本切除过程中避免了机器人手术系统牵拉组织力反馈的缺失;②避免了在机器人手术系统下大范围移动操作臂更换手术视野;③血管重建及消化道重建过程中最大限度地发挥了机器人手术系统在精细缝合方面的优势,缩短了手术时间,但Ⅰ型洪氏胰肠吻合术应用于临床后,机器人胰肠吻合优势已不明显;④节省了因机器人手术系统探查或手术中转开腹手术的费用;⑤节省了胰十二指肠切除过程中机器人手术系统的耗材。

　　总之,从技术层面而言,RPD 与 LPD 相比,学习曲线比较短,手术医师具备一定 OPD 经验便可开展,具有一定 LPD 经验更有助于缩短 RPD 学习曲线。

　　Nassour 等分析了美国外科医师胰腺手术改进项目登记的 2014—2015 年 428 例 LPD 和 RPD 的临床资料,其中 LPD 235 例（55%）、RPD 193 例（45%）。LPD 组比 RPD 组有更高的联合血管切除重建率（23.4% vs. 12.4%）、联合脏器切除率（12.3% vs. 4.7%）和中转开腹率（26.0% vs. 11.4%）。中转开腹率与联合血管切除重建、联合脏器切除显著相关,与其他指标差异均无统计学意义。LPD 组与 OPD 组的手术时间（429 分钟 vs. 422 分钟）、再次手术率（7.7% vs. 6.7%）、再次入院率（16.2% vs. 22.3%）、主要并发症发生率（40.9% vs. 42.0%）、30 天病死率（2.6% vs. 1.0%）、腹腔感染率（12.8% vs. 14.5%）、感染性休克率（9.8% vs. 9.3%）、胰瘘发生率（18.9% vs. 21.8%）、胃潴留发生率（18.6% vs. 14.6%）、需要输血的术后出血率（18.7% vs. 14.0%）差异均无统计学意义。并发症发生与肥胖指数、联合血管切除重建、联合脏器切除显著相关。

Zimmerman 等比较了 OPD、LPD、RPD 三组的研究结果,LPD 和 RPD 可以显著降低切口感染率,但手术时间长于 OPD,其他并发症发生率和病死率差异均无统计学意义(表 22-2)。

表 22-2　OPD、LPD、RPD 的比较研究

	OPD(%)	LPD(%)	RPD(%)	P 值
n	6 336(92.8)	280(4.2)	211(3.2)	
T_4 期	346(6.9)	18(8.5)	10(6.3)	
恶性肿瘤	4 880(77.6)	217(78.3)	121(57.6)	
术前化疗	968(15.4)	42(15.1)	42(19.9)	
血管切除	119(17.9)	59(21.5)	24(11.7)	$P<0.05$
胰瘘	1 121(17.9)	53(19.2)	46(21.9)	
胃潴留	1 073(17.5)	49(18)	33(15.7)	
术后穿刺引流	815(13.2)	51(18.4)	31(14.8)	
切口感染	722(11.4)	12(4.3)	23(11.4)	$P<0.01$
腹腔感染	866(13.7)	40(14.3)	32(15.2)	
出血量(ml)	1 229(20.5)	521(15.6)	301(4.2)	
再手术	354(5.6)	22(7.9)	14(6.6)	
再入院	1 060(16.7)	50(17.9)	49(23.2)	
手术时间 /min	354(277~437)	421(332~499)	404(331~551)	$P<0.01$
总并发症	3 609(60.1)	154(55)	131(62.1)	
病死率	115(1.8)	7(2.5)	6(2.8)	

二、手术方式

1. 全机器人胰十二指肠切除及消化道重建　完全通过机器人手术系统进行胰十二指肠标本的切除及包含胰肠、胆肠、胃肠三个吻合口的消化道重建方式,以及 PV-SMV 重建。

2. 全机器人胰十二指肠切除术 + 开腹胃肠吻合　通过机器人手术系统进行胰十二指肠标本的切除,并进行胰肠及胆肠吻合口重建,利用上腹部取出标本正中切口行胃肠吻合。此术式适用于胃、肠道组织水肿或因牵拉肠管发生肠管壁及其系膜多处损伤需要仔细检查并修补者;或患者对气腹耐受性较差,希望尽快解除气腹,加快手术进程的情况。

3. 腹腔镜机器人杂交胰十二指肠切除术(hybrid laparoscopic robotic pancreaticoduodenectomy,LRPD)　腹腔镜切除胰十二指肠标本后,再利用机器人手术系统行血管重建和消化道重建的手术方式。采用 Hybrid 手术的术者需具有丰富的全腹腔镜胰十二指肠切除术经验。由于腹腔镜和机器人操作体验的不同,Hybrid 手术集合了腹腔镜与机器人手术各自的优势。

第四节　体位与操作孔布局

一、体位与麻醉方式

1. 体位　胰腺位于上腹部深部,为清晰显露手术视野,需依靠重力使肠管下沉至盆腔,应采取尽可能直立的头高足低仰卧位,同时固定脚板以防止患者滑落。此外,为使钩突部显露更方便,需要旋转手术床

使患者右侧抬高 15°~30°，也可使用腰垫。根据手术室显示屏放置位置、辅助孔的选取及术者习惯，助手在患者并腿位时可站立于患者左侧，分腿位时可站立于患者两腿之间（图 22-14）。

2. 麻醉方式　机器人手术准备时间较长且复杂，一般以气管内插管，静脉、吸入复合麻醉。

二、腹腔镜探查与操作孔布局

1. 腹腔镜探查　镜头孔穿刺点可选择脐上或脐下；对上身较短、剑突与脐间距较短的患者，可以适当向足侧移位。以 Veress 气腹针建立气腹。穿刺器穿刺后，将腹腔镜置入鞘管。在手术过程中，根据患者心肺耐受情况适当调整气腹压力和流速，切除时建议气腹压力维持在 12~15mmHg，重建时可调低至 10~12mmHg。腹腔镜探查排除肝、腹壁、肠系膜转移后，继续定位布置其他操作孔。应用腹腔镜探查可以避免因腹腔、盆腔存在转移灶而终止手术产生的机器人开机费。

2. 操作孔布局　各操作孔的定位应在气腹建立之后再做决定，切忌以气腹前初定的标识直接穿刺置入戳卡。建立气腹后的腹腔镜镜头孔点与肿瘤的直线距离（即 T 点与镜头孔的间距）为 10~15cm。机械臂孔①的理想位置应位于镜头孔左侧外上，直线距离 8~10cm，综合考虑患者身材因素，以体表标志线为参考。若机械臂孔①非常接近左肋下缘，可适当下移，极限低位应高于镜头孔水平线；对于体形瘦窄的患者，机械臂孔①与镜头孔的水平距离不应太短（图 22-15 中阴影方框表示的范围为机械臂孔①可能取到的位置）。若使用机械臂孔③，且习惯用于患者右侧，其位置的确定可优先于机械臂孔②，通常以镜头进腹查看，选择右肝下缘平面与结肠右曲转角平面上缘的交点。机械臂孔②取镜头孔与机械臂孔③连线的中点稍下方，使机械臂孔与镜头孔连成一条弧线。使用单一辅助孔（A1）时，建议选择机械臂孔①与镜头孔连线中点下方。初期开展手术时，可在机械臂孔②与镜头孔连线中点下方增加第二个辅助孔（A2），此孔除用于助手操作外，在钩突部显露较为困难时，也可调整为镜头孔，以增加自右向左的视角，因此 A2 孔也建议采用 12mm 戳卡（图 22-15）。一般不需要 A2 辅助孔。

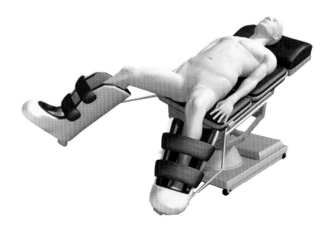

图 22-14　患者体位

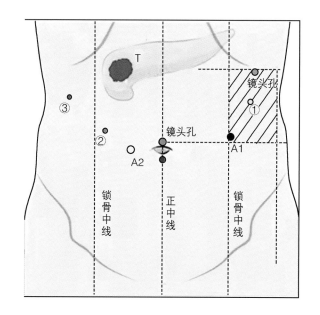

图 22-15　RPD 操作孔布局

①②③. 机器人机械臂孔；A1、A2. 助手辅助操作孔（A2 一般不需要）；T. 胰腺肿瘤。

第五节　术中护理

一、皮肤急性压疮的预防

1. 危险因素

（1）RPD 或 LRPD 手术一般较为复杂、难度大、手术时间长。手术时间 >150 分钟是压疮的危险指数。

（2）机器人手术术中患者体位固定，无法给予按摩。

（3）机器人器械臂的垂直压力作用，使机体承重部位压力增加，当持续性的垂直压力超过毛细血管压（正常为 16~32mmHg），受压组织会发生缺氧、血管塌陷、形成血栓。

（4）患者合并糖尿病，营养不良；全身麻醉的药物作用，使全身肌肉放松，处于完全被动状态，肌肉和血管失去神经支配后舒缩功能丧失。

（5）为更好地利用重力使手术视野开阔清晰，采用 30° 头高足低卧位，根据该手术体位，确定枕部、双侧肩部、尾骶部、双外踝为身体受力点，由于身体的全部重量都集中在这些支点部位，且这些部位为骨隆突或肌肉、脂肪较薄之处，即为全身易形成皮肤压疮处。

2. 护理措施　术前访视与麻醉前进行两次患者皮肤的认真评估，枕部安置聚氨酯凝胶头圈，其余身体受力点及皮肤薄弱处粘贴泡沫敷料保护；安置剪刀卧位时，膝关节稍屈曲，用约束带固定于腿板，足底置软垫并用托脚板固定，避免头高足低位时引起身体滑动产生剪切力，保持床单与约束带平整、干燥；二氧化碳气腹孔由观察孔改为辅助孔进气，避免主刀医师移动镜头时戳卡进气孔压伤皮肤，手术过程中时刻提醒助手不可按压患者，并随时提醒主刀医师机械臂的位置，防止机械臂动作幅度过大挤压皮肤。

二、神经损伤的预防

1. 危险因素　全身麻醉患者自身保护性反射消失，体位安置不当可能造成神经受压、过伸，从而引起神经损伤。损伤较轻可能导致部分支配区域的某些功能出现障碍，损伤严重可能会导致患者残疾，如臂丛神经损伤容易导致上肢功能丧失。

2. 护理措施

（1）在麻醉之前安置体位与患者配合进行，提高患者舒适度的同时也避免神经损伤。

（2）全身麻醉前安置桡动脉穿刺的上肢，避免过度外展、外旋及不恰当地弯曲手臂而造成臂丛神经损伤和尺神经麻痹。

（3）约束带置于膝关节上 3~5cm 处固定下肢，并在腘窝下置棉垫，以保护腓总神经。

（4）调节气腹压力至 10~15mmHg（1mmHg=0.133kPa），流量从 1L/min 的低速开始，避免一过性膈肌抬高损伤膈神经。

三、体温过低的预防

1. 危险因素

（1）老年患者血液循环变慢、新陈代谢率降低、皮肤血管收缩反应能力降低、自身调节和保持恒温能力下降，对周围环境中温度的变化不能及时调节。

（2）老年患者对机器人手术产生紧张、不安情绪。

（3）全身麻醉可明显抑制正常体温自身调节功能，肌肉松弛药的使用使机体产热降低导致术中低体温。

（4）长时间二氧化碳气腹引起术中低体温。

2. 护理措施

（1）遵循"品管圈"术前访视流程，进行心理干预，消除患者紧张心理，以积极心态接受并配合手术。

（2）提前 30 分钟预热手术间温度，保持室温在 24~25℃，相对湿度 50%~60%。

（3）根据手术要求显露手术部位，尽可能减少显露时间。

（4）术中使用充气式身下加温仪，温度设置 38℃为宜，使用输液加温仪，设置温度略高于 37℃。

（5）采用可自动将 CO_2 加温到体温温度的 CO_2 气腹机，并进行鼻咽腔温度的测定，维持体温在正常范围。

四、下肢深静脉血栓形成的预防

深静脉血栓（deep venous thrombosis，DVT）是指血液在深静脉内异常凝结所致的一种静脉回流障碍性疾病。

1. 危险因素

(1) 老年患者由于机体代偿能力相对较弱,术前禁食、禁水及清洁灌肠容易导致体液补入不足、丢失过多,使血液浓缩,形成高凝状态。

(2) 术中长时间维持较高气腹压力,可直接压迫下腔静脉及两侧髂静脉,使下腔静脉阻力增加,导致下肢静脉血液回流速度减慢,静脉管腔增大,静脉淤滞,加上头高足低位对下肢静脉回流的影响,更进一步加重静脉淤滞。

(3) 合并糖尿病、高血压,术前存在微血管内膜损伤,使管腔增大的静脉壁容易发生撕裂,导致胶原纤维显露,为血小板黏附和血栓形成提供条件。

2. 护理措施

(1) 对合并高血压、糖尿病等患者,术前应予控制血压、血糖,以改善静脉血管内皮细胞的功能。

(2) 认真做好手术物品的准备及保持手术器械的功能完好,避免手术时间延迟的发生。

(3) 及时补充水、电解质,防止血液浓缩。

(4) 术中对患者双下肢使用人工肌泵,设定压力为 45mmHg,通过被动按摩,增加血液流速,促进血液回流。

(5) 拆除机器人后及时恢复患者平卧位,以减少头低足高位的持续时间。

五、机器人及器械发生故障的处理

机器人手术配合护士必须经过机器人手术系统专业培训,掌握机器人手术仪器的设备性能、使用程序、操作方法,器械的名称、用途、拆洗、安装方法、日常维护、保养等方法,并经过考核,取得专业上岗证书。首次开展机器人手术的医师及配合护士应进行模拟训练,便于参与手术人员熟悉机器人的性能、各部件操作;并要求有较强的外语能力,理解显示屏的外语提示,掌握出现的各种故障代码,并能正确处理各种故障。术中适配器和器械臂脱开时,必须在 10 分钟内重新正确安装,并提醒主刀医师激活器械。减少房间内人员走动,避免碰撞机器;严禁踩踏各线路,定期请工程师保养整个系统,并做好相关记录。

第六节 术中特殊并发症的预防和处理

一、血管损伤和肠管损伤

规范建立气腹流程,应用气腹针,避免直接用戳卡穿刺,戳卡穿刺时应提起腹壁,注意把握力度;除镜头孔外,其余戳卡孔均应在直视下与腹壁垂直穿刺进腹,避免损伤腹壁血管。对既往腹部有手术史的患者,可直视下建立镜头孔。建立操作孔后,应检查每个操作孔附近腹壁是否渗血及腹腔脏器是否有损伤。若出现损伤,判断损伤程度后选择腹腔镜下修补或中转开腹。

二、气腹相关并发症

主要包括高碳酸血症、皮下气肿。预防措施:与麻醉团队密切配合,严密监测呼吸情况,动态检测血气分析,尽量避免出现广泛的皮下气肿,术中应保持良好的肌肉松弛状态,尽量缩短手术时间;降低气腹压力;暂停手术;若患者无法耐受,中转开腹手术。

三、术中血管和邻近脏器损伤

1. 血管损伤 由于胰腺周围血供丰富、解剖层次多,壶腹部周围肿瘤与血管关系密切,为彻底清扫大血管周围淋巴结和神经软组织,术中可能损伤大血管或其分支,如损伤肝总动脉,肝固有动脉,脾动、静脉,门静脉,肠系膜上动、静脉,胃十二指肠动脉等。预防措施:熟悉胰周解剖结构和血管变异,正确显露肿块位置及层次,熟练、正确使用超声刀、电凝钩等能量设备。对损伤血管应及时应用止血夹或 Prolene线缝扎止血。

2. 相邻脏器损伤　胰腺、横结肠及其系膜、脾、肝、胆囊及胆总管等损伤。预防措施：熟悉胰周相邻脏器解剖结构，机械手臂操作轻柔，按照正确解剖平面进行操作；损伤邻近脏器应及时修补和妥善处理。

四、空肠肠壁的损伤

胰十二指肠切除术中，涉及消化道吻合口较多，牵拉空肠的过程中，极易损伤肠壁浆膜和 / 或系膜。以机器人器械夹持肠管时应轻柔，避免操作臂之间或与助手器械之间的碰撞，应避免使用持针器直接夹持肠壁。推拉肠管时应以器械臂而非机械臂末端触碰肠管。发生损伤应及时修补。

五、中转开腹

由于目前机器人手术费用高，术前需充分告知家属中转开腹的可能，取得家属理解。以下情况应及时考虑中转开腹或小切口辅助手术，不视为手术并发症。

1. 腹腔广泛粘连，在成功安装至少两个操作臂后仍然难以分辨解剖结构，通常需要中转开腹。

2. 术中出血难以控制，或出血量已超过 800~1 000ml，虽已控制出血，但手术进程很慢，估计在机器人下操作困难，还会发生大出血。

3. 患者难以耐受气腹，气道压力过高，即使降低气腹压情况也未见好转。

4. PV-SMV 切除后因张力高，很难在机器人下完成血管重建。

参考文献

［1］GIULIANOTTI P C，CORATTI A，ANGELINI M，et al. Robotics in general surgery：personal experience in a large community hospital［J］. World J Surg，2013，37（12）：2761-2770.

［2］MILONE L，DASKALAKI D，WANG X，et al. State of the art of robotic pancreatic surgery［J］. Arch Surg，2003，138（7）：777-784.

［3］STAFFORD A T，WALSH R M. Robotic surgery of the pancreas：The current state of the art［J］. J Surg Oncol，2015，112（3）：289-294.

［4］ZUREIKAT A H，POSTLEWAIT L M，LIU Y，et al. A multi-institutional comparison of perioperative outcomes of robotic and open pancreaticoduodenectomy［J］. Ann Surg，2016，264（4）：640-649.

［5］PENG L，LIN S，LI Y，et al. Systematic review and meta-analysis of robotic versus open pancreaticoduodenectomy［J］. Surg Endosc，2017，31（8）：3085-3097.

［6］施昱晟，詹茜，邓侠兴，等 . 机器人辅助胰头十二指肠切除术治疗胰头部恶性肿瘤［J］. 中华肝脏外科手术学电子杂志，2014，3（6）：12-15.

［7］周宁新，陈军周，刘全达，等 . 达芬奇机器人手术系统和开腹胰十二指肠切除术的比较［J］. 中华消化外科杂志，2010，9（2）：101-104.

［8］CHEN S，CHEN J Z，ZHAN Q，et al. Robot-assisted laparoscopic versus open pancreaticoduodenectomy：a prospective，matched，mid-term follow-up study［J］. Surg Endosc，2015，29（12）：3698-3711.

［9］WALSH R M，CHALIKONDA S. How I Do It：Hybrid Laparoscopic and Robotic Pancreaticoduodenectomy［J］. J Gastrointest Surg，2016，20（9）：1650-1657.

［10］JI W，DING K，KAO X，et al. Robotic and laparoscopic hybrid pancreaticoduodenectomy：surgical techniques and early outcomes［J］. Chin Med J，2014，127（16）：3027-3029.

［11］NARULA V K，MIKAMI D J，MELVIN W S. Robotic and laparoscopic pancreaticoduodenectomy：a hybrid approach［J］. Pancreas，2010，39（2）：160-164.

［12］彭承宏，施昱晟，吴志翀 . 机器人胰腺肿瘤手术难点与对策［J］. 中国实用外科杂志，2016，36（11）：1158-1161.

［13］GIULIANOTTI P C，ADDEO P，BUCHS N C，et al. Robotic extended pancreatectomy with vascular resection for locally advanced pancreatic tumors［J］. Pancreas，2011，40（8）：1264-1270.

［14］郑树国,李建伟,肖乐,等.达芬奇机器人手术系统辅助腹腔镜胰十二指肠切除术联合门静脉切除及人工血管架桥重建［J］.中华消化外科杂志,2016,15(4):390-394.

［15］洪德飞,张宇华,沈国樑,等.联合血管切除重建的腹腔镜和达芬奇机器人根治性胰十二指肠切除术五例［J］.中华肝胆外科杂志,2016,22(7):473-477.

［16］ZUREIKAT A H,NGUYEN K T,BARTLETT D L,et al. Robotic-assisted major pancreatic resection and reconstruction［J］. Arch Surg,2011,146(3):256-261.

［17］张宇华,洪德飞.微创胰十二指肠切除术:从腹腔镜到达芬奇机器人手术系统［J］.中华消化外科杂志,2015,14(11):980-982.

［18］洪德飞.腹腔镜、机器人辅助行胰腺消化道重建策略及技术［J］.中国实用外科杂志,2015,35(8):898-900.

［19］喻晓芬,王知非,何茫茫,等.机器人辅助腹腔镜胰十二指肠切除术中护理问题评估及护理措施［J］.中国微创外科杂志,2016,16(11):1044-1048.

［20］SHYR B U,CHEN S C,SHYR Y M,et al. Surgical,Survival and oncological outcomes after vascular resection in robotic and open pancreaticoduodenectomy［J］. Surg Endosc,2020,34(1):377-383.

［21］ZIMMERMAN A M,ROYE D G,CHARPENTIER K P,et al. A comparison of outcomes between open,laparoscopic and robotic pancreaticoduodenectomy［J］. HPB,2018,20(4):364-369.

［22］NASSOUR I,WANG S C,POREMBKA M R,et al. Robotic versus laparoscopic pancreaticoduodenectomy. A NSQIP analysis［J］. J Gastrointest Surg,2017,21(11):1784-1792.

第二十三章

机器人辅助胰十二指肠切除术

第一节　适应证和禁忌证

一、适应证

1. 壶腹部周围良性和低度恶性肿瘤　肿瘤位于胰头、壶腹部或十二指肠,术前影像学诊断为良性或交界性肿瘤,如有手术切除指征的浆液性或黏液性囊腺瘤、导管内乳头状黏液性肿瘤、十二指肠间质瘤、神经内分泌肿瘤、实性假乳头状瘤等。

2. 原发性壶腹部周围恶性肿瘤　如胰头癌、壶腹癌、胆管下段癌、十二指肠乳头癌、十二指肠腺癌等。

3. 继发性壶腹部周围恶性肿瘤或邻近脏器恶性肿瘤侵犯　如恶性黑色素瘤、肾癌转移等。

4. 胰头部肿块性慢性炎症　已明确具有临床症状、反复发作的,伴或不伴有胰管结石的慢性胰腺炎患者,或可能存在癌变的患者。

二、禁忌证

1. 任何开腹胰十二指肠切除术的禁忌证。
2. 心肺功能差,难以耐受气腹的患者。
3. 既往有多次上腹部手术史,存在腹腔内致密粘连者。
4. 胰头恶性肿瘤Ⅲ~Ⅳ期或进展期十二指肠癌。
5. 壶腹周围癌有明确远处转移者。

第二节　手　术　步　骤

1. 体位　胰腺位于上腹部深部,为清晰显露手术视野,需依靠重力使肠管下沉至盆腔。应采取尽可能直立的头高足低仰卧分腿位,同时固定脚板以防止患者滑落。此外,为使钩突部显露更方便,需要旋转手术床使患者右侧抬高 15°~30°,也可使用腰垫。助手于患者两腿之间。

2. 麻醉方式　气管内插管,静脉、吸入复合麻醉。

3. 腹腔镜探查、操作孔布局　以 Veress 气腹针建立气腹。穿刺器穿刺后,将腹腔镜置入鞘管。手术过程中,根据患者心肺耐受情况适当调整气腹压力和流速,切除时建议气腹压力维持在 12~15mmHg,重建时可调低至 10~12mmHg。腹腔镜探查排除肝、腹壁、肠系膜转移后,定位布置其他机器人辅助操作孔(见第二十二章)。主操作孔 1 号臂置入超声刀,2 号臂置入带双极电凝的抓钳,3 号臂置入抓钳托起肝脏脏面。助手操作辅助孔 A1 根据手术进程更换操作器械,一般应用吸引器。

4. 胆囊减压 / 减黄　对术前有黄疸而未减黄、胆囊明显增大的患者,腹腔镜穿刺针抽取胆汁送检细菌培养后,将胆囊底部电钩切开,应用吸引器吸引黏稠胆汁,应用生理盐水或碘附溶液冲洗干净后,缝扎切口。

5. 离断胃　应用机器人无损伤肠钳或胃钳分别牵开胃结肠韧带,应用超声刀自胃远端 1/3 处向远处离断胃结肠韧带至十二指肠起始部,显露胰腺。游离胃网膜右动、静脉,近端结扎,远端超声刀离断。以胃左动脉为界,离断小网膜,结扎胃冠状静脉分支近端后离断。拔除胃管,应用直线切割闭合器(蓝色钉仓或金色钉仓)离断胃,断面应用电凝钩止血。

6. 肝十二指肠韧带骨骼化清扫　应用超声刀或电钩打开胰上缘后腹膜,解剖出肝总动脉,应用血管带悬吊。循肝总动脉向肝门部清扫,游离胃右动脉,近端带线结扎后超声刀离断,游离 GDA 用可吸收线和血管夹近端三道结扎(图 23-1)。结扎胆囊动脉后逆行切除胆囊(胆囊管可以不离断)。游离出肝总管,远端结扎。对无黄疸的患者,近端以血管阻断钳阻断;对有黄疸者,应用剪刀离断肝总管,近端开放,吸除胆汁,冲洗干净。肝十二指肠韧带继续骨骼化清扫,直至显露胰颈上门静脉(图 23-2)。

7. 游离 SMV　根据胰颈上门静脉走行,超声刀切开胰颈下缘后腹膜,游离出胰颈下 SMV。游离胃结肠干(Henle 干)或其胃分支,应用 5-0 Prolene 线缝扎胃结肠干或其胃支近端,远端应用超声刀离断。用超声刀离断右半胃结肠韧带、肝结肠韧带,将右半结肠推到下腹部。

8. Kocher 切口　超声刀打开 Kocher 切口,沿十二指肠游离至显露下腔静脉、左肾静脉、腹主动脉、肠系膜上动脉及腹腔干根部。

9. 离断屈氏韧带及空肠　①方法一:取横结肠系膜上入路,向右牵拉十二指肠水平部的同时,超声刀离断屈氏韧带后,将远端空肠拖至 SMA 右侧,应用直线切割闭合器离断(白色钉仓)。②方法二:悬吊横结肠,于屈氏韧带下方游离近端空肠后,将远端空肠拖至 SMA 右侧,应用直线切割闭合器离断。此方法常用于近端空肠有粘连或胰头肿块 >5cm 的患者。

10. 离断胰颈　应用超声刀离断胰颈。术前影像学检查提示胰管细小时,可夹碎胰管外围胰腺组织找到主胰管后,应用剪刀离断胰管,避免超声刀闭合胰管致胰液无法流出而找不到主胰管。对有慢性胰腺炎或胰颈后 SMV 腹侧不易分离者,不必游离胰后隧道,可应用电钩边断胰颈边显露 SMV(图 23-3)。

11. 离断胰腺钩突系膜　自足侧向头侧游离 SMV,妥善结扎或缝扎胰十二指肠下静脉或第一支空肠静脉、胰十二指肠上后静脉、冠状静脉后离断。紧贴 SMA 右侧完整离断胰腺钩突系膜。对于存在 PV、SMV 侵犯或与 PV-SMV 有致密粘连的患者,也可采用"动脉先行"的手术入路后,再离断胰腺钩突(见二十二章)。切除标本放置在标本袋内封闭后,置于右肝上间隙,待消化道重建结束后取出。

对于创面出血和小血管出血,可以随时应用双极电凝进行止血,有利于加快手术进程。

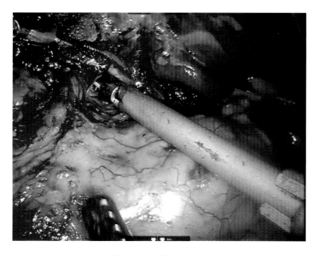

图 23-1　游离 GDA
1. 胃右动脉;2. 胃十二指肠动脉。

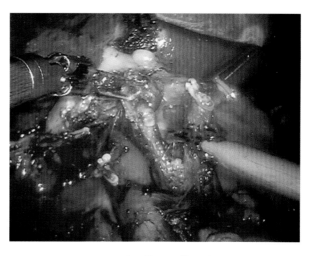

图 23-2　肝十二指肠韧带骨骼化清扫
1. 肝总动脉;2. 门静脉。

12. 消化道重建　温生理盐水冲洗创面,检查无出血后。准备胰肠吻合、胆肠吻合和胃肠吻合。

(1) 胰消化道重建:外科机器人提供三维(3D)立体图像,可以放大 10~20 倍;EndoWrist 器械可完全模仿人手腕动作 7 个自由度。这些特点有利于进行精细的缝合、结扎,尤其适合胰管空肠黏膜吻合术,但强调支撑管改为胰液引流管,且一定要固定好。笔者中心采用洪氏胰肠吻合术(见第五章)。传统胰管空肠黏膜吻合术的具体步骤如下:胰腺远端游离 1cm,应用 4-0 Prolene 或倒刺线连续缝合胰腺背缘与空肠浆肌层,胰腺边距 1cm(图 23-4);5-0 PDS 线连续或 5-0 薇乔线间断缝合背侧胰管与空肠,置入胰液引流管,应用可吸收线固定胰液引流管(图 23-5);5-0 PDS 线连续或 5-0 薇乔线间断缝合腹侧胰管与空肠,抽紧缝线打结;4-0 Prolene 线或倒刺线针转向,连续缝合腹侧胰腺与空肠浆肌层后,抽紧缝线打结(图 23-6)。

(2) 胆肠吻合:距胰肠吻合口 10~15cm 处行胆肠吻合。对肝总管直径≥8mm 以上者,应用 4-0 倒刺线或 PDS 可吸收线连续缝合;对肝总管直径 <8mm 者,应用 4-0 倒刺线连续缝合后壁,应用 4-0 薇乔线或 PDS 线间断缝合前壁(图 23-7)。

(3) 胃肠吻合及鼻肠营养管放置:提起空肠,距胆肠吻合口 50~60cm 处空肠应用 4-0 薇乔线缝合浆肌层作为标志。自远端从肠系膜上血管后方拉出空肠找到缝线标志处。应用 3-0 倒刺线连续缝合或切割闭合器进行胃肠吻合。对年老、营养情况相对较差的患者,可选择性放置鼻肠营养管,将鼻肠管送到胃肠吻

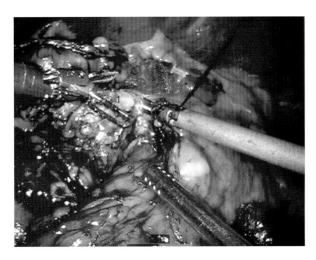

图 23-3　离断胰颈
1.胰腺;2.肠系膜上静脉。

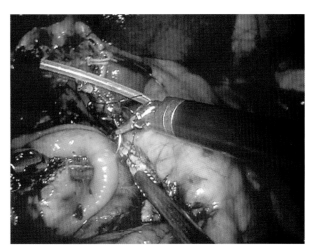

图 23-4　连续缝合胰腺背侧与空肠浆肌层

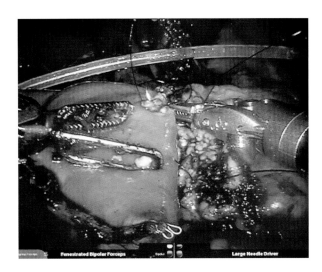

图 23-5　间断或连续缝合胰管与空肠黏膜

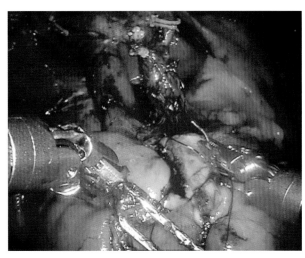

图 23-6　连续缝合胰腺腹侧与空肠浆肌层

合口输出袢约 20cm，然后缝合前壁。

13. 游离肝镰状韧带和肝圆韧带　用超声刀游离镰状韧带和肝圆韧带，将游离的肝圆韧带通过胰肠吻合口和胆肠吻合口之间、小肠的后方拉至胰肠吻合口后方，应用血管夹固定。隔开胆肠吻合口与胰肠吻合口，覆盖 GDA 残端、PV-SMV 和胰肠吻合口。

14. 取出标本　冲洗腹腔、盆腔，检查创面无渗血、胆肠吻合口无胆瘘后，在脐下纵向或耻骨联合上弧形切开 4~6cm，连标本袋一起取出标本。标记标本各切缘送病理检查，即胰腺断端、肝总管断端、十二指肠断端、钩突系膜（左界、后界、上界、下界）切缘。

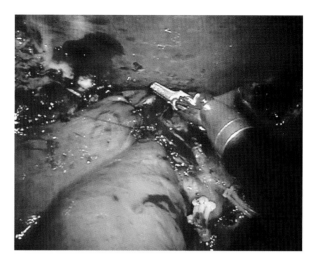

图 23-7　胆肠吻合

15. 腹腔引流管放置　应用巾钳暂时夹闭标本取出口，重新建立气腹伸入腹腔镜。对于恶性肿瘤患者，应用 10 000ml 热蒸馏水冲洗腹、盆腔。在下胆肠吻合口前方、胰肠吻合口后方各留置引流管一根。对于胰瘘高危患者，至少放置一根双套负压冲洗引流管。

16. 缝合切口，结束手术。

参考文献

［1］ GIULIANOTTI P C，CORATTI A，ANGELINI M，et al. Robotics in general surgery：personal experience in a large community hospital［J］. World J Surg，2013，37（12）：2761-2770.

［2］ MILONE L，DASKALAKI D，WANG X，et al. State of the art of robotic pancreatic surgery［J］. Arch Surg，2003，138（7）：777-784.

［3］ JUNG M，MOREL P，BUEHLER L，et al. Robotic general surgery：current practice，evidence，and perspective［J］. Langenbecks Arch Surg，2015，400（3）：283-292.

［4］ ZUREIKAT A H，POSTLEWAIT L M，LIU Y，et al. A multi-institutional comparison of perioperative outcomes of robotic and open pancreaticoduodenectomy［J］. Ann Surg，2016，264（4）：640-649.

［5］ CHEN S，CHEN J Z，ZHAN Q，et al. Robot-assisted laparoscopic versus open pancreaticoduodenectomy：a prospective，matched，mid-term follow-up study［J］. Surg Endosc，2015，29（12）：3698-3711.

［6］ 彭承宏，施昱晟，吴志翀. 机器人胰腺肿瘤手术难点与对策［J］. 中国实用外科杂志，2016，36（11）：1158-1161.

［7］ GIULIANOTTI P C，ADDEO P，BUCHS NC，et al. Robotic extended pancreatectomy with vascular resection for locally advanced pancreatic tumors［J］. Pancreas，2011，40（8）：1264-1270.

［8］ 洪德飞，张宇华，沈国樑，等. 联合血管切除重建的腹腔镜和达芬奇机器人根治性胰十二指肠切除术五例［J］. 中华肝胆外科杂志，2016，22（7）：473-477.

［9］ SHYR B U，CHEN S C，SHYR Y M，et al. Surgical，Survival and oncological outcomes after vascular resection in robotic and open pancreaticoduodenectomy［J］. Surg Endosc，2020，34（1）：377-383.

［10］ ZIMMERMAN A M，ROYE D G，CHARPENTIER K P，et al. A comparison of outcomes between open，laparoscopic and robotic pancreaticoduodenectomy［J］. HPB，2018，20（4）：364-369.

第二十四章

联合血管切除重建的机器人辅助
胰十二指肠切除术

第一节 概 述

一、适应证

胰头癌或其他壶腹周围癌符合以下条件:术前影像学检查提示 PV-SMV 无明显狭窄或单侧狭窄(累及血管周径≤1/3,估计能达到阴性切缘,且受累血管远、近端有合适的血管进行重建),胰周主要动脉未受侵犯。

二、禁忌证

(一)胰头癌或其他壶腹周围癌符合以下条件

术前影像学提示有如下情况之一:静脉血管闭塞、肿瘤包裹血管一半以上、血管受累长度 >2cm 或血管内膜受侵者;受累血管远、近端无合适的血管进行重建;任何胰周动脉受侵者,如肿瘤包绕 SMA>180° 或侵犯腹腔干;肿瘤侵犯或围绕腹主动脉;术中发现除血管侵犯外,局部侵犯严重,难以达到切缘阴性者;胰头癌术前影像学检查有深部浸润,十二指肠癌突破浆膜层者。

(二)其他禁忌证

1. 全身情况差,不能耐受手术或气腹的患者。
2. 腹腔内存在致密或复杂性粘连,或胰腺弥漫性质硬病变,或存在远处转移。
3. 术者缺乏机器人胰十二指肠切除术的经验。

三、手术路径

一般选择 SMA 优先路径切除。

第二节 手 术 步 骤

1. 体位 胰腺位于上腹部深部,为清晰显露手术视野,需依靠重力使肠管下沉至盆腔,应采取尽可能直立的头高足低仰卧分腿位,同时固定脚板以防止患者滑落。此外,为使钩突部显露更方便,需要旋转手术床使患者右侧抬高 15°~30°,也可使用腰垫。助手站立或坐于患者两腿之间。

2. 麻醉方式 气管内插管,静脉、吸入复合麻醉。

3. 腹腔镜探查、操作孔布局 以 Veress 气腹针建立气腹。气腹建立后,穿刺器穿刺置入腹腔镜。手术过程中,根据患者心肺耐受情况适当调整气腹压力和流速,切除时建议气腹压力维持在 12~15mmHg,

重建时可调低至 10~12mmHg。腹腔镜探查排除肝、腹壁、肠系膜转移后继续定位布置机器人其他操作孔。

4. 胆囊减压或减黄 对术前有黄疸而未减黄、胆囊明显增大的患者,腹腔镜穿刺针穿刺抽取胆汁送检细菌培养后,将胆囊底部电钩切开,使吸引器伸入胆囊吸引黏稠胆汁,应用生理盐水和碘附冲洗干净后,缝扎切口。

5. 离断胃 应用无损伤肠钳或胃钳分别牵开胃结肠韧带,应用超声刀自胃远端 1/3 处向远处离断胃结肠韧带至十二指肠起始部,显露胰腺。以胃左动脉为界,离断小网膜,结扎胃冠状静脉分支近端后离断。拔除胃管,应用直线切割闭合器(蓝钉或金钉)离断远端胃,断面应用电凝钩止血。

6. 肝十二指肠韧带骨骼化清扫 应用超声刀循肝总动脉向肝门部清扫,游离出 GDA、胃右动脉后,近端带线双道结扎后超声刀离断。结扎胆囊动脉后逆行切除胆囊。游离出肝总管,对于无黄疸的患者,近端应用血管阻断钳阻断;对于有黄疸者,近端开放、远端结扎后,应用剪刀离断肝总管,以生理盐水和碘附冲洗。继续骨骼化清扫肝十二指肠韧带,直至显著胰颈上门静脉。

7. 游离胰颈下缘 SMV 根据胰颈上缘门静脉的定位,应用超声刀打开胰颈下缘后腹膜,用吸引器头或肠钳钝性分离胰颈后 SMV,即建立胰后隧道。对有慢性胰腺炎或胰颈后 SMV 腹侧不易分离者,不必游离胰后隧道,可电钩边断胰颈边显露 SMV。游离胃结肠干(Henle 干)或其胃分支,以 5-0 Prolene 线缝扎胃结肠干或其胃支近端,远端应用超声刀离断。

8. 断胰颈 对于术前 CT 或 MRI 提示胰管细小者,超声刀离断至胰管大致位置,应用超声刀夹碎胰腺组织,显露出胰管后,应用剪刀离断胰管;对于术前 CT 或 MRI 提示胰管扩张者,可一直应用超声刀离断胰腺。对于胰腺质地硬者,可以应用电钩离断胰腺颈部。胰腺断面出血点应用电凝钩止血。对胰头癌患者,切取胰腺断面组织送快速病理切片检查。

9. Kocher 切口(游离结肠右曲及十二指肠框) 离断升结肠右侧腹膜和肝结肠韧带,将右半结肠推向下腹或盆腔。沿十二指肠框游离至显露下腔静脉、左肾静脉、肠系膜上动脉及腹腔干根部。

10. 离断屈氏韧带及空肠 ①方法一:取横结肠系膜上入路,向右牵拉十二指肠水平部的同时,超声刀离断屈氏韧带后,将远端空肠拖至 SMA 右侧,应用直线切割闭合器离断(白色钉仓)。②方法二:悬吊横结肠,于屈氏韧带下方游离近端空肠后,将远端空肠拖至 SMA 右侧,应用直线切割闭合器离断,此方法常用于近端空肠有粘连的患者或壶腹部周围肿瘤 >5cm 者。

11. 钩突切除

(1) SMV 远端游离:自足侧向头侧游离 SMV,近端用 5-0 Prolene 线缝扎胰十二指肠下静脉或第一支空肠静脉后,超声刀慢挡离断远端,进一步游离 SMV 直至胰头肿块处。游离出 SMV,并应用血管带悬吊。

(2) 脾静脉游离或离断:游离脾静脉起始部,应用血管带悬吊,PV-SMV 汇合部受肿瘤侵犯者可应用直线切割闭合器(白色钉仓)离断脾静脉起始部。

(3) SMA 游离:应用超声刀离断 SMA 腹侧鞘膜,游离出 SMA 并用血管带悬吊。

(4) 门静脉游离并悬吊:自头侧向足侧游离 PV 直至胰头肿块处,胰十二指肠上后静脉(Belcher 静脉)、冠状静脉近端需用 5-0 Prolene 线缝扎后离断。最后只剩下胰头肿块与 PV 和 SMV 侵犯处。

(5) 钩突系膜离断:将 SMV、SMA 血管悬吊带分别往左、右侧牵拉,紧贴 SMA 右侧自足侧向头侧应用超声刀离断钩突系膜,直至腹腔干、SMA 根部右侧。IPDA 近端用血管夹结扎。

(6) 标本切除:应用腹腔镜血管阻断夹分别阻断 PV、SMV 和 / 或脾静脉根部。根据术前 CT 检查肿瘤侵犯 PV-SMV 的程度,连同 PV-SMV 侧壁或节段一起切除胰头十二指肠。

对于慢性胰腺炎与 PV-SMV 有致密粘连,或胰腺肿瘤可疑侵犯 PV-SMV 者,也建议联合 PV-SMV 在血流阻断情况下切除标本,对可疑 PV-SMV 侵犯组织,行快速病理切片检查,是否 PV-SMV 重建按病理结果处理。

对于创面出血和小血管出血,可以随时应用机器人双极电凝进行止血。

12. PV-SMV 重建 行端端吻合或侧壁修补重建 PV-SMV(见本章第三节)。

13. 消化道重建 温生理盐水冲洗创面,检查无出血后,准备消化道重建(胰肠吻合术、胆肠吻合术、胃肠吻合术)(见二十三章)。

14. 放置营养管　对年老、营养状态差的患者,在行胃肠吻合口时放置鼻肠营养管。

15. 游离肝镰状韧带和肝圆韧带　用超声刀游离镰状韧带和肝圆韧带,将游离的肝圆韧带通过胆肠吻合口和胰肠吻合口之间小肠后方拉至胰肠吻合口后方,隔开胆肠吻合口和胰肠吻合口,覆盖GDA残端、PV-SMV。

16. 取标本　冲洗腹腔、盆腔,检查创面无渗血、无胆瘘后,在脐下正中切口或耻骨上弧形切口切开3~5cm后取出标本。标记标本各切缘送病理检查,即胰腺断端、肝总管断端、十二指肠断端、钩突系膜(左界、后界、上界、下界)切缘。

17. 放置腹腔引流管　用巾钳暂时夹闭标本取出口,重新建立气腹。置入腹腔镜,10 000ml热蒸馏水冲洗腹腔、盆腔。分别在胆肠吻合口前方和胰肠吻合口后方各放置一根腹腔引流管,对胰瘘高危患者至少放置双套负压吸引引流管一根。

18. 缝合切口,结束手术。

第三节　PV-SMV 切除重建

一、修补

直接修补、血管补片或人工血管补片。以修补后无狭窄为标准。

方法:若门静脉或 SMV 受肿瘤侵犯的面积较小,可楔形切除后,用 5-0 Prolene 线连续或间断缝合修复缺损;若缺口较大,可用静脉壁补片加以修补。

二、节段切除、端端吻合

1. 若切除长度 <3cm,可直接行端端吻合(图 24-1);若切除长度 ≥3cm,可间置人工血管、保存的人体血管、扩展再通的肝圆韧带、大隐静脉或颈静脉加以移植。唯一标准:重建后无张力、无狭窄、无扭转。

机器人下血管重建和腹腔镜下血管重建一样,由于气腹压的存在,比开腹血管重建的血管张力更高。若 PV-SMV 重建时张力大,可离断脾静脉根部,离断肝镰状韧带;若离断脾静脉根部后重建时血管张力仍然很高(切除 PV-SMV>3cm),必须间置血管,以避免重建后血管张力过高而撕裂。

2. 吻合方式:一般应用 5-0 Prolene 线连续外翻吻合,沿外内 - 内外方向进针(图 24-2)。缝合后预留扩展环(growth factor),避免狭窄环,注射肝素生理盐水。

3. 血管重建完成后开放血供:先解除远端阻断夹,后解除近端阻断夹,使吻合口充分膨胀后打结。

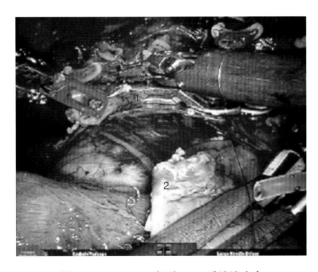
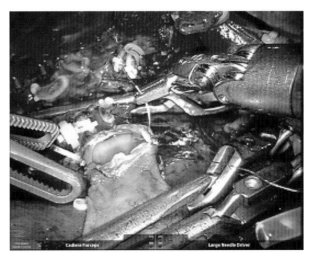

图 24-1　PV-SMV 切除 3cm 后端端吻合　　　　图 24-2　PV-SMV 端端吻合,完成后壁连续缝合
　　1.门静脉;2.肠系膜上静脉。

4. SMV-PV 阻断时间最好控制在 60 分钟内,一般在 30 分钟内完成。肉眼标准:肠道无明显水肿。若阻断后很快水肿,则应严格控制阻断时间。

第四节　术后处理

一、术后是否常规预防性抗凝治疗

1. 移植人造血管需长期抗凝治疗。
2. 口径粗大的血管重建后原则上不做预防性抗凝治疗。
3. 预防性抗凝治疗方法:皮下注射,每天 1~2 次,以预防血栓,同时监测出凝血时间。

二、血管吻合口栓塞

1. 术后第一天起进行血管多普勒超声检查,重点检查吻合血管的流量及流速。若患者的凝血功能好,无出血倾向,可给予低分子右旋糖酐 500ml/24h,静脉滴注。术后 3~5 天行腹部增强 CT 检查,查看吻合口情况。

2. 一旦发生栓塞,应尽早给予溶栓及抗凝治疗:右旋糖酐 500ml+ 尿激酶 75 万 U/24h,静脉滴注,同时低分子肝素钙 2 500~5 000U 皮下注射,每日 1~2 次,体重过轻者可减剂量。抗凝治疗期间,务必动态监测患者出凝血时间。

3. 早期吻合口栓塞:若出现肠道淤血、腹膜炎症状,应行急诊手术,重建血管吻合。
4. 晚期出现吻合口栓塞,若肠道血供回流好,侧支已形成,可继续随访。

三、其他管理

其他管理方法和并发症处理见第八章。

四、疗效评价

Shyr 等比较了机器人与开腹联合 PV-SMV 切除及未切除的胰十二指肠切除术的临床效果,联合血管切除组除了手术时间显著长于未切除组,其他指标均无差异(表 24-1)。

表 24-1　联合 PV-SMV 切除与未切除胰十二指肠切除术疗效比较

	n(%)	PV-SMV 切除组(%)	未切除(%)	P 值
PD	391	43(11.9)	348(89.1)	
RPD	183(46.8)	11(25.6)	172(49.4)	
OPD	208(53.2)	32(14.4)	176(50.6)	
胰腺癌	149(38.1)	37(86.0)	112(32.2)	
手术时间 /min	7(3.8~16.3)	8.0(4.0~15.3)	7.0(3.8~6.3)	<0.05
R_0 切除率	370(94.6)	40(93)	330(94.8)	
并发症≥Ⅲ级	35(8.9)	5(11.6)	17(4.9)	
胰瘘 B+C 级	36(9.2)	4(9.3)	32(9.2)	
出血 B+C 级	12(3.1)	3(7.0)	9(2.0)	
胃潴留 B+C 级	36(9.2)	4(9.3)	32(9.2)	
胆瘘	57(14.6)	6(14.0)	51(14.7)	
住院时间 / 天	24(7~130)	23(8~118)	24(7~136)	
病死率	4(1.0)	0	4(1.19)	

参考文献

［1］ TSENG J F,RAUT C P,LEE J E,et al. Pancreaticoduodenectomy with vascular resection margin status and survival duration［J］. J Gastrointest Surg,2004,8(8):935-949.

［2］ TAKAHASHI S,OGATA Y,TSUZUKI T. Combined resection of the pancreas and portal vein for pancreatic cancer［J］. Br J Surg,1994,81(8):1190-1193.

［3］ 陈福真,戈小虎,赵大健,等. 联合血管重建的胰十二指肠切除(附42例报告)［J］. 中国实用外科杂志,2002,22(5):273-275.

［4］ 洪德飞,刘颖斌,彭淑牖. 如何提高胰头癌根治的彻底性和安全性［J］. 中华肝胆外科杂志,2010,16(2):88-91.

［5］ 洪德飞,彭淑牖. 胰腺癌根治术联合血管切除中血管切除的指征探讨［J］. 外科理论与实践,2007,12(3):268-270.

［6］ 彭淑牖,洪德飞,许斌,等. 肠系膜上动、静脉交叉提拉技术在胰头癌根治切除术中的应用［J］. 中华普通外科杂志,2008,23(5):391-392.

［7］ 洪德飞,彭淑牖,沈国樑,等. 全胰腺系膜切除理念应用于胰头癌根治术的初步体会［J］. 中华普通外科杂志,2014,29(5):344-347.

［8］ MARTIN R C,SCOGGINS C R,EGNATASHVILI V. Arterial and venous resection for pancreatic adenocarcinoma:operative and long term outcomes［J］. Arch Surg,2009,144(2):154-159.

［9］ 洪德飞,刘亚辉,张宇华,等. 腹腔镜胰十二指肠切除术80例疗效分析［J］. 中国实用外科杂志,2016,36(8):885-888+893.

［10］ 沈柏用,刘钦,邓侠兴,等. 达芬奇机器人手术系统行胰十二指肠切除术的临床疗效［J］. 中华消化外科杂志,2012,1:79-81.

［11］ 张宇华,洪德飞. 微创胰十二指肠切除术:从腹腔镜到达芬奇机器人手术系统［J］. 中华消化外科杂志,2015,14(11):980-982.

［12］ GIULIANOTTI P C,CORATTI A,ANGELINI M,et al. Robotics in general surgery:personal experience in a large community hospital［J］. World J Surg,2013,37(12):2761-2770.

［13］ JUNG M,MOREL P,BUEHLER L,et al. Robotic general surgery:current practice,evidence,and perspective［J］. Langenbecks Arch Surg,2015,400(3):283-292.

［14］ GIULIANOTTI P C,ADDEO P,BUCHS N C,et al. Robotic extended pancreatectomy with vascular resection for locally advanced pancreatic tumors［J］. Pancreas,2011,40(8):1264-1270.

［15］ 郑树国,李建伟,肖乐,等. 达芬奇机器人手术系统辅助腹腔镜胰十二指肠切除术联合门静脉切除及人工血管架桥重建［J］. 中华消化外科杂志,2016,15(4):390-394.

［16］ 洪德飞,张宇华,沈国樑,等. 联合血管切除重建的腹腔镜和达芬奇机器人根治性胰十二指肠切除术五例［J］. 中华肝胆外科杂志,2016,22(7):473-477.

［17］ SHYR B U,CHEN S C,SHYR Y M,et al. Surgical,Survival and oncological outcomes after vascular resection in robotic and open pancreaticoduodenectomy［J］. Surg Endosc,2020,34(1):377-383.

［18］ ZIMMERMAN A M,ROYE D G,CHARPENTIER K P,et al. A comparison of outcomes between open,laparoscopic and robotic pancreaticoduodenectomy［J］. HPB,2018,20(4):364-369.

第二十五章

腹腔镜机器人杂交胰十二指肠切除术

如何最大限度发挥机器人手术系统和腹腔镜技术的优势,扬长避短,一直是外科医师探索的课题。2010 年 Narula 等首先提出腹腔镜联合机器人手术系统行胰十二指肠切除术(hybrid laparoscopic robotic pancreaticoduodenectomy,LRPD)。笔者团队实施 LRPD 策略是:应用机器人手术系统鞘管布孔,应用腹腔镜切除胰十二指肠,然后转换成机器人手术系统进行 PV-SMV 重建,以及胰肠、胆肠、胃肠吻合术。实施 LRPD 的前提是手术医师必须同时兼备 LPD 和 RPD 的丰富经验,其最大好处是发挥了腹腔镜切除标本及机器人精细操作进行血管、消化道重建的优势,同时节约了医疗费用和耗材费用。

第一节　概　　述

一、适应证

1. 壶腹部周围良性和低度恶性肿瘤　肿瘤位于胰头、壶腹部或十二指肠,术前影像学诊断为良性或交界性肿瘤,如有手术切除指征的浆液性囊腺瘤、导管内乳头状瘤、神经内分泌肿瘤及黏液性囊腺瘤、实性假乳头状瘤、十二指肠乳头腺瘤癌变等。

2. 原发性壶腹部周围恶性肿瘤　如胰头癌、壶腹癌、胆总管下段癌、十二指肠乳头癌、十二指肠腺癌等。

3. 继发性壶腹部周围恶性肿瘤或邻近脏器恶性肿瘤侵犯　如恶性黑色素瘤、胃癌局部侵犯胰头、肾癌转移等。

4. 慢性炎症　已明确具有临床症状、反复发作的,伴或不伴有胰管结石的慢性胰腺炎患者,或考虑可能存在癌变的。

二、禁忌证

1. 任何开腹胰十二指肠切除术的禁忌证。
2. 心肺功能差,难以耐受气腹的患者。
3. 既往上腹部手术史,存在腹腔内致密粘连者。
4. 壶腹周围癌有明确远处转移者。

第二节　手 术 步 骤

一、腹腔镜切除标本部分

1. 麻醉方式和患者体位　仰平卧分腿位。采用气管插管全身麻醉。术者(主刀医师和第一助手)站在患者右侧和左侧,扶镜医师站在患者双腿之间。

2. 腹腔镜探查、操作孔布局　按 RPD 布置操作孔。以 Veress 气腹针建立气腹。穿刺器穿刺后,将腹腔镜置入鞘管。手术过程中,根据患者心肺耐受情况适当调整气腹压力和流速,切除时建议气腹压力维持在 12~15mmHg,重建时可调低至 10~12mmHg。腹腔镜探查排除肝、腹壁、肠系膜转移后,继续定位布置其他操作孔。

3. 胆囊减压　胆囊压力明显增高或术前有黄疸未行减黄的患者,腹腔镜穿刺针穿刺抽吸胆汁送检细菌培养后,应用电钩切开胆囊底部减压,吸引器伸入胆囊抽吸胆汁后,应用热生理盐水和碘附冲洗胆囊,避免胆汁污染腹腔。

4. 断胃　应用无损伤肠钳或胃钳分别牵开胃结肠韧带,应用超声刀自胃远端 1/3 处向远处离断胃结肠韧带至十二指肠起始部,显露胰腺。游离胃网膜右动、静脉,近端结扎,远端应用超声刀离断。以胃左动脉为界,离断小网膜,结扎胃冠状静脉分支近端后离断。拔除胃管,应用直线切割闭合器(一般用蓝色钉仓或金色钉仓)离断远端胃,断面应用电凝钩止血。

5. 肝脏悬吊　应用荷包线针自腹壁外向内穿刺,应用腹腔镜持针器将荷包线针自腹腔内倒向穿刺出腹壁外,应用 Hem-o-lock 夹固定荷包线和肝静脉韧带,在腹壁外提拉荷包缝线,肝脏脏面自动抬起,结扎荷包缝线。

6. 循肝动脉清扫　应用超声刀自肝总动脉起始部向肝门方向清扫肝总动脉、肝固有动脉周围软组织和淋巴结。游离出胃右动脉,近端结扎一道后,应用超声刀离断胃右动脉;游离出 GDA 后,近端应用 4-0 薇乔线结扎一道后,应用 5mm Hem-o-lock 再双重结扎近端,远端应用 10mm Hem-o-lock 双重结扎,剪刀或超声刀离断胃十二指肠动脉。应用血管悬吊带(约 5cm 长)悬吊肝总动脉,提拉血管悬吊带继续 360° 清扫肝总动脉周围软组织和淋巴结。注意避免损伤变异的肝右动脉和肝总动脉。

7. 逆行"切除"胆囊,离断肝总管或胆总管　游离胆囊动脉,近端结扎后应用超声刀离断,逆行切除胆囊,将胆囊放在标本袋内封闭后置于右肝上间隙。

游离出肝总管或胆总管,注意避免损伤起源于 SMA 的肝右动脉和肝总动脉,以及变异的肝外胆管。对术前无阻塞性黄疸或有黄疸但已行 PTCD 减黄的患者,应用血管阻断钳或大血管夹夹闭肝总管或胆总管后,剪刀离断肝总管或胆总管(胆囊管汇入肝右管时)。对离断面出血点应用电凝钩电凝止血。将肝总管或胆总管切缘送快速病理切片检查。

8. 肝十二指肠韧带骨骼化清扫　提拉肝动脉血管牵拉带和肝总管远端,自肝门板自上而下 360° 清扫门静脉周围相应的淋巴结和软组织,直至清晰显露胰颈上门静脉。

9. 游离胰颈下缘 SMV　根据胰颈上缘门静脉的定位,应用超声刀打开胰颈下缘后腹膜,用吸引器头或肠钳钝性分离胰颈后 SMV,即建立胰后隧道。对有慢性胰腺炎或胰颈后 SMV 腹侧不易分离者,不必游离胰后隧道,可用电钩边断胰颈边显露 SMV。游离胃结肠干(Henle 干)或其胃分支,近端应用 5mm Hem-o-lock 双道结扎胃结肠干或其胃支近端,远端应用超声刀离断。

10. 断胰颈　对于术前 CT 或 MRI 提示胰管细小者,超声刀离断至胰管大致位置时,应用超声刀夹碎胰腺组织,显露出胰管后,应用剪刀离断胰管;对于术前 CT 或 MRI 提示胰管明显扩大者,可应用超声刀离断胰腺。胰腺断面出血点应用电凝钩止血。胰腺质地硬时,可应用电钩离断胰颈。对胰头癌患者,切取胰腺断面组织送快速病理切片检查。

11. Kocher 切口　将患者体位转为头高右侧抬高 30°。游离右半结肠使之下垂。应用超声刀 Kocher 切口,沿右肾前筋膜、胰头后方路径向左侧游离至腹主动脉左侧缘。显露下腔静脉、左肾静脉及 SMA 根部。

对胰头癌患者,清扫第 $16a_2$、$16b_1$ 组淋巴结送快速病理切片检查。充分游离十二指肠水平部、升部,将近端空肠从肠系膜血管后方拉至右侧,超声刀慢挡离断近端 12cm 空肠系膜和屈氏韧带。若近端空肠无法轻易从肠系膜血管后方拉至右侧,应考虑空肠近端是否有粘连,将患者体位转到平卧位,提起横结肠,找到屈氏韧带,充分游离近端空肠后,再将近端空肠从肠系膜血管后方拉至右侧。

12. 离断近端空肠　距屈氏韧带约 12cm 处应用直线切割闭合器(白色钉仓)离断近端空肠,断面出血点应用电凝钩止血。

13. 断钩突系膜　自足侧向头侧游离 SMV,近端应用 5mm Hem-o-lock 双重结扎胰十二指肠下静脉或第一支空肠静脉、胰十二指肠上后静脉(Belcher 静脉)、冠状静脉后,超声刀离断远端。将 SMV 应用吸引器头推向左侧,或用血管带悬吊向左方牵拉 SMV,使 SMA 位于 SMV 的右侧。超声刀离断 SMA 腹侧鞘膜,紧贴 SMA 右侧自足侧向头侧应用超声刀离断钩突系膜,直至腹腔干根部右侧。胰十二指肠下动脉近端用血管夹结扎。钩突系膜完全离断后标本即可切除。将标本放置在标本袋内封闭后置于右肝上间隙,待手术结束时取出。

若联合 PV-SMV 切除重建的 LRPD,连同 PV-SMV 一起应用机器人切除标本,以减少门静脉血流阻断时间,因为机器人装机需 10~20 分钟。

二、外科手术机器人重建部分

更换成外科机器人操作系统戳卡,转换机器人进行标本切除、血管重建、消化道重建。

1. 标本切除　若需要 PV-SMV 重建者,应用机器人血管钳分别阻断 PV、SMV 和 / 或脾静脉根部,应用机器人剪刀连同胰腺肿块和 SMV 和 / 或 PV 一起切除标本。

2. PV-SMV 重建　见二十四章第四节。

3. 消化道重建　温生理盐水冲洗创面,检查无出血后。行胰肠吻合术、胆肠吻合、胃肠吻合(见二十三章)。

4. 放置营养管　对年老、营养状况差的患者,在行胃肠吻合口时放置鼻肠营养管。

5. 游离肝镰状韧带和肝圆韧带　用超声刀游离镰状韧带和肝圆韧带,将游离的肝圆韧带通过胆肠吻合口和胰肠吻合口之间小肠后方拉至胰肠吻合口后方,应用血管夹或缝合固定。隔开胰肠吻合口和胆肠吻合口,并覆盖保护 GDA 残端、PV-SMV 和胰肠吻合口。

6. 取标本　冲洗腹腔、盆腔,检查创面无渗血、无胆瘘后,在脐下正中切口或耻骨上弧形切口切开 3~5cm 后取出标本。标记标本各切缘送病理检查,即胰腺断端、肝总管断端、十二指肠断端、钩突系膜(左界、后界、上界、下界)切缘。

7. 放置腹腔引流管　用巾钳暂时夹闭标本取出口,重新建立气腹伸入腹腔镜,对恶性肿瘤,使用 10 000ml 热蒸馏水冲洗灌洗腹腔和盆腔。分别在胆肠吻合口前方和胰肠吻合口后方各放置一根腹腔引流管,对胰瘘高危患者,至少放置双套负压吸引引流管一根。

8. 缝合切口,结束手术。

参考文献

[1] GIULIANOTTI P C,CORATTI A,ANGELINI M,et al. Robotics in general surgery:personal experience in a large community hospital [J]. World J Surg,2013,37(12):2761-2770.

[2] MILONE L,DASKALAKI D,WANG X,et al. State of the art of robotic pancreatic surgery [J]. Arch Surg,2003,138(7):777-784.

[3] JUNG M,MOREL P,BUEHLER L,et al. Robotic general surgery:current practice,evidence,and perspective [J]. Langenbecks Arch Surg,2015,400(3):283-292.

[4] WALSH R M,CHALIKONDA S. How I Do It:Hybrid Laparoscopic and Robotic Pancreaticoduodenectomy [J]. J Gastrointest Surg,201 6,20(9):1650-1657.

［5］ JI W,DING K,KAO X,et al. Robotic and laparoscopic hybrid pancreaticoduodenectomy：surgical techniques and early outcomes［J］. Chin Med J,2014,127（16）：3027-3029.

［6］ NARULA V K,MIKAMI D J,MELVIN W S. Robotic and laparoscopic pancreaticoduodenectomy：a hybrid approach［J］. Pancreas,2010,39（2）：160-164.

［7］ 彭承宏,施昱晟,吴志翀.机器人胰腺肿瘤手术难点与对策[J].中国实用外科杂志,2016,36（11）：1158-1161.

［8］ 洪德飞,张宇华,沈国樑,等.联合血管切除重建的腹腔镜和达芬奇机器人根治性胰十二指肠切除术五例[J].中华肝胆外科杂志,2016,22（7）：473-477.

［9］ 张宇华,洪德飞.微创胰十二指肠切除术：从腹腔镜到达芬奇机器人手术系统[J].中华消化外科杂志,2015,14（11）：980-982.

［10］ 洪德飞.腹腔镜、机器人辅助行胰腺消化道重建策略及技术[J].中国实用外科杂志,2015,35（8）：898-900.

英文缩写	英文全称	中文翻译
AIPDA	anterior inferior pancreaticoduodenal artery	胰十二指肠下前动脉
AIPDV	anterior inferior pancreaticoduodenal vein	胰十二指肠下前静脉
ASPDA	anterior superior pancreaticoduodenal artery	胰十二指肠上前动脉
ASPDV	anterior superior pancreaticoduodenal vein	胰十二指肠上前静脉
BMI	body mass index	体重指数
BPG	binding pancreaticogastrostomy	捆绑式胰胃吻合术
BPJ	binding pancreaticojejunostomy	捆绑式胰肠吻合术
CA	celiac artery	腹腔动脉
CBD	common bile duct	胆总管
CHA	common hepatic artery	肝总动脉
CHD	common hepatic duct	肝总管
CT	celiac trunk	腹腔干
DPPHR	duodenum preserving pancreatic head resection	保留十二指肠胰头切除术,Beger 手术
ENBD	endoscopic nasobiliary drainage	内镜鼻胆管引流术
ERPD	extended radical pancreaticoduodenectomy	扩大根治性胰十二指肠切除术
EUS	endoscopic ultrasonography	超声内镜检查术
GDA	gastroduodenal artery	胃十二指肠动脉
HA	hepatic artery	肝动脉
HPD	hepatopancreaticoduodenectomy	肝胰十二指肠切除术
HV	hepatic vein	肝静脉
IMA	inferior mesenteric artery	肠系膜下动脉
IMV	inferior mesenteric vein	肠系膜下静脉

续表

英文缩写	英文全称	中文翻译
IPDA	inferior pancreaticoduodenal artery	胰十二指肠下动脉
IPDV	inferior pancreaticoduodenal vein	胰十二指肠下静脉
IPMN	intraductal papillary mucinous neoplasm of the pancreas	胰腺导管内乳头状黏液性肿瘤
ISGLS	International Study Group of Liver Surgery	国际肝脏外科研究学组
ISGPF	International Study Group on Pancreatic Fistula Definition	国际胰瘘研究学组
IVC	inferior vena cava	下腔静脉
LGA	left gastric artery	胃左动脉
LGEA	left gastroepiploic vein	胃网膜左静脉
LGV	left gastric vein	胃左静脉
LHA	left hepatic artery	肝左动脉
LHV	left hepatic vein	肝左静脉
LPD	laparoscopic pancreaticoduodenectomy	腹腔镜胰十二指肠切除术
MCA	middle colic artery	中结肠动脉
MCV	middle colic vein	中结肠静脉
OPD	open pancreaticoduodenectomy	开腹胰十二指肠切除术
PD	pancreaticoduodenectomy	胰十二指肠切除术
PG	pancreaticogastrostomy	胰胃吻合术
PHA	proper hepatic artery	肝固有动脉
PIPDA	posterior inferior pancreaticoduodenal artery	胰十二指肠下后动脉
PIPDV	posterior inferior pancreaticoduodenal vein	胰十二指肠下后静脉
PJ	pancreaticojejunostomy	胰肠吻合术
POPF	postoperative pancreatic fistula	术后胰瘘
PPPD	pylorus-preserving pancreaticoduodenectomy	保留幽门的胰十二指肠切除术
PSPDA	posterior superior pancreaticoduodenal artery	胰十二指肠上后动脉
PSPDV	posterior superior pancreaticoduodenal vein	胰十二指肠上后静脉
PTCD	percutaneous transhepatic cholangial drainage	经皮经肝穿刺置管胆道引流
PV	portal vein	门静脉
RCT	randomized controlled trial	随机对照试验
RGA	right gastric artery	胃右动脉
RGEA	right gastroepiploic artery	胃网膜右动脉
RGEV	right gastroepiploic vein	胃网膜右静脉
RHA	right hepatic artery	肝右动脉

续表

英文缩写	英文全称	中文翻译
RHV	right hepatic vein	肝右静脉
RPD	radical pancreaticoduodenectomy	根治性胰十二指肠切除术
RPD	robotic pancreaticoduodenectomy	机器人辅助胰十二指肠切除术
SA	splenic artery	脾动脉
SMA	superior mesenteric artery	肠系膜上动脉
SMPV	superior mesenteric-portal vein	肠系膜上静脉 - 门静脉
SMV	superior mesenteric vein	肠系膜上静脉
SPD	standard pancreaticoduodenectomy	标准胰十二指肠切除术
SPDA	superior pancreaticoduodenal artery	胰十二指肠上动脉
SPDV	superior pancreaticoduodenal vein	胰十二指肠上静脉
SV	splenic vein	脾静脉
TAE	transcatheter arterial embolization	经导管动脉栓塞术
TMpE	total mesopancreas excision	全胰腺系膜切除